Sonja Zernick-Förster

Komm, wir machen Yoga!

Eine Reise um die Welt

Neue Partnerübungen für Eltern und Kinder

südwest

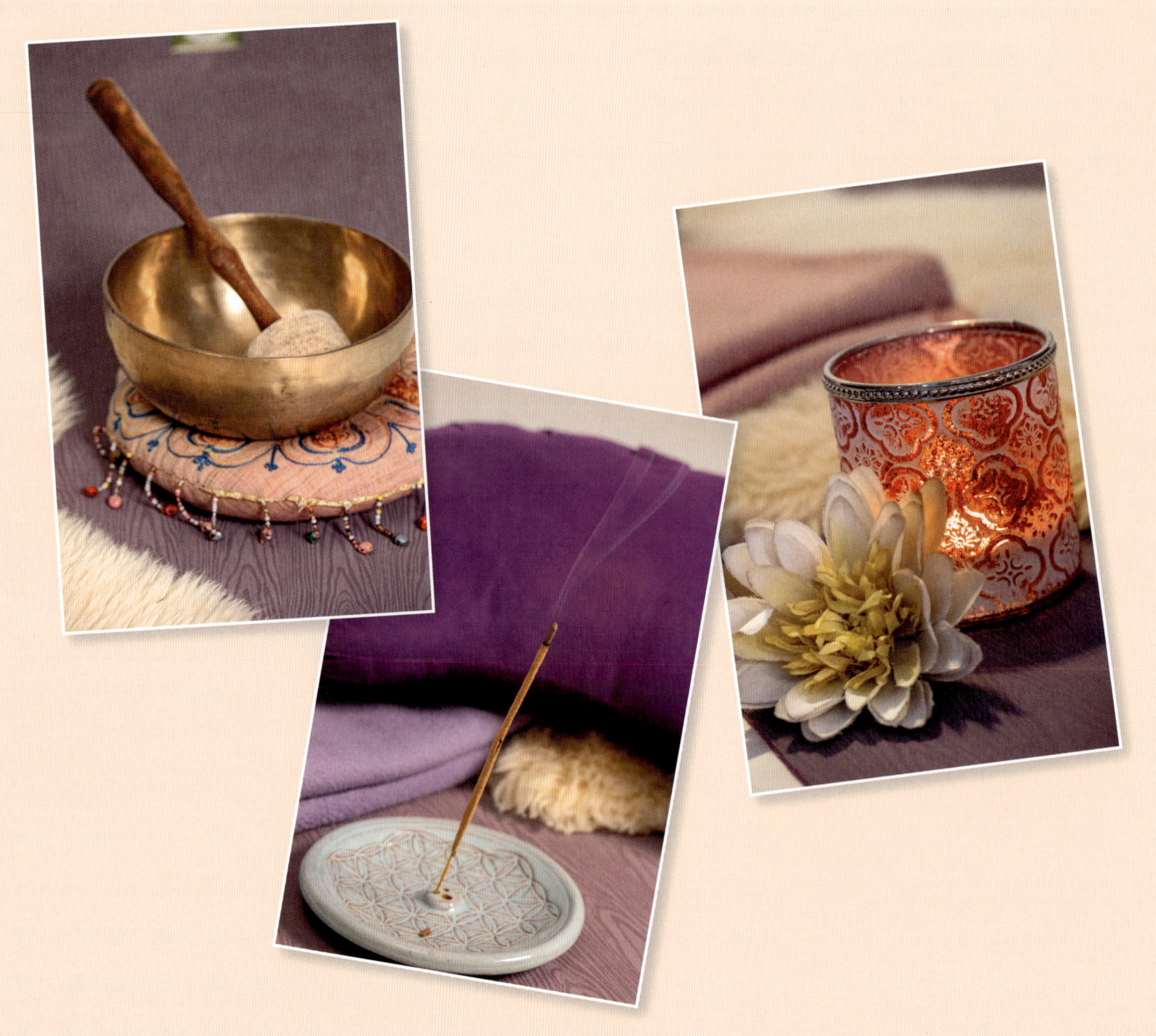

Für Stephan, Robin, Leo und Johanna,
die ich über alles liebe, und für Aline,
meine rechte Hand

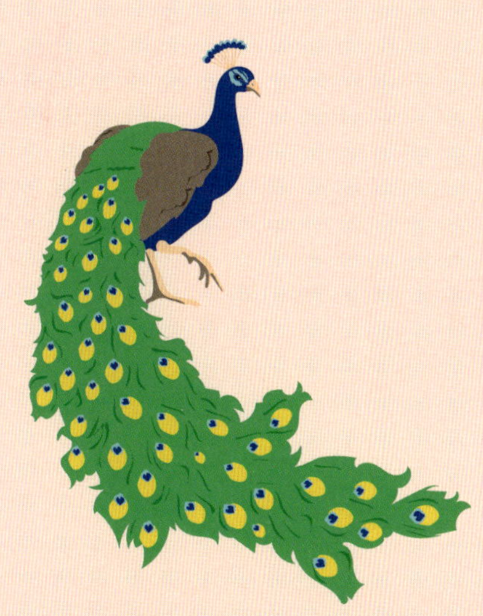

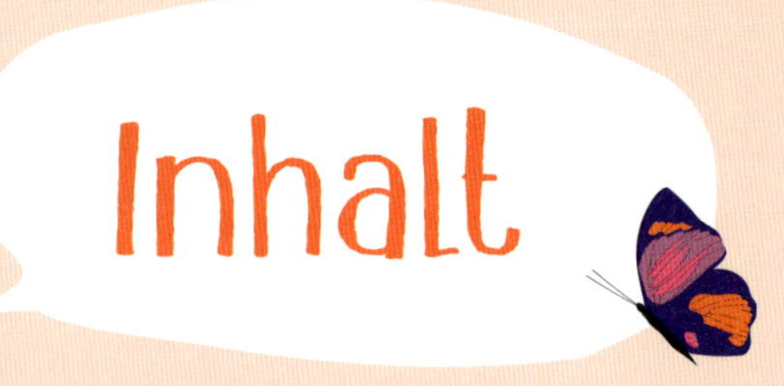
Inhalt

Vorwort

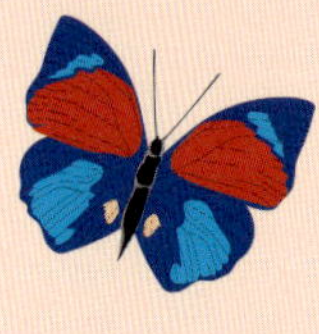

Liebe Leser*innen,

als Sonja Zernick-Förster vor vielen Jahren ihre allererste Yogaschule für Kinder gründete, lud sie mich ein, beim Eröffnungsfest im Kleinen Yogagarten zu singen. Zu meinem Erstaunen sangen die Kinder einige meiner Lieder aus ganzem Herzen mit und begleiteten sie mit einstudierten Bewegungsfolgen. Eines der Kinder kannte ich aus meinem Kinderwaldchor. Der Vater berichtete mir, dass sein Sohn viel ausgeglichener sei, seit er die Yogaschule besuche, und dass das Singen fester Bestandteil der Kurse sei. Ich war begeistert von der Atmosphäre bei dem Fest, aber auch von Sonja und ihrem guten Draht zu Kindern und Eltern. Schon damals sang Sonja mit den Kindern gern Lieder aus anderen Ländern und Kulturen. Diese Leidenschaft teilen wir, denn Musik kann uns neue Horizonte eröffnen, und für Weltmusik gilt das ganz besonders.

Mit Worten und Musik Geschichten zu erzählen, ist die Aufgabe von uns Liedermachern. Mir ist es wichtig, dass wir beim Übersetzen, Texten und Arrangieren der Lieder aus anderen Kulturen keine Klischees bedienen, sondern uns aufrichtig bemühen, uns dem Fremden zu nähern. Das geht, indem wir reisen, oder auch durch die nachhaltige Pflege von Freundschaften zu Menschen mit einem anderen kulturellen Hintergrund.

Wenn Lieder in unserem Inneren zu Bildern werden, können wir mit ihnen überallhin reisen. Je intensiver wir uns mit einem Lied beschäftigen, desto mehr können wir uns an der Vielfalt und Schönheit der Kulturen dieser Erde erfreuen. Lieder oder Geschichten mit dem Körper zu verbinden, mit achtsam und bewusst ausgeführten Bewegungen wie beim Yoga, intensiviert diese Erlebnisse. Auf diese Weise ebnet es den Weg zu einer Herzensbindung mit den Liedinhalten.

Diese Erfahrung mache ich auch beim Gebärden meiner Lieder. Singen und Sprechen sind nämlich für unser Gehirn völlig unterschiedliche Aktivitäten. Die Gebärde ist im Sprachzentrum angesiedelt. So fördern wir beim Singen durch das Gebärden – oder auch durch Yogaübungen – das Verstehen von Inhalten. Darüber hinaus verbinden wir beide Gehirnhälften und schaffen Verknüpfungen zu Emotionen und Empfindungen. Das ist überaus wichtig zum Beispiel für den Ausdruck beim Chorgesang. Und es ist wichtig für die Erfahrung, dass Freude, Liebe, Trauer oder Lust auf Tanz und Bewegung in allen Menschen genauso wie in ihren Liedern leben. Im Herzen sind wir allesamt miteinander verbunden, egal, welche Sprache wir sprechen oder welche Rhythmen wir lieben.

Gute Lieder werden nicht gemacht, sie entstehen im Flow. Es ist, als wären sie schon da und warteten nur darauf, entdeckt zu werden. Schon Wochen vor dem Antritt einer Reise in den südamerikanischen Regenwald ging mir eine Melodie nicht aus dem Kopf. Ich versah sie mit Akkorden und spielte sie als musikalische Notiz mit dem Keyboard ein, um irgendwann später darauf einen Text zu machen. Dann vergaß ich die Melodie wieder. Einen Monat später saß ich Tausende von Kilometern entfernt in einer Hütte im Quellgebiet des Orinoko und lauschte den Geschichten und Gesängen einer jungen Frau namens Nisia. Sie sang ein Wiegenlied in der Sprache der Ye'kuana. Die Melodie kam meinen Ohren irgendwie vertraut vor. Ich durfte sie mit meinem DAT-Rekorder aufzeichnen. Erst als ich mir die Aufnahmen zu Hause anhörte, fiel mir die starke Ähnlichkeit der Melodieführung von Nisias „Hängemattenlied“ mit der musikalischen Notiz auf, die ich Wochen zuvor vor der Reise eingespielt hatte. Hatte ich damals Vorahnungen oder hat Nisia vielleicht die Melodie aus meinem Unbewussten herausgelesen? Ich weiß es nicht.

Ein befreundeter Komponist und Chorleiter, der aus Brasilien stammt und jetzt in Marburg lebt, hat während seines Studiums in São Paulo auch die Musik indigener Völker des Amazonas erforscht. Er meinte nur, dass die Melodie eher europäischen Ursprungs sei. Wahrscheinlich hätten die Ye'kuana sie von einem Missionar aufgepickt und dann für sich adaptiert. Da fiel mir ein, dass es laut der biografischen Aufzeichnungen meines Vaters in meiner Familie einen Uronkel gab, der als Missionar nach Südamerika ausgewandert war. Er galt als verschollen. Das Leben ist so magisch, vor allem wenn man es mit den Augen eines Kindes zu sehen vermag.

Dass Sonja gerade dieses Lied zu einer Folge von Yogaübungen inspiriert hat, zu einem Flow, wie es in der Yogasprache heißt, freut mich sehr. Ist es doch auch ein Lied über den Fluss, auch wenn ich es „Hinter uns die Berge“ getauft habe. Augenzwinkernd möchte ich hinzufügen: Wenn wir in meiner Yogagruppe bei Satish gegen Ende den „Berg“ gemacht haben, folgte schon bald die herbeigesehnte Aufforderung „Shavasana“. Genauso fühlte ich mich in der Hängematte im Regenwald jeden Abend. Dieses stille Gewahrsein und Glück darüber, dass alles an seinem Platz ist und seine Ordnung hat, war die größte Inspiration für den Refrain des Liedes.

Ich wünsche diesem Buchprojekt den Erfolg, den es verdient, und freue mich auch und besonders über die wunderschönen Fotos, die in meinem Herzens- und Lebensprojekt Kinderwald entstanden sind.

Unmada Manfred Kindel

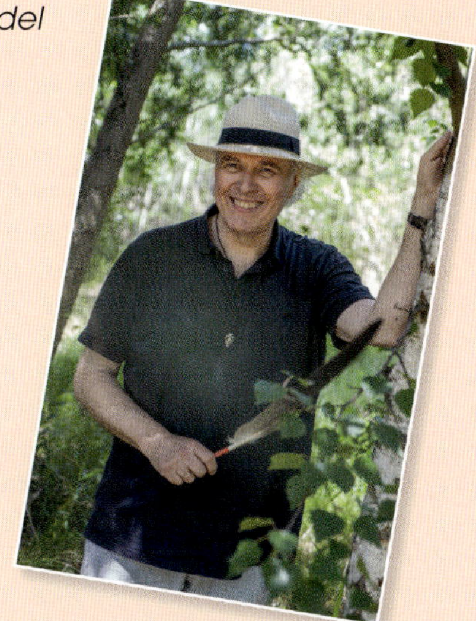

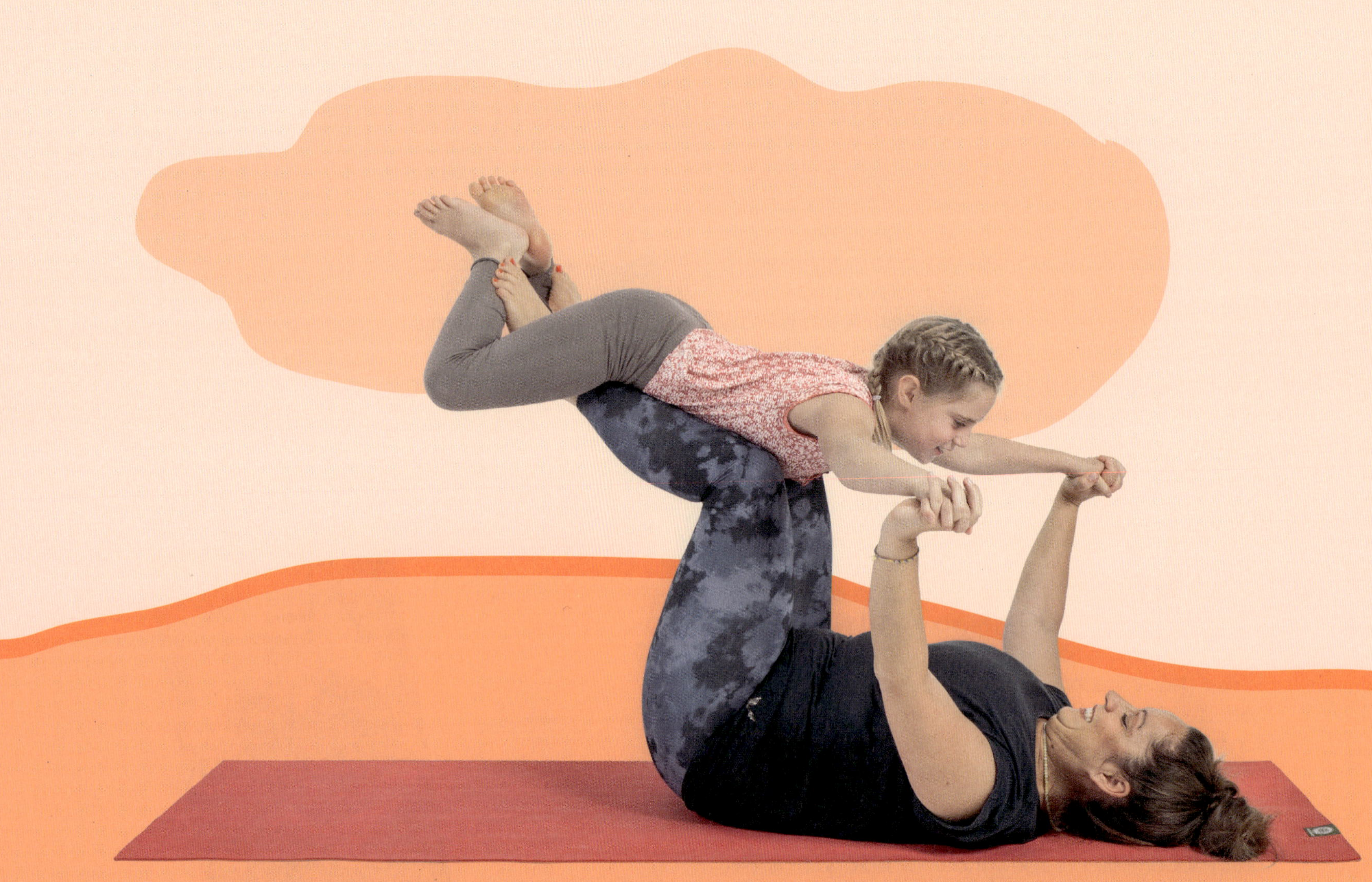

Teil 1

Eltern-Kind-Yoga

Eine ganz besondere Yogaform

Yogaspaß schon für die Kleinsten

Eltern-Kind-Yoga – das ist ein spielerisches Yoga mit ganz viel Nähe und Berührung, ein Yoga, das eine Verbindung zwischen Mutter oder Vater und Kind herstellt. Bewegung, Spaß und Freude stehen dabei im Vordergrund.

Im Alltag bleibt uns mit unseren Terminen und Aufgaben oft nur wenig Zeit, um gemeinsam mit unserer Familie zu entspannen und besinnliche Momente zu erleben. Wir sind immer auf dem Sprung. Alles richtig, effektiv und konstruktiv zu erledigen, steht auf der Agenda. Körperliche Nähe kommt da häufig zu kurz, vor allem wenn die Kinder größer werden. Kuscheln oder Vorlesen beim Zubettgehen, gemeinsame Zeit am Wochenende? Wenn wir nicht ohnehin zu müde oder zu erschöpft dafür sind, freuen wir uns, wenn wir am Sonntag ein Häkchen dahinter machen können …

Ursprünglich habe ich meinen Yogaunterricht für Erwachsene und Kinder getrennt angeboten. Als dann mein Sohn so weit war, erweiterte ich mein Angebot um sogenanntes Familienyoga – aus ureigenstem Interesse: So war es mir möglich, neben meiner Arbeit, die teilweise auch bis in die Abendstunden hineingeht, meinem Sohn nicht nur mehr Zeit zu schenken, sondern ihm dabei auch ganz nahe zu sein. Inzwischen ist mein Sohn 25 Jahre alt und wir sind längst über diese Phase hinaus. Aber was soll ich sagen? Er studiert jetzt Sport und Ernährung und hat sogar eine Yogalehrerausbildung absolviert, was mich sehr berührt.

Inzwischen habe ich zwei weitere wundervolle Kinder bekommen, Leo und Johanna. Mit all diesen Erfahrungen und der Idee von damals kann ich heute noch einmal ganz anders in das Thema Eltern-Kind-Yoga eintauchen. Meine Tochter zum Beispiel hat bereits als Zweijährige Impulse gesetzt, denn meine damalige Überzeugung, dass man frühestens mit vier oder fünf Jahren, noch besser ab dem Schulkindalter, mit dem Eltern-Kind- und Kinderyoga starten sollte, hat sie ganz energisch über den Haufen geworfen. Leo und Johanna waren von Geburt an bei meinen Familienyogaferien dabei. Sie wuchsen also ganz spielerisch, natürlich und unvoreingenommen mit Yoga auf. Und was blieb mir anderes übrig als ein überraschtes Ja, als Johanna sich mit ihren ganzen zwei Jahren Lebenserfahrung vor mich hinstellte und sagte, sie wolle jetzt auch mit mir Yoga machen! Inzwischen ist sie sieben Jahre alt und meine treue Begleiterin in den Stunden.

Daraus ist Neues entstanden: In den Yogaferien habe ich die Übungen angepasst, für verschiedene Altersgruppen aufgearbeitet und der Entwicklung entsprechend gestaltet. Es beeindruckt mich immer noch sehr, dass Johanna so vehement war und mir gezeigt hat, dass es nicht auf das Alter oder die Größe ankommt, sondern auf einen starken Willen. Genau das hat mich dazu inspiriert, euch in diesem Buch ebenfalls zu ermutigen, auch mit kleineren Kindern zu üben.

Und so möchte ich euch mit diesem Buch auf eine Reise um die Welt einladen – egal, wie alt ihr seid. Passt die Übungen einfach euren Bedürfnissen und der Befindlichkeit und Entwicklung eures Körpers an. Es muss ja nicht perfekt sein. Yoga soll Freude bereiten. Mit dieser Einstellung kann man ganz ohne Leistungsdruck die Wirkung dieser ganz besonderen Yogaform genießen. Ich wünsche euch unendlich viel Freude beim Ausprobieren!

Eine Yogareise um die Welt

Mit meinem ersten Buch, der Yogareise in den Zauberwald, habe ich mir einen Traum erfüllt. Ich brachte dort zu Papier, was mich in meiner langjährigen Arbeit mit vielen Familien in meinen Kursen und Yogaferien inspiriert und bewegt hat. In diesen Kursen wurde ich so oft nach Illustrationen und Anleitungen für zu Hause gefragt, dass ich wusste, viele Eltern und Kinder würden sich an dem Buch erfreuen. Aber dass es sich so oft verkaufen würde, hätte ich nicht gedacht. Und jetzt – neun Jahre später – ist klar, dass es eine Fortsetzung geben muss.

In meinen allerersten Kinderyogastunden, vor vielen Jahren, habe ich oft „Weltreisen" als Thema gewählt. Wir sind in bekannte Länder gefahren, zum Beispiel nach Italien, Südafrika und China. Auf der Suche nach Inhalten für mein neues Buch bin ich wieder auf diese Reisen gestoßen, denn es ist immer spannend, wie andere Menschen auf der Welt leben. Dabei fiel mir auf, dass ich viele Freunde, Bekannte und auch Verwandte habe, die in anderen Ländern geboren sind, lange dort gelebt haben oder sogar ausgewandert sind. Darum kommen in diesem Buch nicht nur Länder vor, die ihr vielleicht aus dem Urlaub oder aus Büchern kennt.

Schnell war die Idee geboren, meine Freunde außerhalb Deutschlands zu interviewen, ihre Geschichten und besonderen Erinnerungen zu hören und sie für euch fühl- und erlebbar zu machen. Ich habe meine Kinder und die Kinder meiner Freunde gefragt, was sie denn am meisten interessiert und was sie in diesem Buch gerne sehen wollen. Wir waren uns schnell einig: Tiere, Pflanzen, Natur, Essen, Sport, Musik und andere kulturelle Besonderheiten sollten vorkommen! Nicht zu vergessen die ganz eigenen, persönlichen Erinnerungen.

Der Herausforderung, diese tollen Themen in Asanas (Körperhaltungen) und Bewegungen umzuwandeln, habe ich mich gerne gestellt. Ich hatte eine Menge Spaß mit lustigen Probierstunden mit meinen Kindern, auch wenn nicht alle Antworten in Bewegungen umgesetzt werden konnten. Doch seid gewiss, die allerbesten könnt ihr in diesem Buch zum Üben finden. Ganz besonders gefällt mir der „Hinter-uns-die-Berge-Flow". Die Inspiration dazu stammt von meinem Freund und Kinderliedermacher Unmada und seinem wunderbaren Lied „Hinter uns die Berge". Dieses berührende Stück drückt für mich irgendwie alles aus, was man an Sehnsucht und Fernweh für andere Länder empfinden kann. Außerdem passt der Titel so gut zu den Geschichten hier im Buch. Und weil das Lied eine so besondere Bedeutung für mich hat, möchte ich euch auch das Land der Ye'kuana, aus dem es stammt, nicht vorenthalten.

Am Ende des ersten Teils gibt es eine bunte Weltkarte, auf der ihr sehen könnt, wohin ihr mit diesem Buch gereist seid. Dort findet ihr auch die Tiere und alles andere wieder, was jeweils zu den Ländern gehört!

Alle machen mit!

Eltern-Kind-Yoga hilft Familien dabei, gemeinsam eine Pause zu machen und den Alltag zu vergessen. In lustigen und entspannenden Yogapartnerübungen lernt man, sich gegenseitig zu stützen, sich anzulehnen, Stabilität und gegenseitigen Halt zu erfahren. Auch die Eltern dürfen sich mal bei ihrem Kind anlehnen. All dies fördert die Bindung und auch die gegenseitige Rücksichtnahme nachhaltig. Das Erlernen der (Partner-)Yogastellungen macht nicht nur Spaß, man kann seinem Bewegungsdrang dabei auch einmal ganz anders – und vor allem zusammen – Ausdruck verleihen. Gleichzeitig lernt man, seine Empfindungen klarer und sensibler wahrzunehmen. Am Ende stehen jeweils schöne Fantasiereisen, Meditationen und gegenseitige Massagen zum vereinten Lauschen, Kuscheln und Entspannen, die fast alle auch als Audio-Dateien zum Download unter www.suedwest-verlag.de/yogaweltreise zur Verfügung stehen. Eltern und Kinder finden in diesem gemeinsamen Erleben einen besonderen Zugang zueinander, der im Alltag sonst oft nicht möglich ist.

Eltern-Kind-Yoga eignet sich vor allem für Kinder ab fünf Jahren. Aber auch kleinere Kinder können begeistert mitmachen. Wichtig ist, dass das ganz spielerisch geschieht. Die Geschichten müssen für die Allerjüngsten vereinfacht und verkürzt erzählt werden, damit ihre Ausdauer nicht überstrapaziert wird. Die Asanas werden abgewandelt und an die Körpergröße angepasst. Ältere Kinder profitieren auf andere Weise: Ab etwa acht Jahren zeigen sie nicht mehr so gerne, dass sie immer noch ein großes Bedürfnis nach Geborgenheit und Nähe haben. Wenn man dann gemeinsam in die Geschichten eintaucht, vergessen sie dieses „Groß-sein-Wollen" einfach. Sie genießen die Geborgenheit und erlauben es sich, ihre Empfindsamkeit zu leben.

Und was ist mit den Großen? Nicht nur Eltern, auch Omas, Opas, andere Verwandte, Freunde – Erwachsene jeden Alters dürfen mit den Kindern Yoga üben. Statt eines Erwachsenen können natürlich auch große Geschwister mit ihren kleineren Geschwistern Partneryoga machen. Wichtig ist, dass Kind und Partner sich gegenseitig mögen und vertrauen. Natürlich sollten auch keine akuten körperlichen Beschwerden wie zum Beispiel ein Bandscheibenvorfall, Fieber oder starke Schmerzen bestehen. Die Übungen sollten immer an die eigene Beweglichkeit angepasst und gegebenenfalls abgewandelt werden.

Alle, die Lust auf Bewegung haben, können sich auch ohne Vorerfahrung auf diese Yogareise begeben. Denn sobald man mit Yoga beginnt, kann man in der Regel die positiven Aspekte spüren, die den

Körper gesund und vital erhalten. Dabei steht bei unserer Weltreise immer der spielerische und sensible Umgang mit dem eigenen Körper (und dem des Gegenübers) im Vordergrund. Korrekturen und Perfektionismus sind hier auf jeden Fall fehl am Platz – Umfallen, Lachen, Zweifeln und Herumprobieren sind unbedingt erwünscht! Gerade dadurch haben Eltern und Kinder die Möglichkeit, sich selbst und vor allem einander näherzukommen und den anderen liebevoll zu verstehen und neu kennenzulernen.

Das Besondere am Eltern-Kind-Yoga

Yoga für Erwachsene, das dient meist als Ausgleich für Körper, Geist und Seele. Es ist wohltuend und gesund. Die Asanas – ob statisch oder dynamisch – wirken stärkend und auch die Atmung hat einen wichtigen Stellenwert. Am Ende gelangt man in einen tiefen, entspannten Zustand.

Kinderyoga verfolgt im Grunde das gleiche Ziel. Der große Unterschied ist jedoch, dass Yoga für Kinder in Geschichten lebendig wird. Die Asanas werden ganz spielerisch umgesetzt, es geht viel lebendiger und in der Regel auch lauter und unkonventioneller zu. Doch das Bestreben ist letztendlich immer das Gleiche: Am Ende einer Yogaeinheit sollte sich jeder gut versorgt, warm, lebendig, flexibel, vital und gleichzeitig ruhig und entspannt fühlen.

Wie das Kinderyoga funktioniert auch das Eltern-Kind-Yoga spielerisch. Der wesentliche Unterschied: Ihr erlebt die kraftvollen und fantasievollen Asanas gemeinsam! Die Partnerübungen fördern die Zusammengehörigkeit. Ihr könnt so nicht nur euren eigenen Körper, sondern auch den eures Gegenübers besser kennenlernen.

Wenn ihr – oder euer Partner – zum Beispiel sehr müde seid, Bauchschmerzen oder irgendwelche anderen körperlichen Beschwerden habt, übt etwas ruhiger und rücksichtsvoller. Wenn man nicht ganz fit ist, hält und bewegt man sich ganz anders, als wenn man absolut ausgeruht und gesund ist. Wenn ihr übereinander Bescheid wisst, könnt ihr euer Befinden besser respektieren und dementsprechend vorsichtiger miteinander umgehen. Diese Fähigkeit überträgt sich dann auch ganz wunderbar in den Alltag.

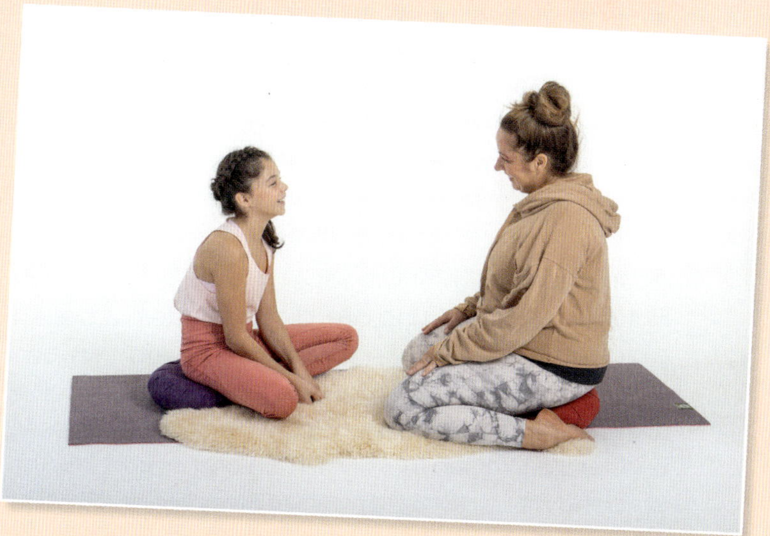

Es ist sehr wichtig, dass ihr am Anfang einer jeden Yogaeinheit darüber sprecht, wie es euch gerade geht und warum ihr euch so fühlt. Das fördert nicht nur die Selbstwahrnehmung, sondern auch das Einfühlungsvermögen.

Symbole zur Orientierung

Damit jeder auf seine Kosten kommt und man schnell sehen kann, um welche Übungen es sich handelt, haben wir jede Asana für euch mit einem Symbol versehen. Die Asanas sind unterteilt in:

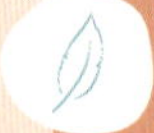
Leicht

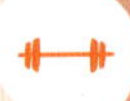
Etwas fordernder

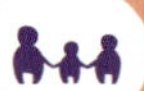
Kann mit mehr als zwei Personen geübt werden

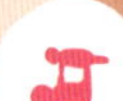
Sogenannte Acroyoga-Übungen (akrobatisch, für einen Erwachsenen mit Kind)

Einfach anfangen und Spaß haben!

Auch dieses Buch ist wieder ein richtiges Praxisbuch. Es soll Kinder, Eltern und alle, die mit Kindern arbeiten, einladen, Yoga und Entspannung zu erfahren und das Erfahrene weiterzugeben. Damit man dabei nicht kryptische Begriffe oder Sanskritsprache lesen und nachschlagen muss, habe ich besonders auf eine einfache Schreibweise geachtet. Sowohl Erwachsene als auch Kinder sollen direkt verstehen können, worum es geht. Sie sollen vor allem eins: üben und Freude daran haben! Wer dann noch tiefer in ein Land eintauchen möchte, kann seine Neugier zusätzlich mit anderer Literatur, im Internet oder im Urlaub befriedigen.

So wie schon in meinem ersten Buch *Komm, wir machen Yoga!* werdet ihr durch verschiedene Kapitel geführt. Im vorderen Teil des Buches machen wir dabei eine Reise um die ganze Welt. Hier stehen vor allem Partnerübungen im Vordergrund und ihr könnt gemeinsam üben. Jedes Land bekommt seine eigene Geschichte, jedes Kapitel schließt mit einer Endentspannung ab.

Manche Übungen sind leicht, manche etwas herausfordernder – ihr dürft sie gerne nach euren Bedürfnissen abwandeln. Ihr könnt zu zweit, aber auch zu dritt oder sogar zu viert üben und zum Teil sogar allein. Auch dazu findet ihr manchmal Vorschläge in den Kapiteln. Vor allem aber erlaubt es euch, kreativ zu sein: Gerade die fortgeschrittenen Partnerübungen solltet ihr eurer eigenen Beweglichkeit anpassen. Bei den Übungen aus dem Acroyoga oder wenn ihr unsicher seid, macht etwas langsamer, holt euch Hilfe dazu oder polstert die Matte um euch herum mit Kissen aus.

Für Eltern: Die meisten Übungen sind für einen Erwachsenen mit einem Kind ausgerichtet und entsprechend illustriert. Die Kapitel „Türkei“, „Kasachstan“ und „Südafrika“ eignen sich besonders auch zum Üben mit kleineren Kindern. Die oben beschriebenen Symbole geben darüber hinaus Auskunft, welche Übungen eher leichter und welche etwas schwieriger sind. Die als Acroyoga-Übungen markierten Übungen verlangen ein bisschen Erfahrung oder Unterstützung, zum Beispiel von einem weiteren Erwachsenen oder einem älteren Geschwisterkind. Hier heißt die Devise: einfach immer wieder ausprobieren, bis sie irgendwann gut klappen. Viele Figuren kann man gut auch zu dritt machen – entweder mit einem

Geschwisterkind oder mit noch einem Erwachsenen. Hinweise und Ideen dazu gibt es vor allem in den Kapiteln „Kasachstan" und „Japan". Achtet einfach wieder auf die kleinen Symbole.

Eigentlich kann man aber alle Übungen abwandeln. Meine Anregungen in diesen beiden Kapiteln dienen lediglich als Beispiele und Ideen, damit man sich vorstellen kann, wie man die Asanas bei Bedarf anpassen kann. Asanas, die man sowieso nebeneinander macht, können um beliebig viele Personen erweitert werden. Und Asanas, bei denen man gemeinsam etwas darstellt, machen Geschwister einfach nacheinander mit dem Partner oder – je nach Schwierigkeitsgrad und Alter – auch gerne mal nur die Geschwister miteinander. Es gibt unendlich viele Möglichkeiten, selbst kreativ zu werden!

Für Pädagogen: Mein erstes Buch *Komm, wir machen Yoga!* hat sich in Einrichtungen wie Kindergärten, Schulen sowie beim Yogaunterricht für Kinder sehr etabliert. Dieses zweite Buch – die Reise um die Welt – ist wieder hauptsächlich auf Partnerübungen von Eltern mit Kindern ausgerichtet. Aber auch Kinder untereinander können ganz wunderbar damit üben. Nur die Acroyoga-Partnerübungen eignen sich in der Regel nicht für Kinder allein, ohne Erwachsene können sie besser mit den vorgeschlagenen Varianten oder eigenen Kreationen üben. Wichtig ist, jede Übung dem Körper und dem Entwicklungsstand der Kinder anzupassen. Es gibt kein Richtig oder Falsch, nur Leicht oder Schwer, und manchmal ist eine Übung eben auch nicht geeignet. Trotzdem werden mit den vielen verschiedenen Kapiteln sicherlich alle auf ihre Kosten kommen. Im hinteren Teil des Buches gibt es außerdem schöne Ideen zum Spielen in der Natur, die vor allem in pädagogischen Einrichtungen super umzusetzen sind.

So ist dieses Buch aufgebaut

Der erste Teil des Buches ist in neun Kapitel aufgeteilt. Jedes Kapitel ist in sich abgeschlossen und kann für sich geübt werden. Die Asanas, wie zum Beispiel verschiedenste Tiere, Pflanzen und typische Gerichte, sind spielerisch in die Kapitel eingebaut und lassen viel Raum zum fantasievollen Weitergestalten. Die Ansagen für die einzelnen Übungen sind dabei so kurz wie möglich gehalten. So braucht ihr nur einen schnellen Blick ins Buch zu werfen und könnt anhand der Fotos direkt einsteigen, ohne lange nachzulesen. Für jedes Land gibt es eine kleine Einführungsgeschichte, danach kommen die Asanas. Man kann entweder erst einmal die Geschichte vorlesen (wie oben erwähnt, für kleinere Kinder bitte anpassen und gegebenenfalls abkürzen), oder, wenn man die Geschichte später schon kennt, direkt mit dem Üben anfangen.

Abgerundet mit Massagen, Geschichten, Fantasiereisen oder einer Meditation, endet jedes Kapitel schön entspannend. Unter www.suedwest-verlag.de/yogaweltreise könnt ihr die Entspannungsübungen herunterladen. Mit den QR-Codes bei den jeweiligen Übungen kommt ihr auch direkt zur entsprechenden Audio-Datei. Zusätzlich findet ihr die Entspannungsübungen meist stichwortartig im Buch, damit ihr auch mal ohne Audio-Datei entspannen könnt. Auch hier habe ich mich kurz gehalten, sodass ihr dafür eure eigenen Worte und Bilder nutzen könnt. So wird die Geschichte noch authentischer und lebendiger.

Die Kapitel steigern sich in der Intensität und werden zunehmend anspruchsvoller. Die sogenannten Bodenübungen können eigentlich alle gut schaffen, die Übungen aus dem Acroyoga sind schwieriger. Keine Angst davor! Es braucht ein wenig Zeit, bis man sich an diese außergewöhnlichen Übungen gewöhnt hat – aber sie tun sehr gut und bereiten viel Freude!

Im zweiten Teil des Buches findet ihr dann tolle Spiele aus aller Welt, außerdem gibt es wertvolle Anregungen für achtsames Spielen in der Natur. Und als Bonus stelle ich euch noch eine wohltuende und entspannende Handmassage für Groß und Klein vor. Sie sollte unabhängig von den Kapiteln geübt werden, da sie ein wenig mehr Zeit braucht: Man muss ja jeweils zwei Hände und Arme massieren!

Das solltet ihr beachten

Wenn ihr Yoga übt, nehmt euch ein wenig Zeit, stellt Handys und Computer aus und lasst euch nicht ablenken. Ein gemütlicher Raum (das kann auch das Wohnzimmer oder Kinderzimmer sein) eignet sich hervorragend. Sogar kleine Räume bieten Platz für die Weltreise. Ein bis zwei Yogamatten oder ein Teppich, eine Decke und ein paar Kissen zum Auspolstern gehören allerdings dazu. Euer Raum sollte aufgeräumt und gelüftet sein, damit ihr nicht stolpert oder euch zwischendurch über das Chaos ärgert. Es ist wichtig, bei allen Übungen frei atmen zu können.

Yoga kann sehr positive Auswirkungen haben, auch wenn ich in diesem Buch keine Heilversprechen geben möchte. Wenn ihr eigenverantwortlich und wohlwollend mit eurem Körper umgeht, könnt ihr sicherlich bald spüren, welche Übung euch guttut und welche nicht. Für die meisten Übungen ist es sinnvoll, barfuß zu sein, damit ihr nicht wegrutscht. Seid besonders achtsam bei den teilweise akrobatischen Yogaübungen. Sie sind, wie schon gesagt, nicht für alle gleichermaßen geeignet. Probiert dann einfach die Varianten aus oder bittet einen Helfer, der euch dabei unterstützt.

Die Übungen sollten jeweils so oft wiederholt bzw. die Positionen so lange gehalten werden, wie es Kind und Partner angenehm ist.

Liebe Erwachsene, bitte korrigiert die Kinder möglichst nicht. Es kann zum Beispiel durchaus mal richtig sein, entgegen der Beschreibung im Buch den linken statt den rechten Arm zu heben oder umgekehrt. Die Freude soll wirklich unbedingt immer im Vordergrund stehen.

Der Einfachheit halber werden Mutter oder Vater nachfolgend „Partner" genannt.

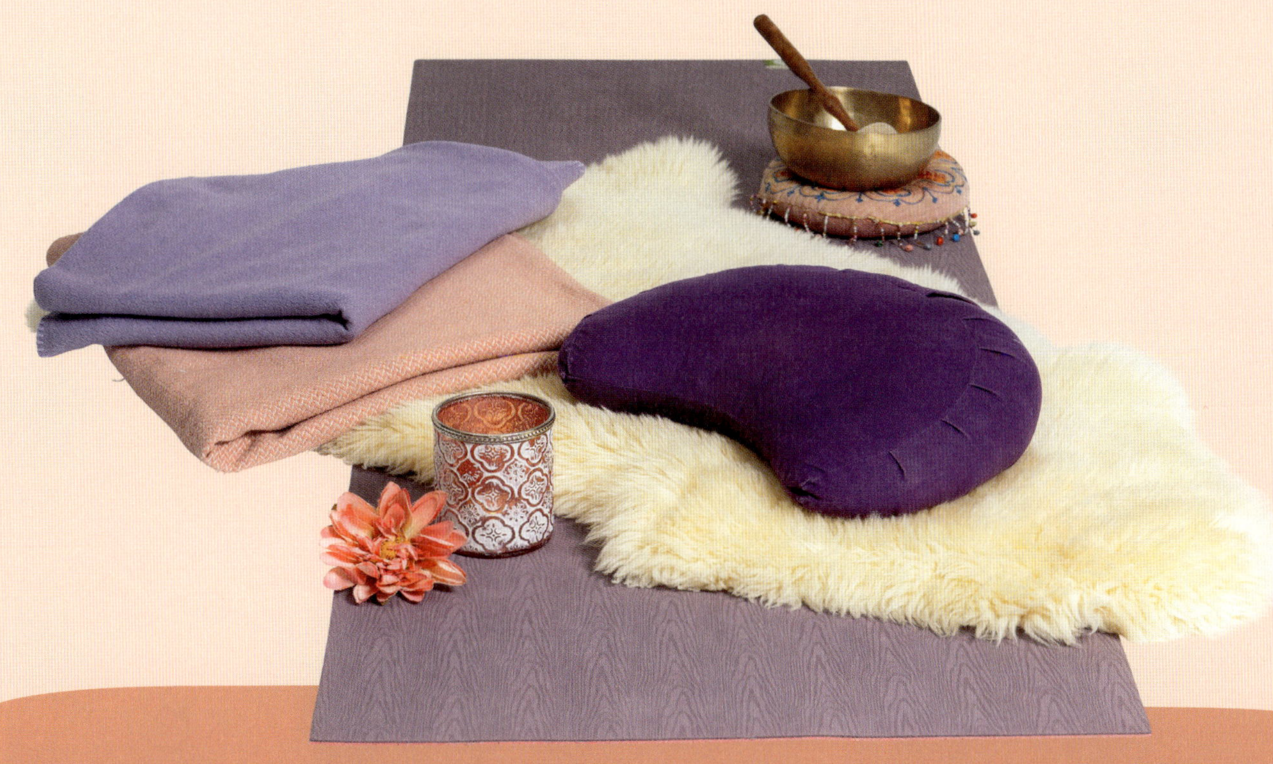

Das gehört immer dazu:

1. Den Raum vorbereiten, eventuell aufräumen, Matte, Decke und Kissen bereitlegen
2. Bequeme Kleidung anziehen, die Füße sollten bei den Übungen barfuß sein
3. Vorher auf die Toilette gehen
4. Alle Telefone, Handys und Computer abschalten
5. Möglichst ein bis zwei Stunden vorher keine größere Mahlzeit essen – gegen Hunger sind Obst, Wasser oder warmer Tee prima geeignet
6. Zunächst gemütlich hinsetzen und erzählen, wie der Tag war, wie es euch geht und warum
7. Auf Korrekturen verzichten
8. Möglichst durch die Nase atmen
9. Am Ende der Yogaeinheit umarmen, fest drücken, euch beieinander bedanken und erzählen, was euch am meisten Spaß gemacht hat und was nicht so toll war

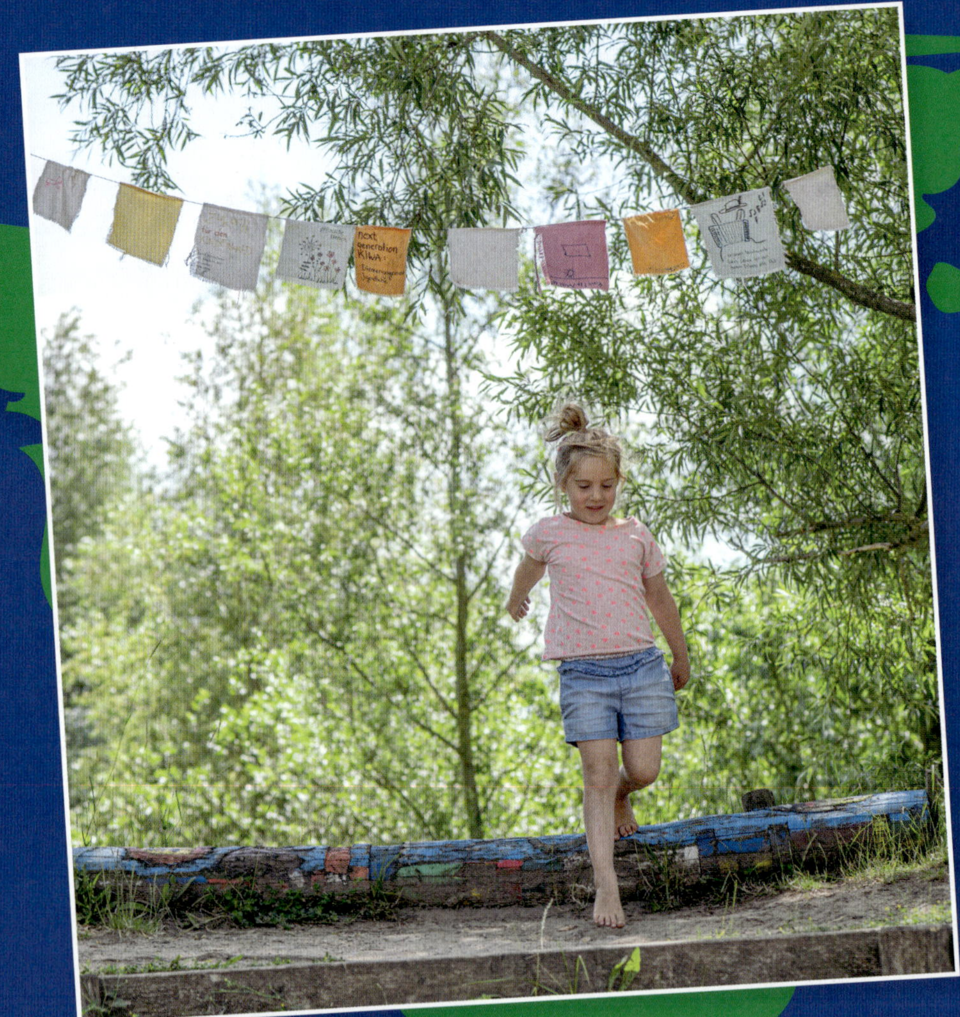

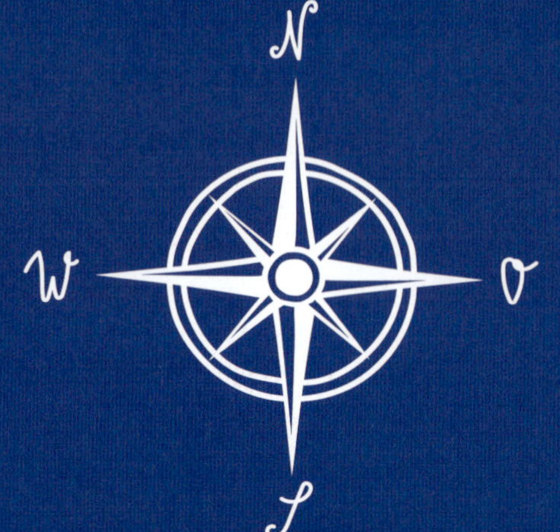
N
W
O
S

Eine Reise um die Welt

Heute beginnt eine aufregende Reise: Wir fahren einmal um die ganze Welt! Wir werden spannende Länder, ungewöhnliche Bräuche, typisches Essen, komische Häuser und noch vieles mehr kennenlernen. Dabei verwandeln wir uns in lustige Pflanzen, Tiere oder Musikinstrumente und wir finden heraus, welche Sportarten es außer Fußball noch auf dieser Welt gibt. In jedem Kapitel findet ihr tolle Asanas aus den Bereichen Natur, Tiere, Pflanzen, Essen, Häuser, Kultur, Sport und Musik zum jeweiligen Land.

Die Kapitel zeigen euch die Länder auf eine neue Weise, denn gute Freunde und Bekannte haben mir ihre Erinnerungen an ihre Kindheit aus ihrem jeweiligen Land geschenkt. Dazu haben wir interessante Gespräche geführt. Was ich dabei erfahren habe, möchte ich hier mit euch teilen und fühl- und erlebbar machen. Seid gespannt – ihr werdet euch wundern, wie unterschiedlich sich unsere Welt anfühlen kann.

Kapitel 1:
Türkei

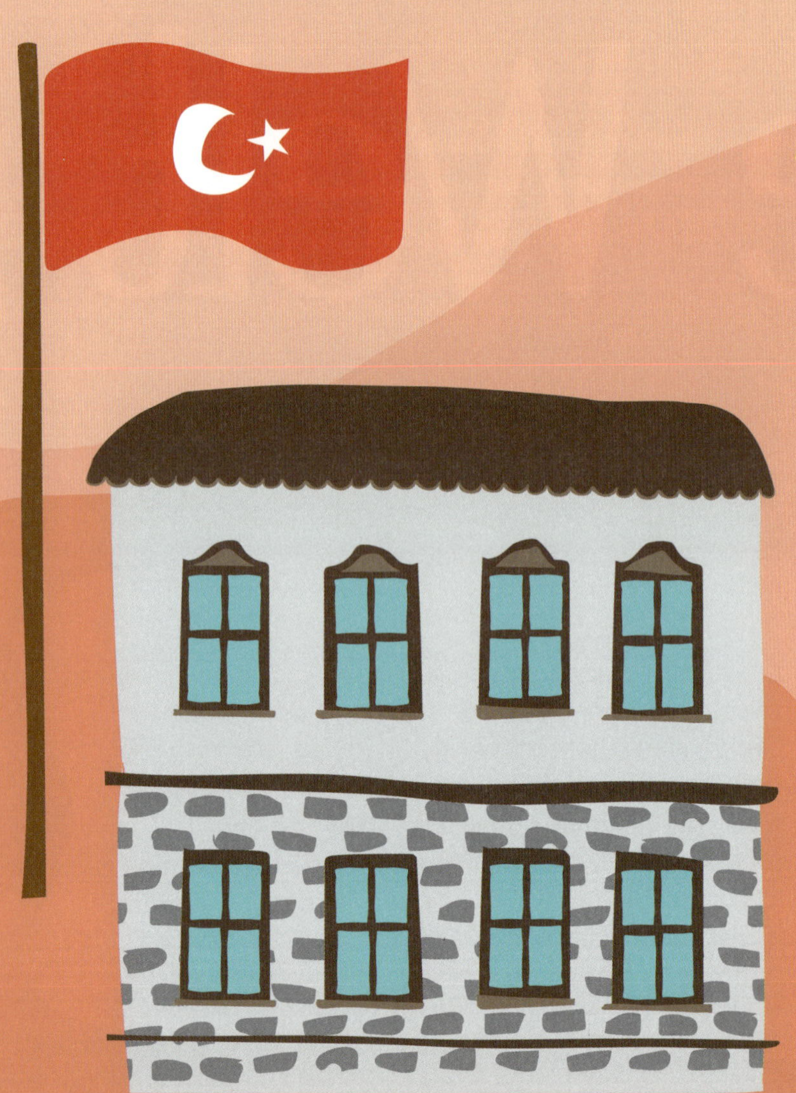

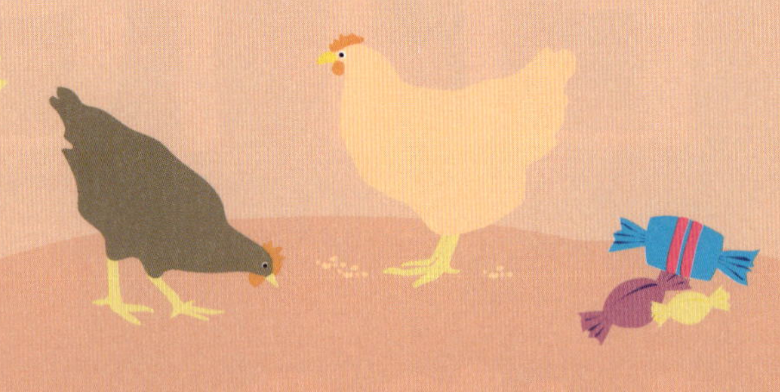

Unsere Reise startet zu unseren Nachbarn und Freunden in die Türkei. Mit dem Auto reisen wir in das Land meiner Freundin Sule. Sie hat 22 Jahre mitten in der Türkei gelebt und wohnt jetzt schon seit zehn Jahren in Hannover. Sule konnte mir schöne Dinge aus ihrer Kindheit erzählen, die ich so noch nicht über die Türkei gehört hatte. Lasst uns doch die Welt einmal ganz anders erleben und erfahren, wie sich dieses Land auch im Körper anfühlen kann!

„Guten Tag" heißt auf Türkisch „Merhaba" und dabei geben wir uns ein Begrüßungsküsschen links und rechts auf die Wange. Sule berichtet, dass es in der Türkei sehr heiß sein kann. Es ist sehr trocken und die Natur besteht vielerorts aus Wüstenlandschaft. Trotzdem kann Weizen, den wir ja auch hier kennen, in der Türkei gut wachsen und gedeihen. Das Lieblingsgericht von Sule ist das Teiggericht „Manti". Wir kennen es bei uns auch als eine Art Ravioli.

Stellt euch vor, in der Türkei gibt es viele Hühner, viel mehr als bei uns in Deutschland. Sie werden oft zu Hause gehalten, leben aber auch in der freien Natur.

Name und Alter: Sule, 34 Jahre
Ort: Kayseri, in der Mitte der Türkei
Sule hat 22 Jahre in der Türkei gelebt.

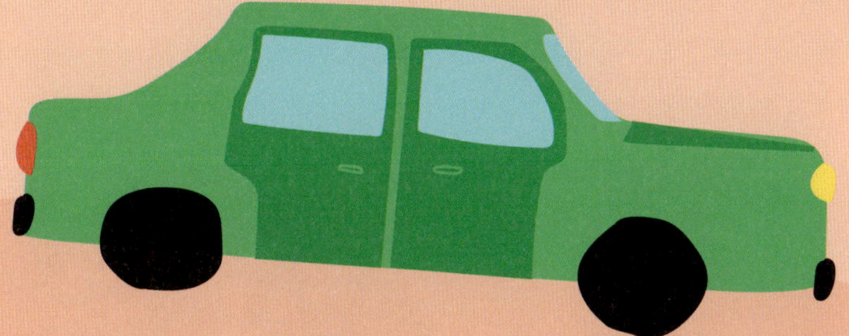

Die meisten Häuser in der Türkei sind aus Stein gebaut. Und weil die Kultur sehr offenherzig ist, lädt man sich gerne zueinander ein und teilt sein Essen herzlich mit Freunden.

Das größte Fest in der Türkei ist das Zuckerfest. Man feiert es zum Ende der Fastenzeit, in der man aus religiösen Gründen tagsüber aufs Essen verzichtet. Für dieses erste Mahl nach dem Fasten kleidet man sich besonders schön, man macht sich reiche Geschenke und Zerstrittene vertragen sich wieder.

Die Türken lieben übrigens eine sehr lustige Sportart: Güres ist der Nationalsport, bei dem man versucht, sich in einem Ringkampf gegenseitig zu Boden zu drücken. Das Schwierige dabei ist, dass man dabei mit Öl eingeschmiert ist …

Sule schwärmt vom klassischen Bauchtanz. Schöne Tänzerinnen präsentieren ihn zu jeder Gelegenheit an Festen und beim Zusammensein. Ich selbst habe viele Jahre diesen Tanz geliebt und sogar auf meiner eigenen Hochzeit vorgetanzt.

Die schönste Erinnerung von Sule ist die an ihre Oma, die sie sehr vermisst. Sules Großmutter hat ihr immer wunderbare Märchen zum Einschlafen erzählt, von denen Sule nie genug bekommen konnte. Leider habe ich kein türkisches Märchen gefunden, das zur Entspannung führen würde. Deshalb gibt es am Kapitelende eine traumhafte Geschichte von einem besonderen Mädchen namens Marie, die diese Geschichte für euch geschrieben hat.

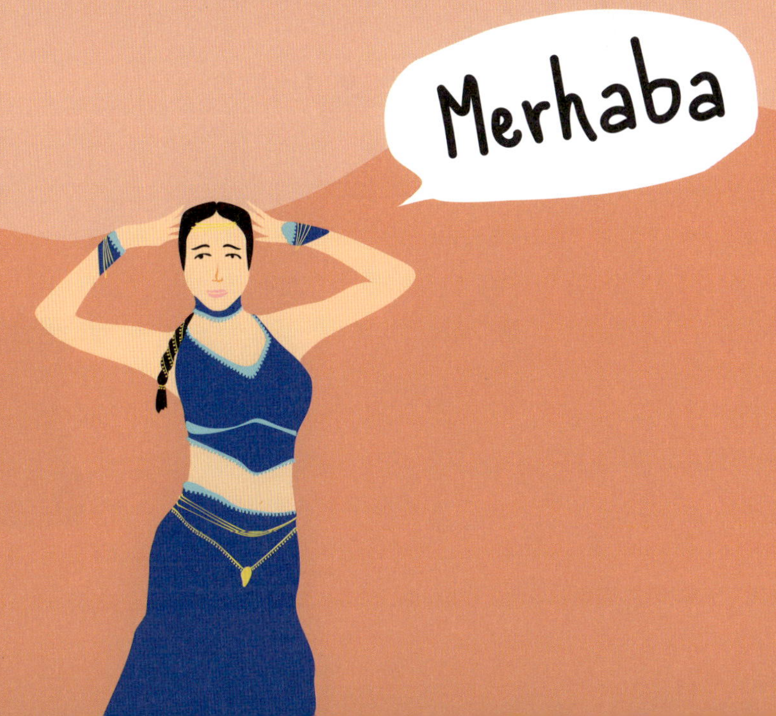

Die Reise kann endlich beginnen!
Wir setzen uns in das Auto und fahren los.

Übung: Auto

1. Hintereinander in den Schneidersitz setzen, das Kind sitzt vorn
2. Mit den Händen gemeinsam ein Lenkrad formen
3. Hin und her schaukeln

Wirkung

- Erdet
- Dehnt Arme und Hände
- Beruhigt

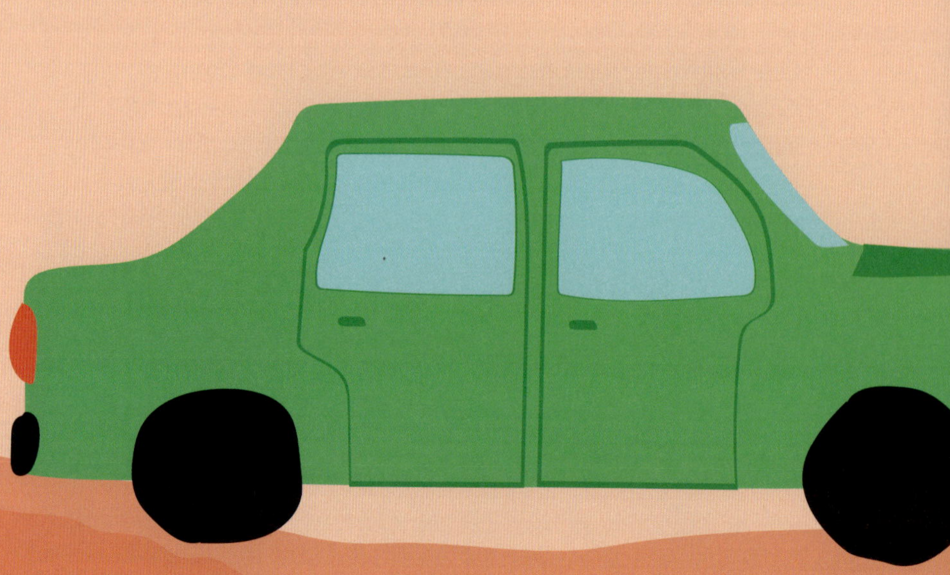

Merhaba

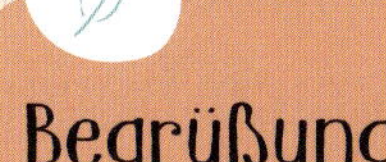

Begrüßung

1. Küsschen links und rechts auf die Wange geben
2. Mit „Merhaba" begrüßen

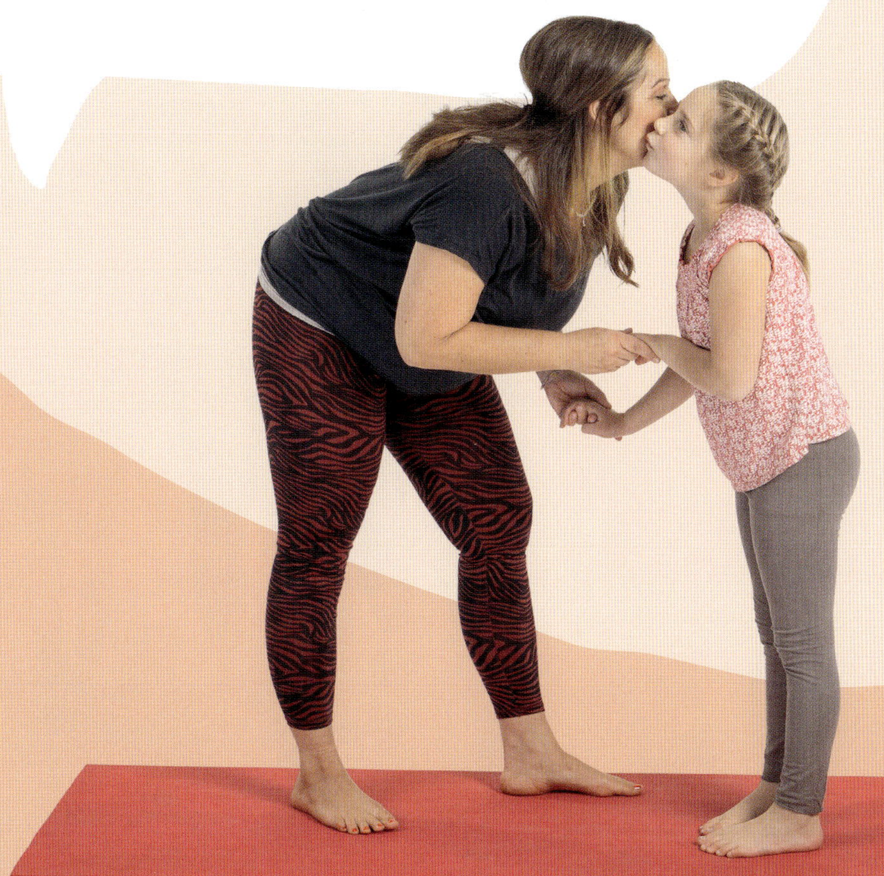

Models in diesem Land:

Sonja und Johanna

Es ist sehr heiß. Fühlt die Sonne und die Wärme aus dem Bauch heraus und verteilt sie von dort aus.

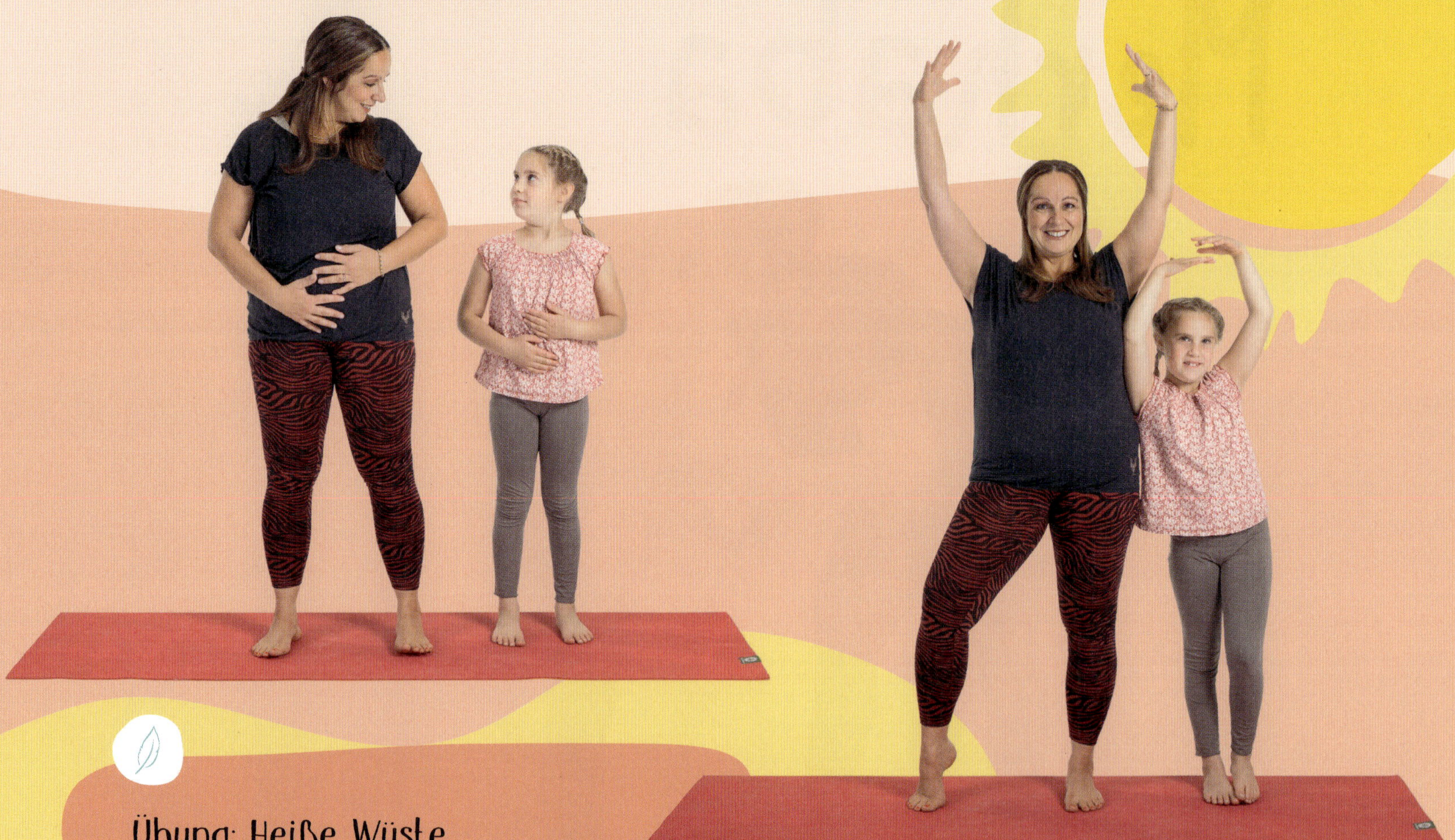

Übung: Heiße Wüste

1. Nebeneinander auf der Matte stehen
2. Mit jedem Einatmen die Hände und Arme über vorn nach oben strecken
3. Arme in einem großen Kreis über die Seiten wieder nach unten führen und dabei ausatmen
4. Mehrmals wiederholen

Wirkung

- Dehnt Arme und den Brustkorb
- Vertieft den Atem

Viele Hühner picken fröhlich in der Sonne ihre Körner.

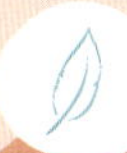

Übung: Pickende Hühner

1. Voreinander in die tiefe Hocke gehen, Partner und Kind sehen sich an
2. Arme lang ausstrecken und Hände verhakeln oder an den Handgelenken fassen
3. Vor- und zurückschaukeln, jeweils ein Oberkörper geht dabei vor, der andere zurück

Wirkung

- Dehnt Arme und Beininnenseiten
- Übt das achtsame Miteinander

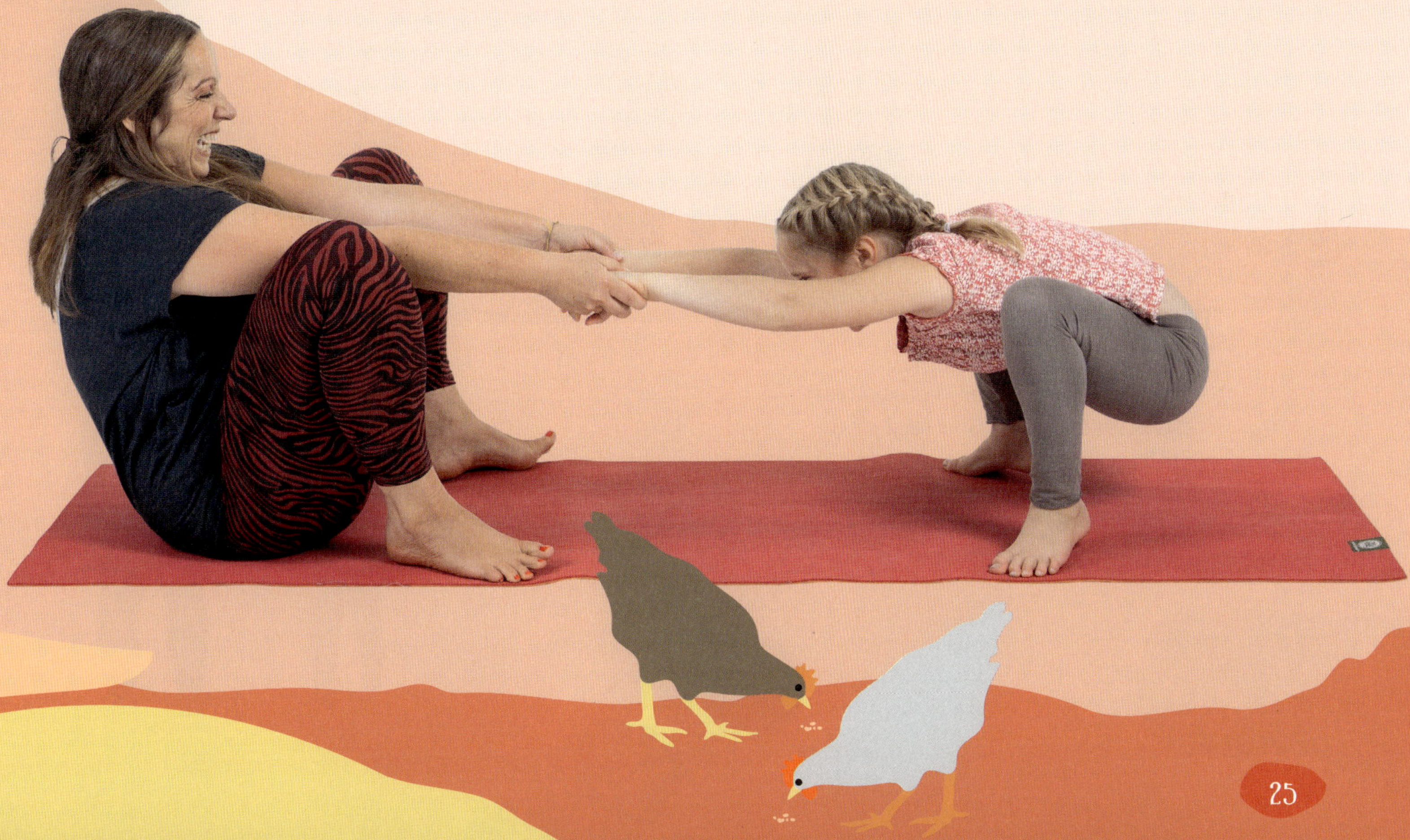

Ganz geduldig wartet das Samenkorn in der Erde, um langsam seine Kraft zu entfalten.

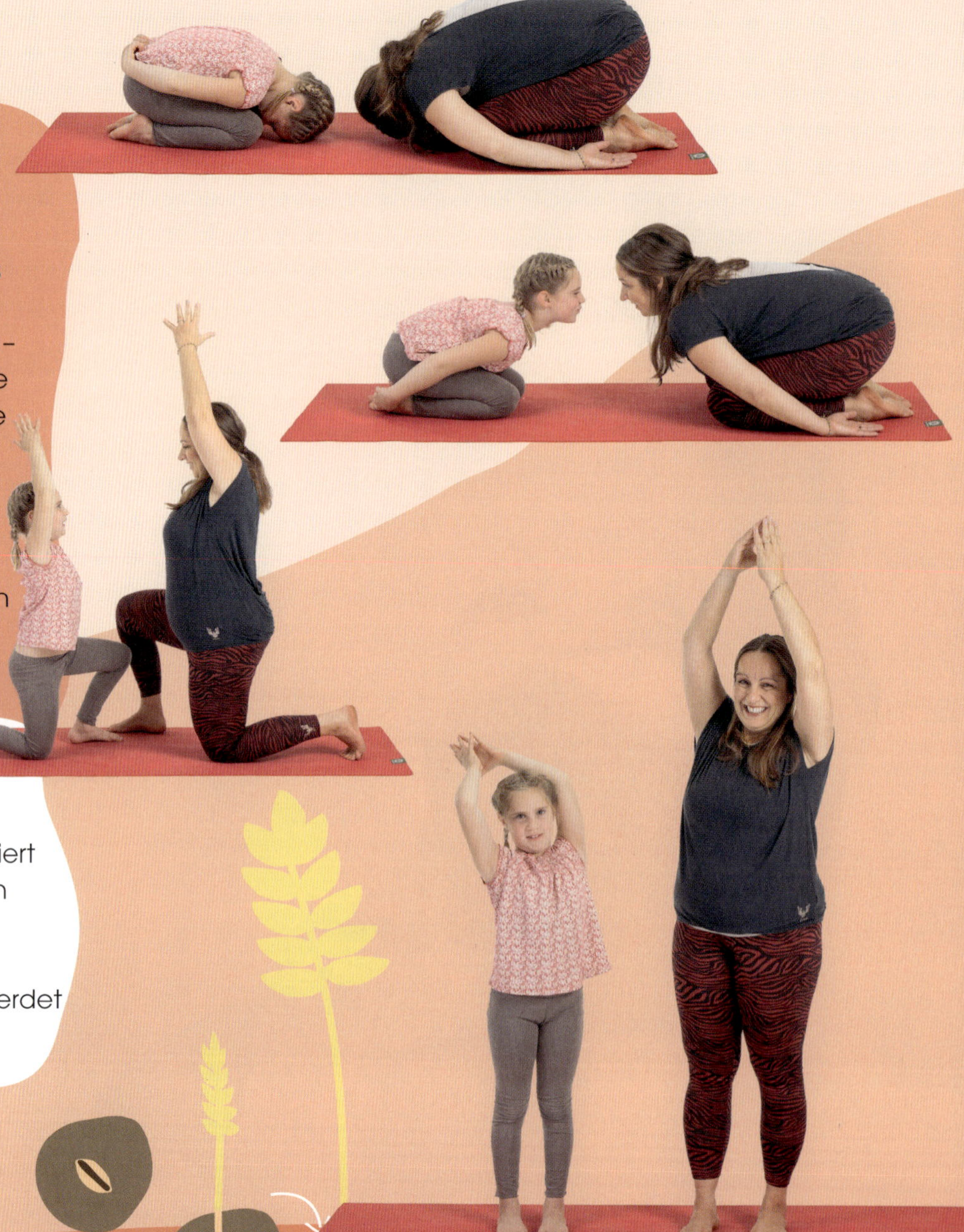

Übung: Ein Weizensamenkorn wächst aus der Erde

1. Nebeneinander in der „Haltung des Kindes" ganz klein machen
2. Langsam zuerst den Kopf aufrichten – das Samenkorn wächst aus der Erde
3. Größer werden, im Kniestand Hände zu einer Ähre formen
4. Arme weit nach oben strecken
5. Aufstehen und in die „Berghaltung" kommen
6. Sich in der „Berghaltung" fokussieren (sich ganz auf sich konzentrieren)
7. Hin und her schaukeln

Wirkung

- „Haltung des Kindes" komprimiert die Bauchorgane und regt den Stoffwechsel an
- Dehnt den Rücken
- „Berghaltung" richtet auf und erdet

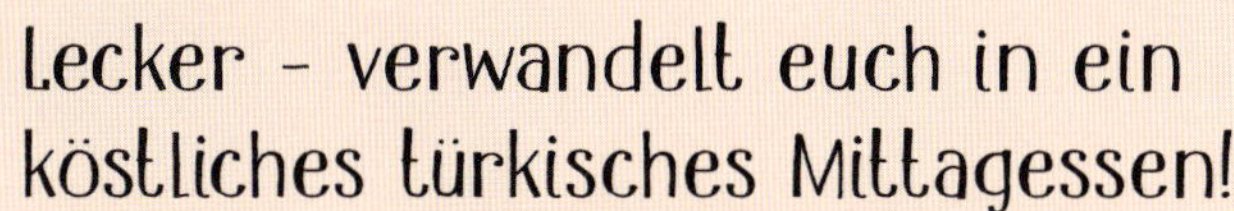

Übung: Manti, ein gefülltes Teiggericht

Variante 1

1. Partner liegt entspannt in der Bauchlage
2. Kind legt sich quer in der Rückenlage auf den unteren Rücken des Partners, die Arme über den Kopf gestreckt
3. Einige tiefe Atemzüge nehmen
4. Gern auch tauschen

Variante 2

1. Kleinere Kinder können sich bäuchlings auf den Partner legen

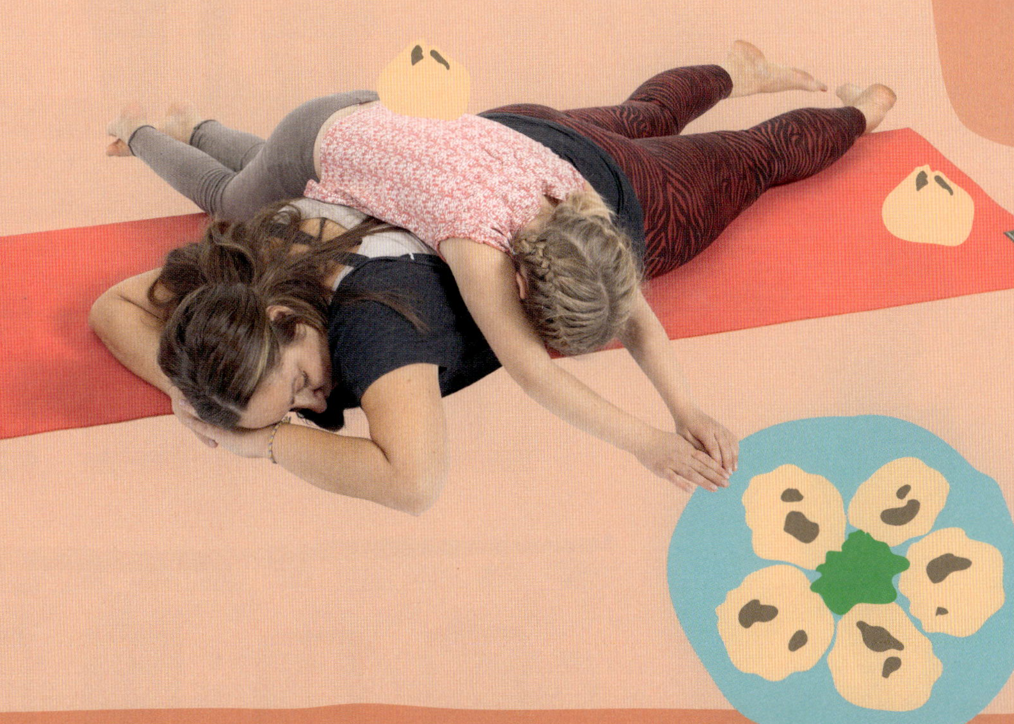

Wirkung

- Partner in Bauchlage: entlastet den unteren Rücken und entspannt
- Kind in Rückenlage: öffnet und dehnt den Brustraum, vertieft den Atem

Ein Haus aus Stein ist solide und fest.
Trotzdem hat es Tür- und Fensteröffnungen.

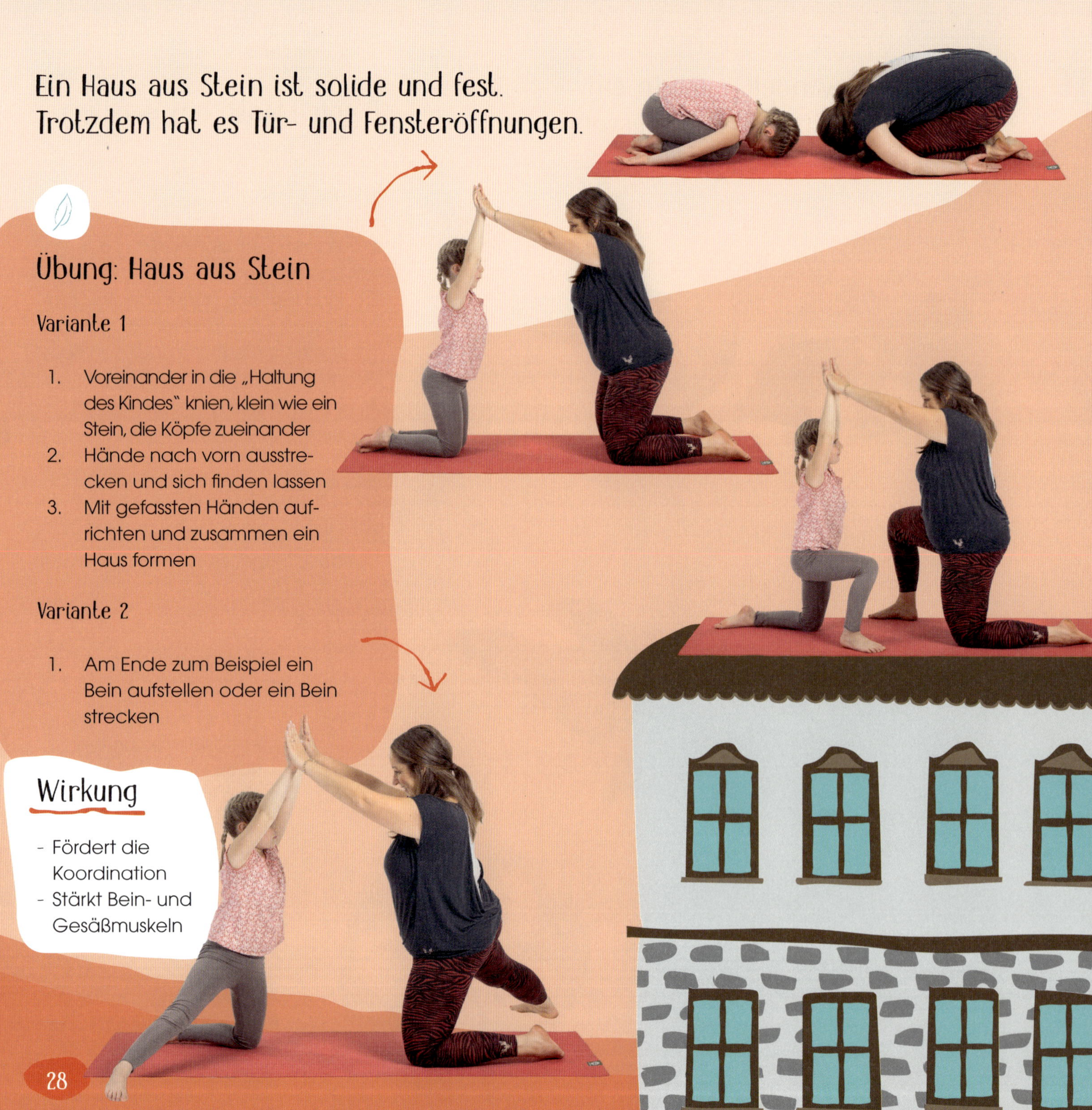

Übung: Haus aus Stein

Variante 1

1. Voreinander in die „Haltung des Kindes" knien, klein wie ein Stein, die Köpfe zueinander
2. Hände nach vorn ausstrecken und sich finden lassen
3. Mit gefassten Händen aufrichten und zusammen ein Haus formen

Variante 2

1. Am Ende zum Beispiel ein Bein aufstellen oder ein Bein strecken

Wirkung

- Fördert die Koordination
- Stärkt Bein- und Gesäßmuskeln

Das Zuckerfest ist so schön wie bei uns das Weihnachtsfest, es gibt Geschenke und Süßigkeiten.

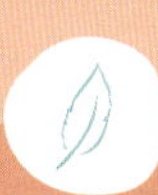

Übung: Geschenke zum Zuckerfest

1. „Haltung des Kindes" einnehmen, zuerst das Kind, dann der Partner quer über dem Kind
2. Eng aneinanderkuscheln und tief ein- und ausatmen
3. Geschenk auspacken: erst streckt sich der Partner nach oben, dann das Kind

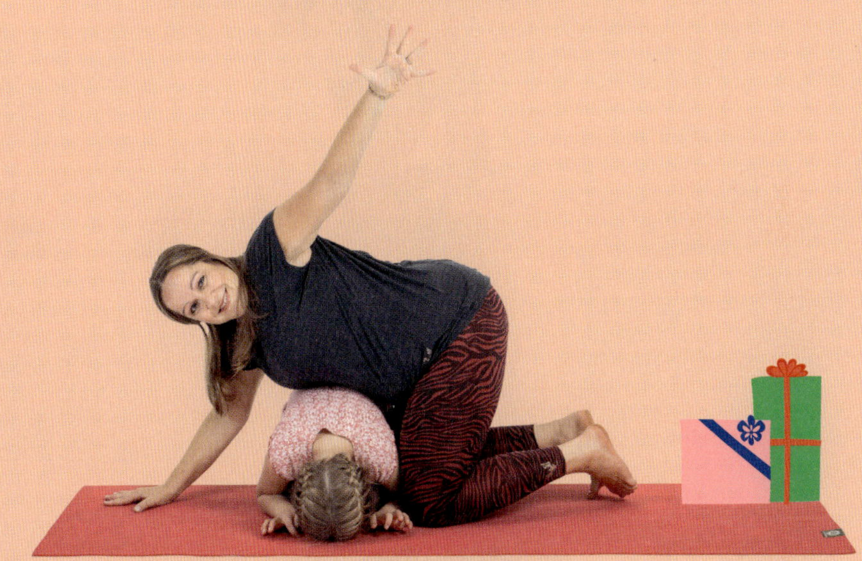

Wirkung

- Komprimiert die Bauchorgane und regt den Stoffwechsel an
- Dehnt den Rücken
- Fördert Nähe
- Ist kuschelig

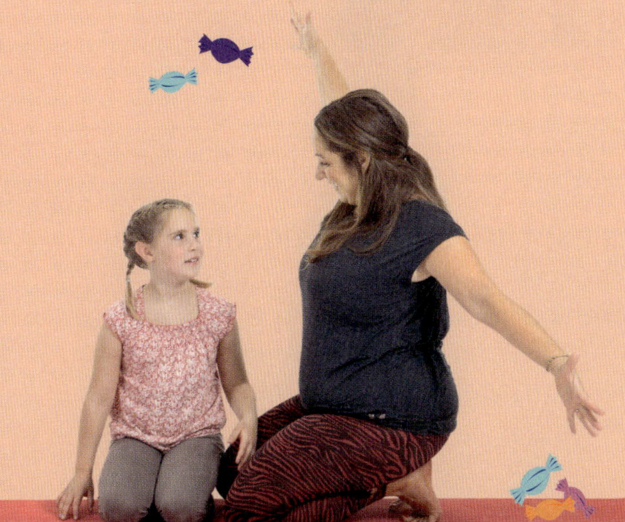

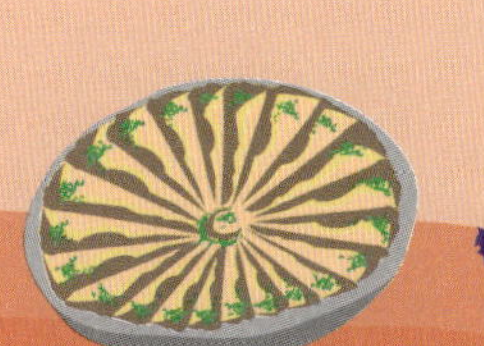

Wir ringen in der vereinfachten Form ohne Öl. Wer ist der Gewinner?

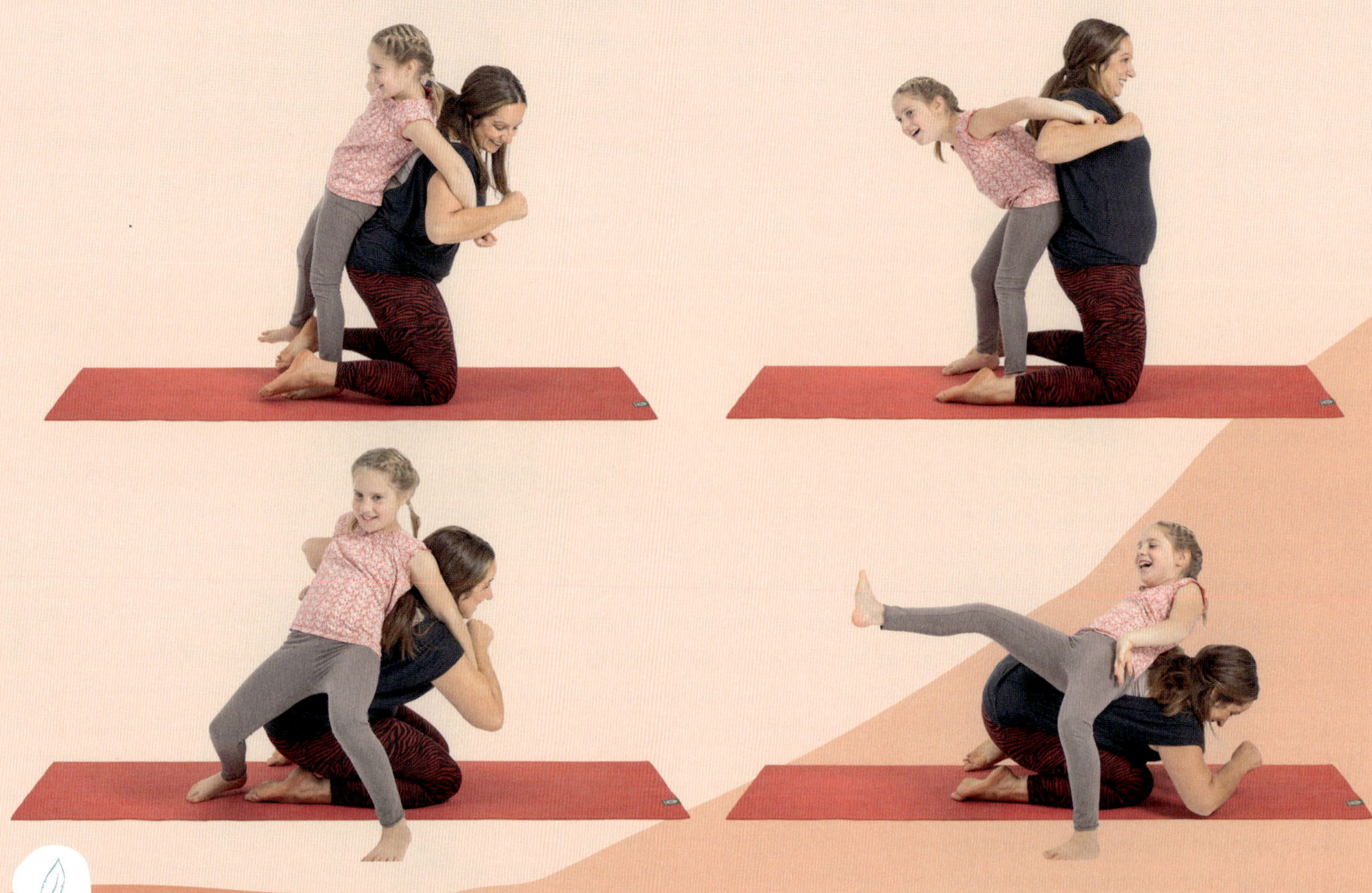

Übung: Güres, türkischer Ringkampf

1. Sich Rücken an Rücken stellen und Arme verhakeln (je nach Größe kann der Erwachsene auch knien)
2. Versuchen, zu rangeln und sich achtsam zu Boden zu ringen

Wirkung

- Dehnt Brustkorb und Nacken
- Macht Spaß

Tanzen macht so viel Spaß, vielleicht findet ihr auch eine passende Musik dazu?

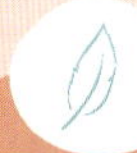

Übung: Bauchtanz

1. Im Stand große Kreise mit der Hüfte ziehen, dabei immer mal die Richtung wechseln
2. Wellenbewegungen mit den Armen machen, Hände kreisen
3. Tanzen nach Lust und Laune in orientalischer Art

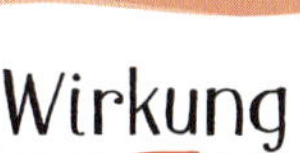

Wirkung

- Fördert die Beweglichkeit des unteren Rückens und der Hüften
- Fördert die Koordination
- Macht Spaß

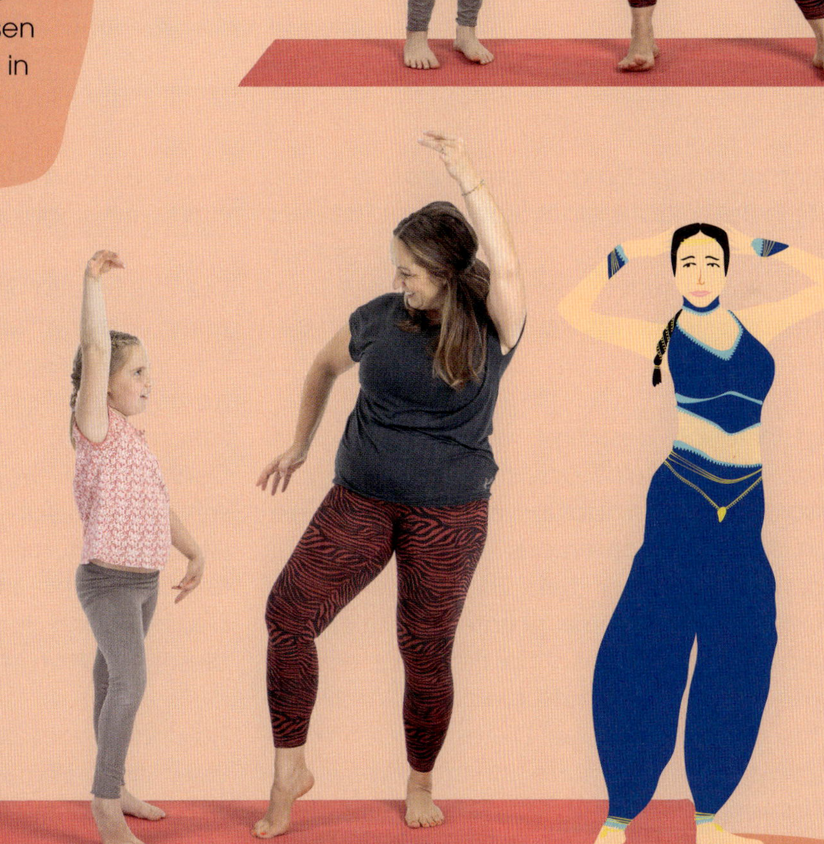

Der schlafende Sultan

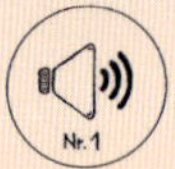

Macht es euch nun richtig gemütlich und lauscht dem Märchen, das ihr unter www.suedwest-verlag.de/yogaweltreise herunterladen könnt. Alternativ gibt es die Geschichte hier auch zum Selbsterzählen. Wenn ihr die Geschichte vorlest, dann langsam, mit Pausen und nicht zu aufgeregt. Am besten wirkt das, wenn ihr euch die Bilder selbst vorstellt und den Text eher erzählt, als ihn abzulesen. Viel Freude und wohliges Entspannen dabei!

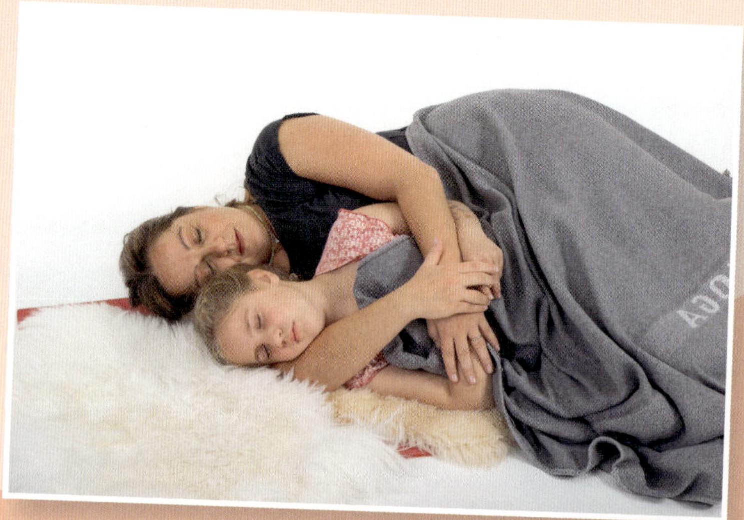

Es war einmal ein großmächtiger Sultan namens Adam, der in Belek lebte, einer Stadt in der Türkei. Er wohnte in einem riesigen Palast, und in dem gab es ganz schön was zu sehen: viele schmuckvolle Räume – wenn man genau zählte, waren es 223 an der Zahl.

Jetzt fragt ihr euch bestimmt: Wer braucht denn 223 Zimmer für sich allein? Das ist doch unmöglich! Wenn ihr so denkt, dann habt ihr vermutlich noch nie etwas von den Geschichten aus „Tausendundeiner Nacht" gehört. Denn wer diese Erzählungen kennt, der weiß, dass Sultane gerne heiraten. So auch der große Sultan Adam. Er heiratete nicht nur einmal, nein, gewiss nicht. Er heiratete gleich 223-mal. Und er brauchte alle diese Frauen: Die eine machte die Wäsche, die andere kümmerte sich um andere Aufgaben. Während die 97. zum Beispiel ein Hühnchen zum Abendessen für 20:00 Uhr vorbereitete, ließ ihm die 84. ein Bad ein und dann wurde er von der 34. für das Essen eingekleidet und so weiter.

Die 223. Frau las ihm jeden Abend vor dem Abendessen – immer um die gleiche Uhrzeit – eine Geschichte vor. Genau um 19:48 Uhr saßen sie auf dem gemütlichen Sofa im Schlafraum. Und da sind wir schon beim Thema unserer Geschichte angelangt: Denn immer, wenn er etwas vorgelesen bekam, schlief der Sultan sofort ein. Davon würden manche Eltern nur träumen! Aber Adam wollte nicht nur eine Geschichte hören und gut einschlafen, er wollte unbedingt auch den Mond bewundern. Nur leider war dieser natürlich immer nur nachts zu sehen.

Tja, und genauso wie den Mond verpasste der Sultan eben auch immer wieder das Abendessen. Dünner wurde er dabei allerdings nicht. Das lag wohl daran, dass er immer schon Berge zum Frühstück aß: Kartoffeln,

Würstchen, Speck, Müsli, Äpfel und Mangos, ja sogar noch vieles mehr.

Wie konnte dieses Problem wohl gelöst werden? Und von wem?

Das war nicht so einfach, denn egal, welche Frau ihm etwas vorlas, der Sultan schlief immer wieder ein, verpasste das Abendbrot und natürlich den Mond, was ihn maßlos ärgerte: „Es kann doch nicht sein, dass ich schon wieder den Mond verpasst habe? Wie kann das sein? Wie kann das sein, dass ich so schnell einschlafe? Das glaube ich einfach nicht!"

Er war sehr traurig, und das bekamen seine Frauen tagtäglich mit. Sie berieten sich jeden Tag, und so versuchten alle 223 Frauen, ihn wach zu halten. Sie kitzelten ihn, sie verstellten beim Lesen die Stimme, um die Geschichte unterhaltsamer zu machen, sie erzählten ihm Witze, machten die verrücktesten Smoothies und anregende Getränke und veranstalteten sogar eine Kissenschlacht. Doch soviel Mühe sie sich auch gaben, es half alles nichts. Der Sultan schlief immer und immer wieder ein.

Schließlich, 223 Tage später, als der Sultan immer trauriger und verzweifelter wurde, hatte die 17. Frau doch noch eine sehr gute Idee: Sie kannte sich nämlich mit Kräutern aus. Deshalb wusste sie auch, wo exotische Rosen wuchsen. Diese Rosen konnten den Sultan wach halten! Aber die von ihr zubereitete Mischung passte noch nicht so richtig. Sie hatte ihm auch schon verschiedenste Getränke und Smoothies gemacht, doch nichts wirkte. Und dann überlegte sie, dass der Sultan seinen Tagesplan ändern müsste. So sollte er zuerst zu Abend essen. Genau um 19:48 Uhr – also zu dem Zeitpunkt, zu dem er eigentlich seine Abendgeschichte vorgelesen bekam. Danach sollte er baden, und zwar in Milch mit Honig. In dieses Bad raspelte die kluge Frau die exotischen Rosen hinein. Dann sollte er sich auf sein Sofa setzen und auf den Mond warten. Und siehe da, der Mond ging tatsächlich auf und der Sultan war noch wach und konnte ihn sehen! Danach erst wurde die Geschichte vorgelesen.

Von da an wurde es immer genau so gemacht. Der Sultan konnte jeden Abend den Mond bewundern – es sei denn, die Wolken waren davor. Aber dann stellte sich der Sultan den Mond einfach vor, denn jetzt wusste er ja, wie er aussah. Er war glücklich und zufrieden und konnte fortan hervorragend schlafen.

Doch das war noch nicht das Ende der Geschichte. Der Sultan Adam war so beglückt darüber, was die 17. Frau ihm ermöglicht hatte, dass er sie zur „besten Frau des Jahres" kürte, mit der er nun sein ganzes Leben, Tag und Nacht, verbrachte.

Und wenn sie nicht gestorben sind, dann schauen sie sich noch heute gemeinsam den Mond an.

Ausgedacht und aufgeschrieben von:
Marie H. H. Wente

Kapitel 2:

Kasachstan

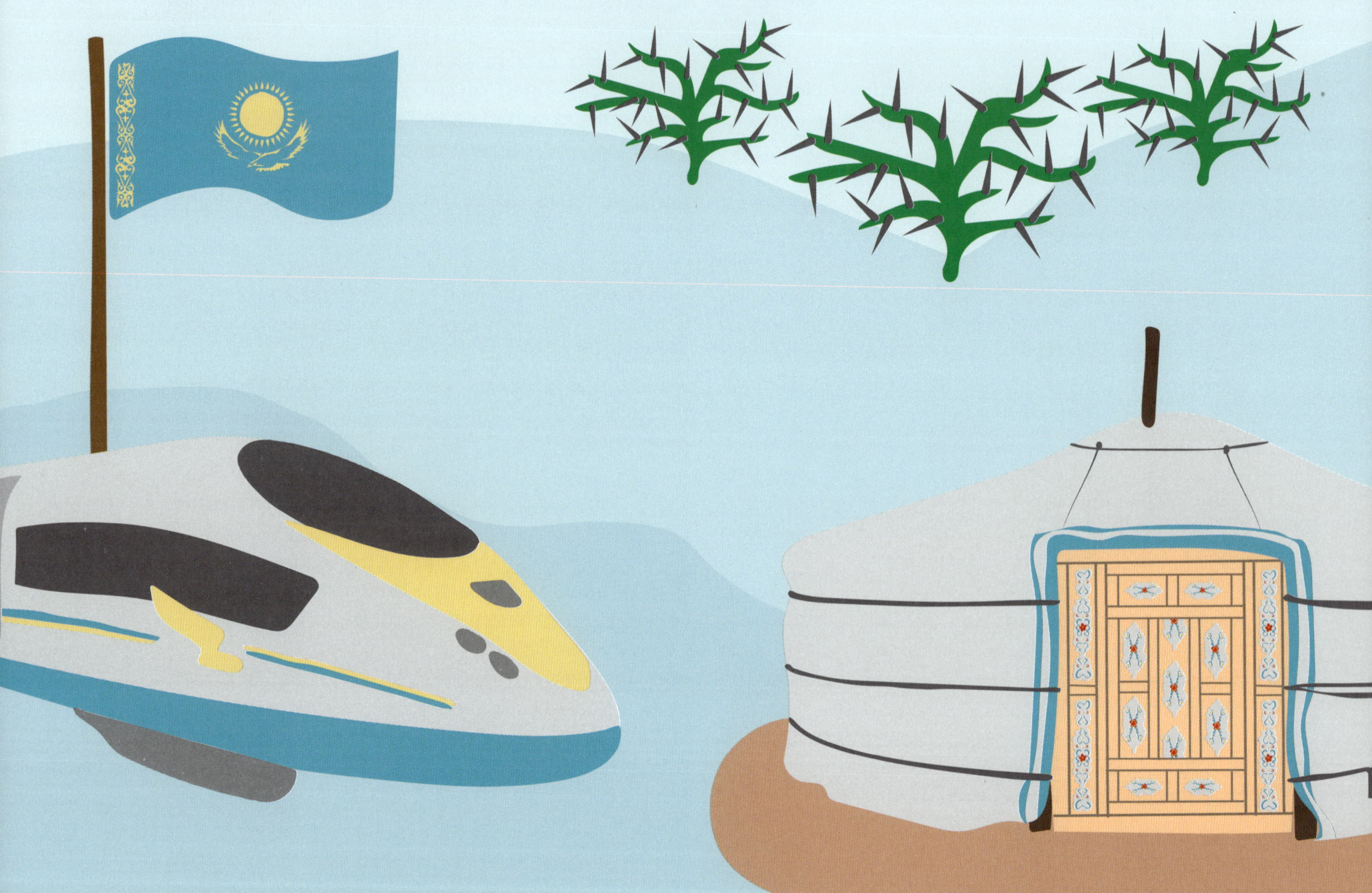

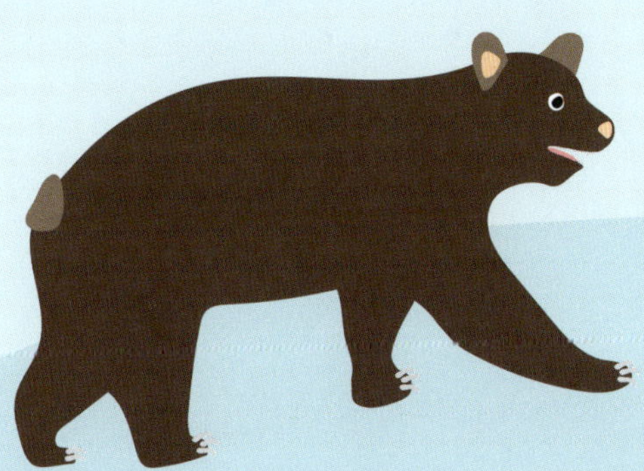

Name und Alter: Viktor, 45 Jahre

Ort: Fabritschnyj

Viktor hat 14 Jahre im heutigen Kasachstan gelebt.

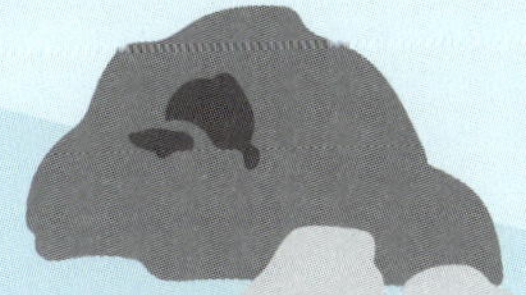

Die Reise geht weiter mit dem Zug. Wir fahren mit dem Nachtzug nach Kasachstan und besuchen die Erinnerungen von Viktor. Er ist der Ehemann von Michaela, einer meiner langjährigsten und treuesten Yogaschülerinnen. Kasachstan ist ein sehr großes Land und vereint viele unterschiedliche Volksgruppen und Kulturzweige. Schaut an, was Viktor über Kasachstan zu erzählen hat und was wir dort alles erleben können. Lasst uns Viktor mit einem herzlichen „Priviet" begrüßen. Dazu geben wir uns gegenseitig beide Hände!

Viktor beschreibt die Natur in Kasachstan als sehr vielfältig. Vor allem aber sieht man dort sehr viel Steppe, eine Landschaft mit viel Gras und Kraut, aber ohne Bäume. Es kann sehr warm, aber auch richtig kalt sein, sodass Bären und Schafe ihr kuscheliges Fell bestens gebrauchen können. Trotz der Kälte wachsen hier viele Beeren und sogar leckere Wassermelonen!

Ein typisches Essen in Kasachstan ist eine deftige Soljanka. Diese säuerliche Suppe hat zwar eine lange Tradition, man kann sie aber ganz unterschiedlich zubereiten.

Obwohl es in Kasachstan auch viele Hochhäuser gibt, kann man hier außerdem noch klassische Jurten sehen. Diese Nomadenzelte eignen sich ganz wunderbar, um sie einfach einzupacken und mitsamt seinem Haus weiterzuziehen.

In Kasachstan wird gerne laut gesungen und ausgiebig getanzt. Zum Beispiel Polka – das ist ein sehr beschwingter Tanz im Zweivierteltakt. Man trifft sich aber auch zu einem ruhigen Teestündchen und erzählt sich dabei Geschichten.

Auch im Sport geht es ganz schön zur Sache: Kasachstans Boxer, Eishockeyspieler und Gewichtheber sind bei Olympia oft auf den ersten drei Rängen.

Ein sehr bekanntes kasachisches Musikinstrument ist die Dombra. Dieses bauchige Zupfinstrument darf auf keiner traditionellen Feier fehlen.

Viktor erinnert sich an viele Bergwanderungen, die er als Kind gemacht hat. Warst du schon mal klettern oder wandern? Welches Gebirge gibt es in deiner Nähe? Vielleicht macht ihr auch mal eine schöne Wanderung in der Natur?

Im Nachtzug kann man wunderbar schlafen! Das sanfte Ruckeln macht uns ganz müde.

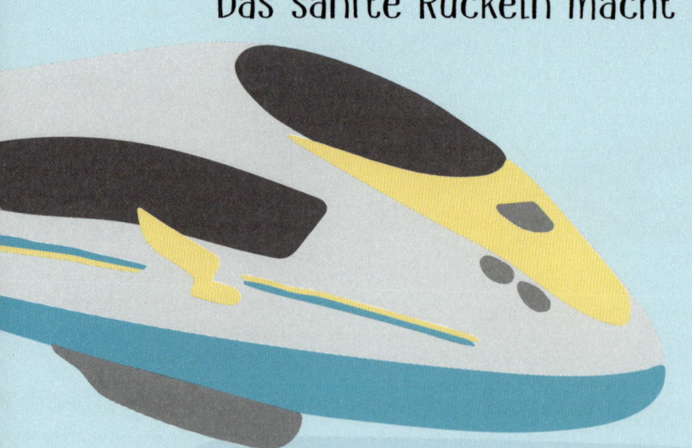

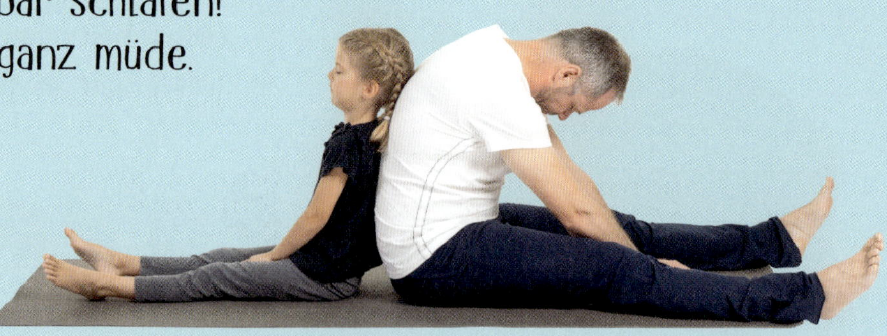

Übung: Nachtzug

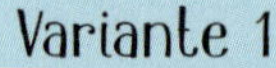

Variante 1

1. Mit ausgestreckten Beinen Rücken an Rücken sitzen, Arme locker hängen lassen
2. Zunächst vor- und zurückruckeln, dann auch mal seitlich hin und her
3. Partner lehnt sich dann vor in eine Vorbeuge, Kind lehnt sich an, in eine Art Rückbeuge
4. Augen schließen
5. Tief atmen und einige Atemzüge lang verweilen
6. Tauschen

Variante 2

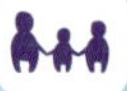

1. Zu dritt (oder mit mehr Personen) hintereinander auf die Matte setzen, Beine gegrätscht
2. Vor und zurück, hin und her schaukeln, ruckeln
3. Auch mal wie oben beschrieben anlehnen, um zu schlafen

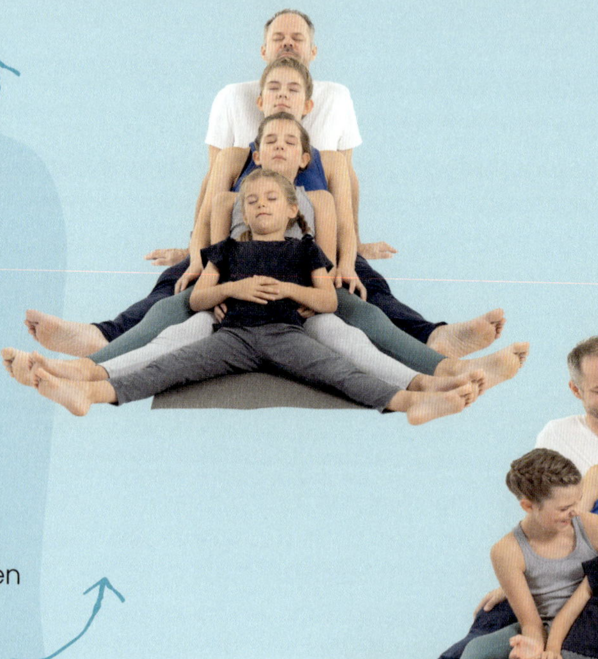

Wirkung

- Vorbeuge: komprimiert die Bauchorgane und dehnt den Rücken
- Rückbeuge: streckt den Brustraum und Hals und vertieft den Atem

Priviet

Begrüßung

1. Voreinander stehen und beide Hände reichen
2. In die Augen sehen, mit „Priviet“ begrüßen

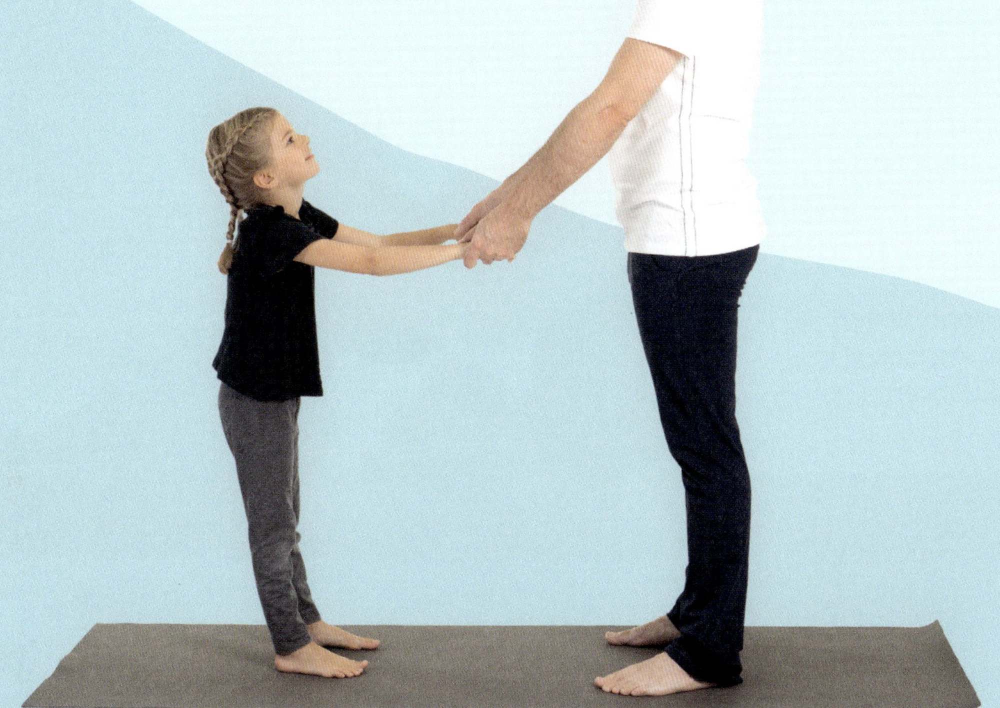

Models in diesem Land:

Viktor, Margarete, Katharina und Franziska

Die Steppe ist trocken und verdorrt, aber hier und da wächst stacheliges Gestrüpp aus der Erde.

Übung: Steppe

1. Voreinander ganz nah in den Schneidersitz auf die Matte setzen
2. Sich nacheinander die Arme gegenseitig auf die Schultern legen
3. Köpfe nebeneinander positionieren
4. Hände hinter dem jeweils anderen Kopf aneinanderlegen und Finger wie Gestrüpp weit abspreizen

Wirkung

- Dehnt die Beininnenseiten
- Fördert die Beweglichkeit in Schultern und Rücken
- Fördert Nähe

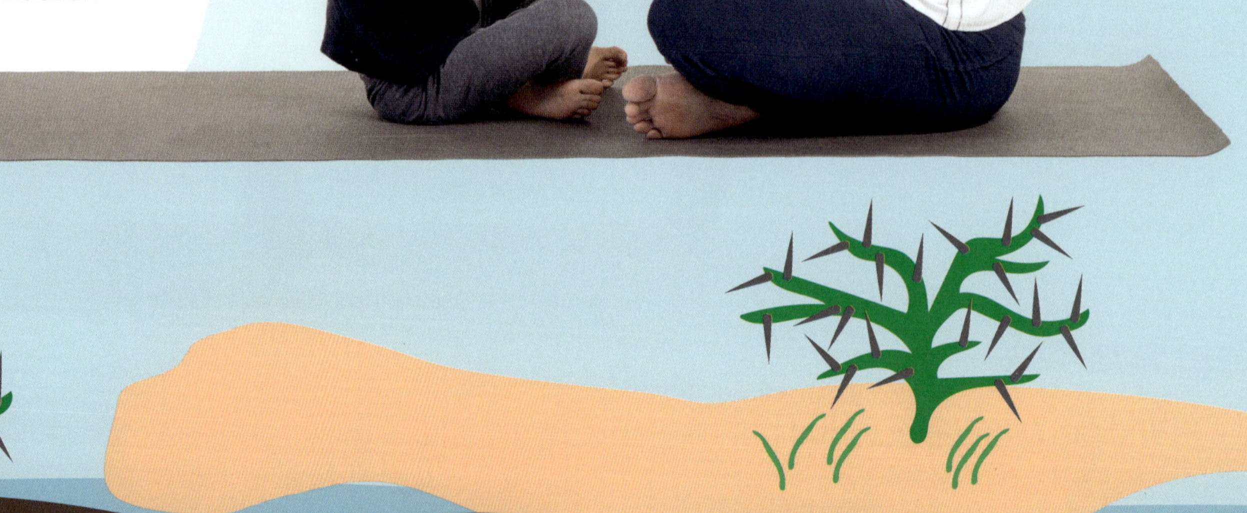

Wenn ein Bär satt und träge ist, wandert er gemütlich von einem Stein zum anderen, um sich auszuruhen.

Übung: Bär

Variante 1

1. Nebeneinander auf die Matte stellen
2. Im Stand nach vorn beugen
3. Arme hin und her schaukeln und Augen schließen
4. Kopf hängen lassen und sich langsam fortbewegen

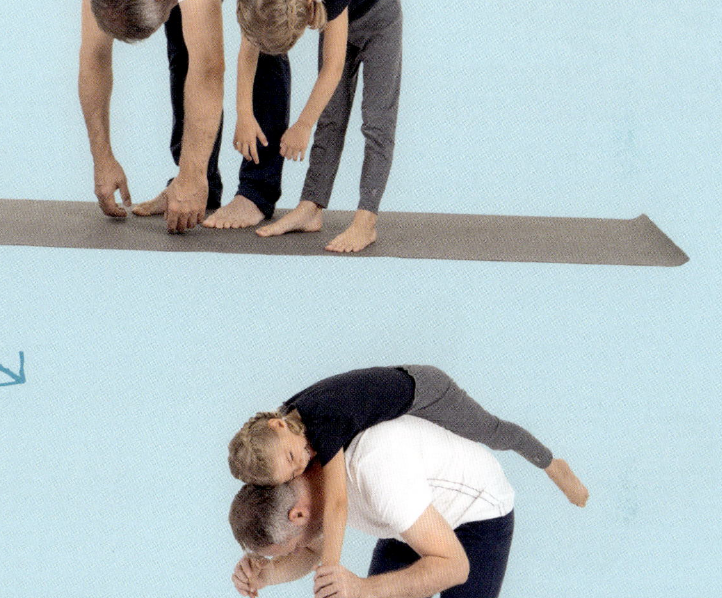

Variante 2

1. Kleinere Kinder können sich bäuchlings auf den Rücken des Partners hängen und gemeinsam mit ihm schaukeln (gegebenenfalls das Kind an einer oder beiden Händen festhalten)

Wirkung

- Dehnt den Rücken
- Lockert die Schultern und löst Verspannungen im Nacken

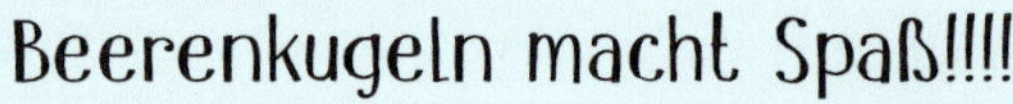

Beerenkugeln macht Spaß!!!!

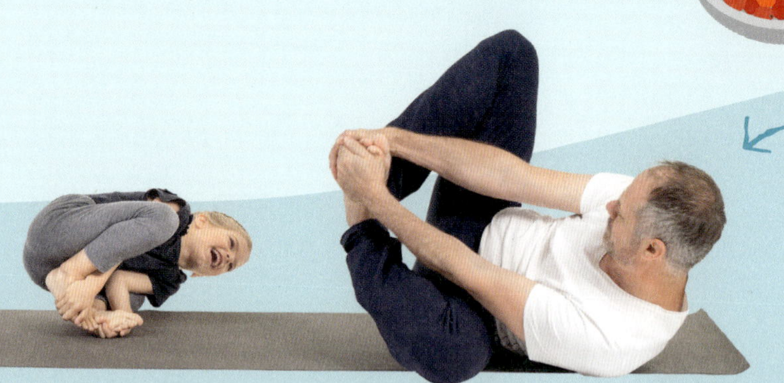

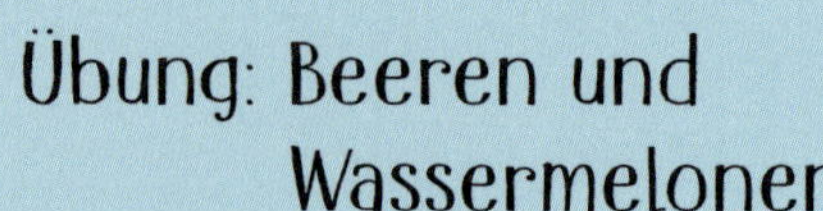

Übung: Beeren und Wassermelonen

Variante 1

1. Mit etwas Abstand zueinander in den Schmetterlingssitz setzen: Fußsohlen aneinanderlegen und die Füße mit den Händen umfassen
2. Wie eine Wassermelone oder Beere zu einer Seite kugeln, dann über den Rücken und die andere Seite zurück, sodass man einmal rundherum kugelt
3. Sooft man will wiederholen

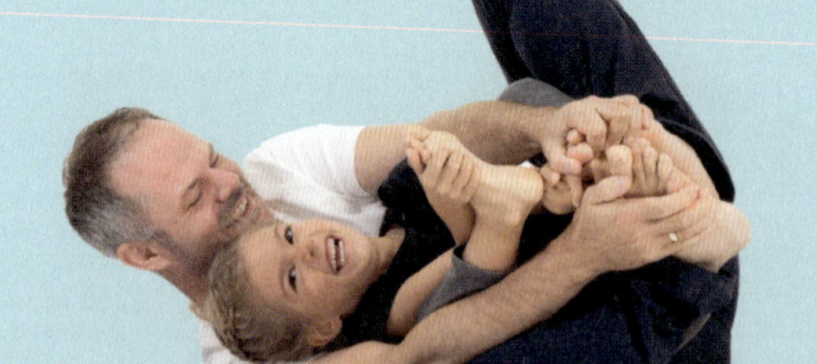

Variante 2

1. Bei kleineren Kindern zu zweit probieren, mit dem Kind auf dem Schoß

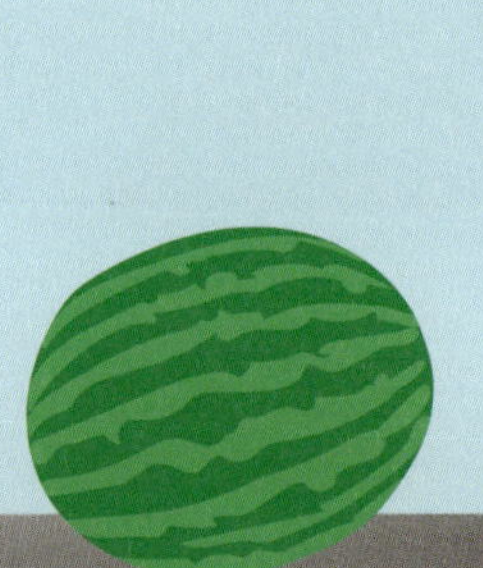

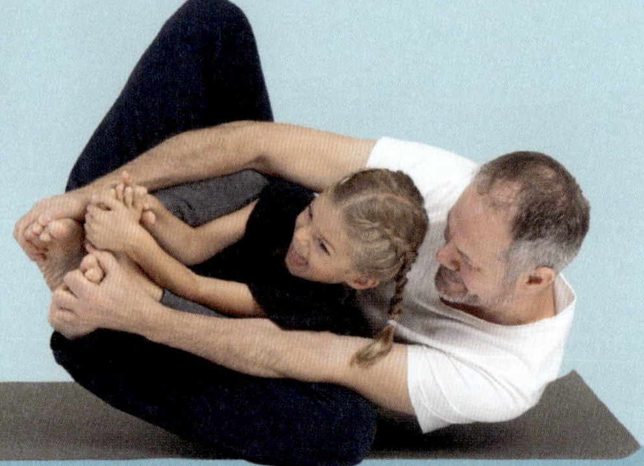

Wirkung

- Massiert den Rücken
- Fördert Beweglichkeit und Koordination
- Dehnt die Beininnenseiten
- Lockert die Schultern und löst Verspannungen

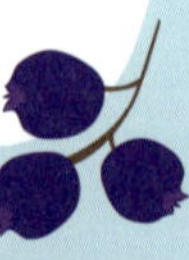

Sauer und deftig ist die Suppe, unsere Omas lieben diesen Geschmack!

Übung: Soljankasuppe

Variante 1

1. Sich mit weit gegrätschten Beinen einander gegenübersetzen, dabei drücken je nach Größe die Beine des Kindes an die Waden oder Oberschenkel des Partners
2. An den Händen oder Handgelenken festhalten
3. Die Soljankasuppe mit gestreckten Armen „rühren", sich dabei im Kreis vor, zur Seite und zurück ziehen
4. Mehrmals wiederholen und die Richtung wechseln
5. Dabei besprechen, welche Zutaten in die Suppe kommen

Variante 2

1. Zu dritt (oder mit mehr Personen) im Kreis sitzen und „rühren"

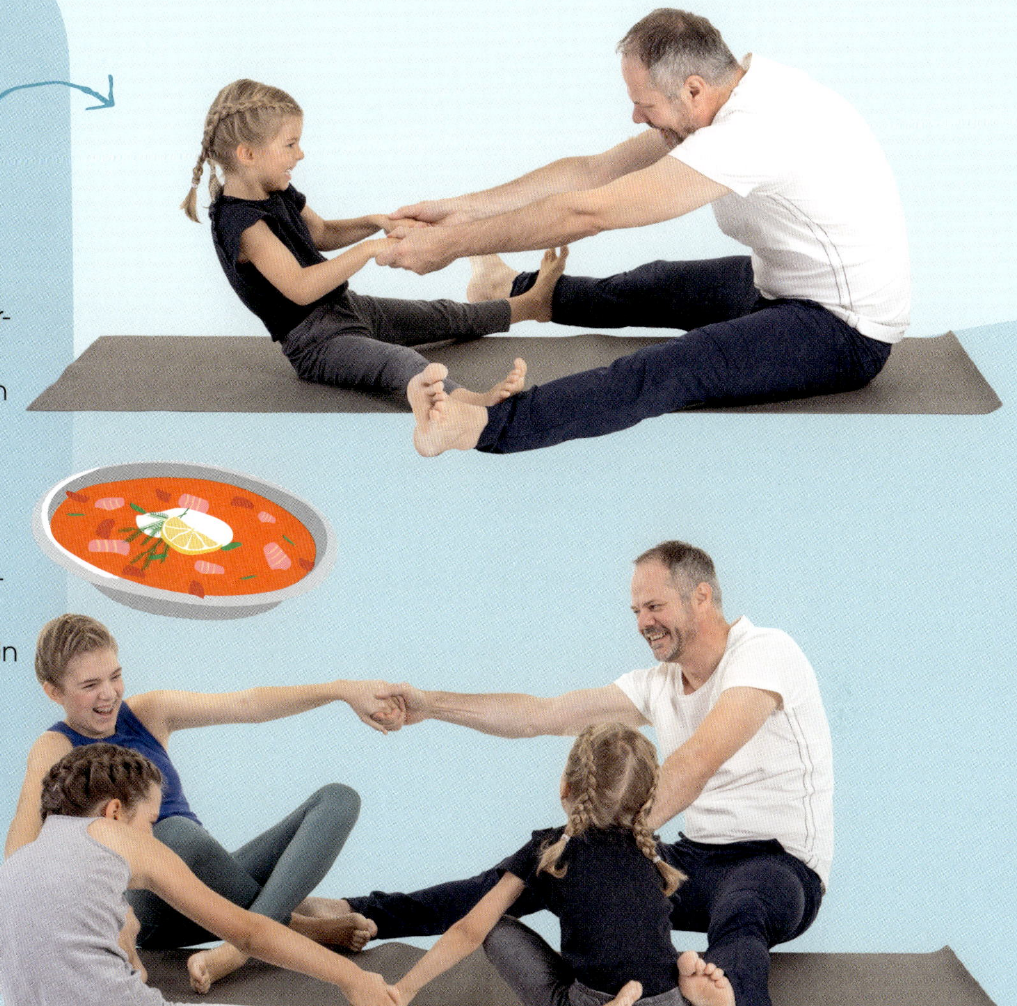

Wirkung

- Dehnt intensiv die Beininnenseiten
- Dehnt und kräftigt Arme, Rücken und Taille

Das Zelt der Nomaden ist kuschelig, gemütlich und wandert immer mit.

Übung: Jurte

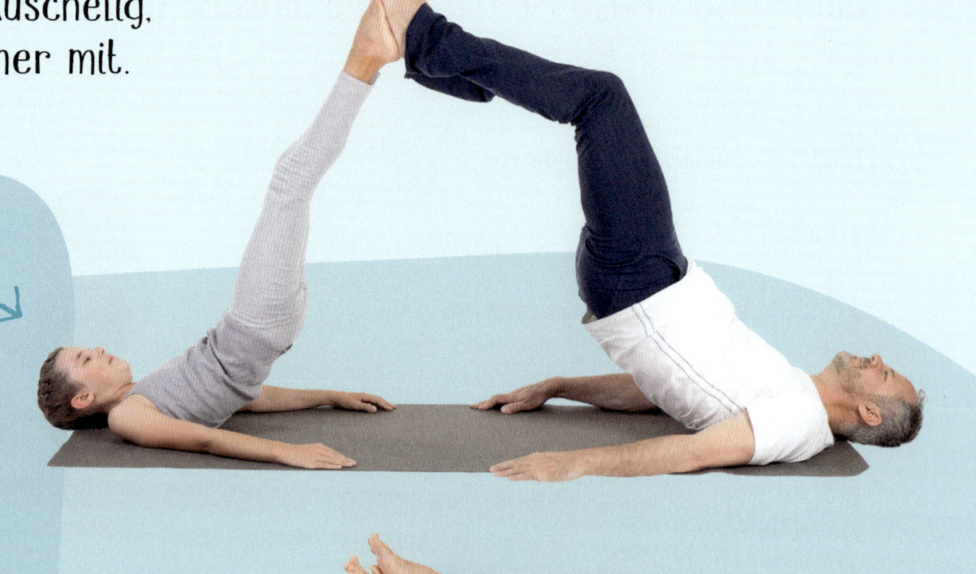

Variante 1

1. In Rückenlage einander gegenüber auf die Matte legen, Beine aufgestellt, Füße berühren sich
2. Beine in der Luft anwinkeln und Füße fest aneinanderdrücken
3. Gesäße auf Kommando anheben und einige Atemzüge lang halten
4. Gesäße auf Kommando wieder absenken
5. 2- bis 3-mal wiederholen

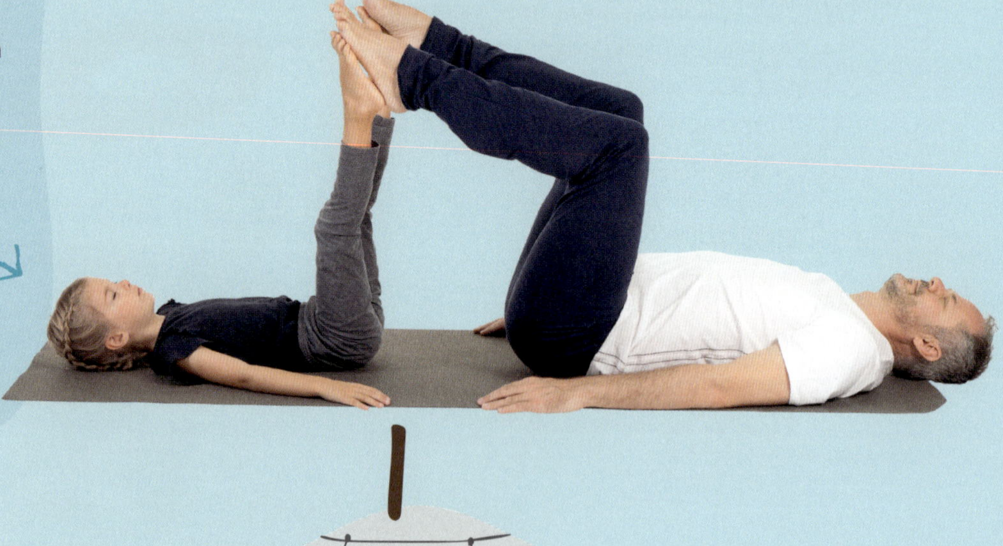

Variante 2

1. Mit kleineren Kindern Gesäße am Boden lassen

Wirkung

- Kräftigt Rücken, Gesäß und Beine
- Fördert das Zusammenspiel
- Dehnt Nacken und Schultern

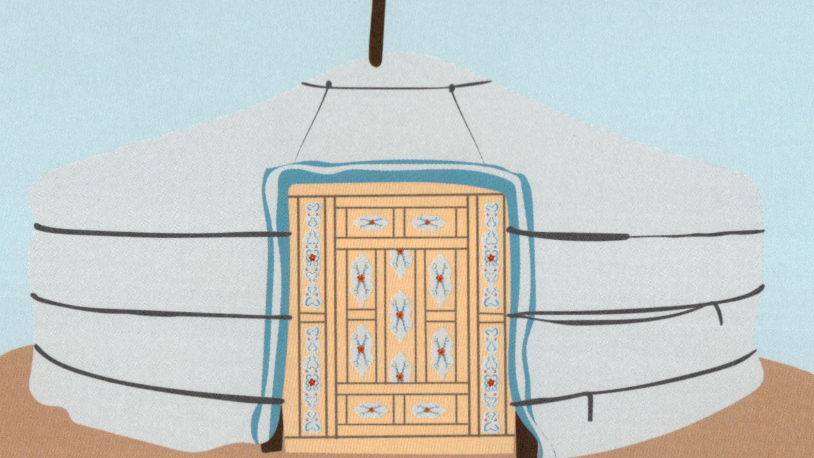

Tanzen, tanzen, tanzen! Im Kreis rundherum, kurze Schritte, zum Beispiel kurz-kurz-lang, kurz-kurz-lang – immer abwechselnd, und andersherum …

Übung: Polka tanzen

Variante 1

1. Im Stehen an den Händen fassen
2. Mit den Beinen in kurzen, kraftvollen Schritten nach links und nach rechts tanzen, dabei immer wieder die Richtung wechseln
3. Nach Lust und Laune dazu singen

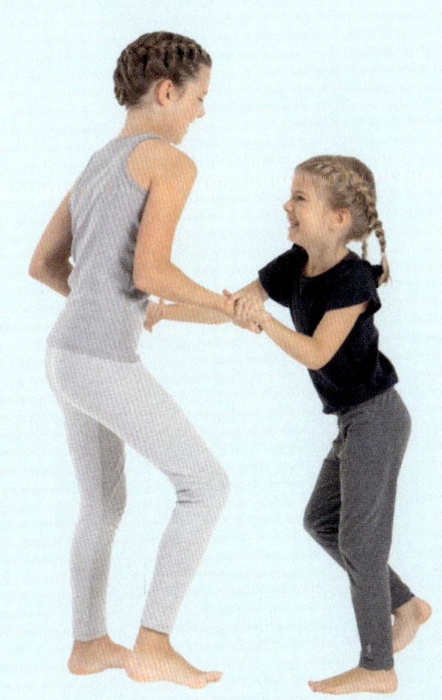

Variante 2

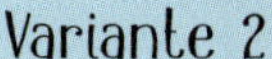

1. Zu dritt oder viert im Kreis tanzen, auch hier die Richtung mehrmals wechseln

Wirkung

- Macht Spaß
- Kräftigt Beine und Lunge

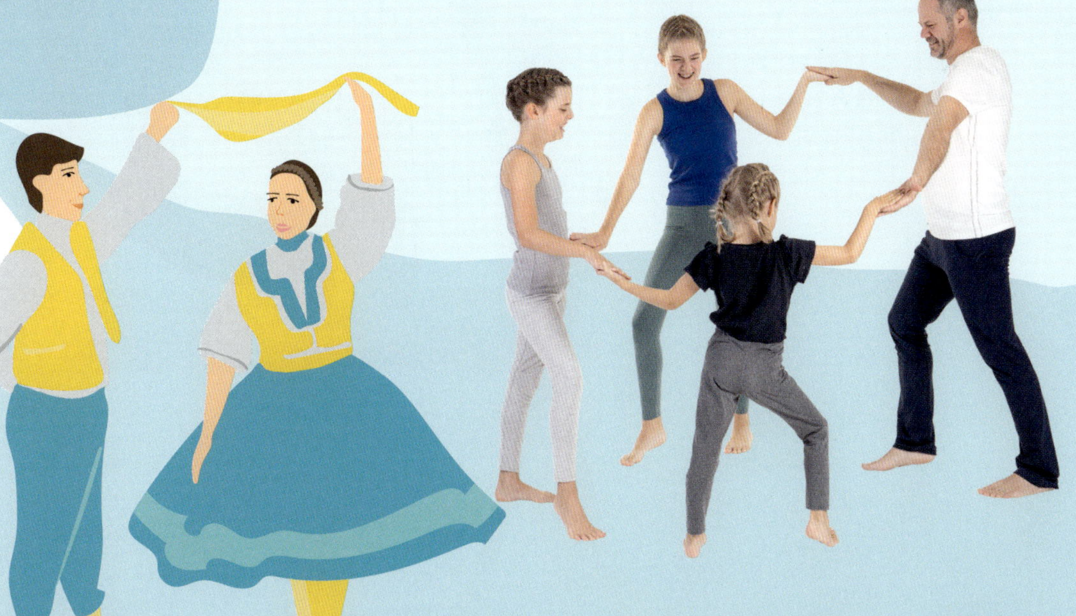

Beim Eishockey geht es eigentlich ganz schön ruppig zu.
Bleib hier schön achtsam, damit der Schläger heile bleibt!

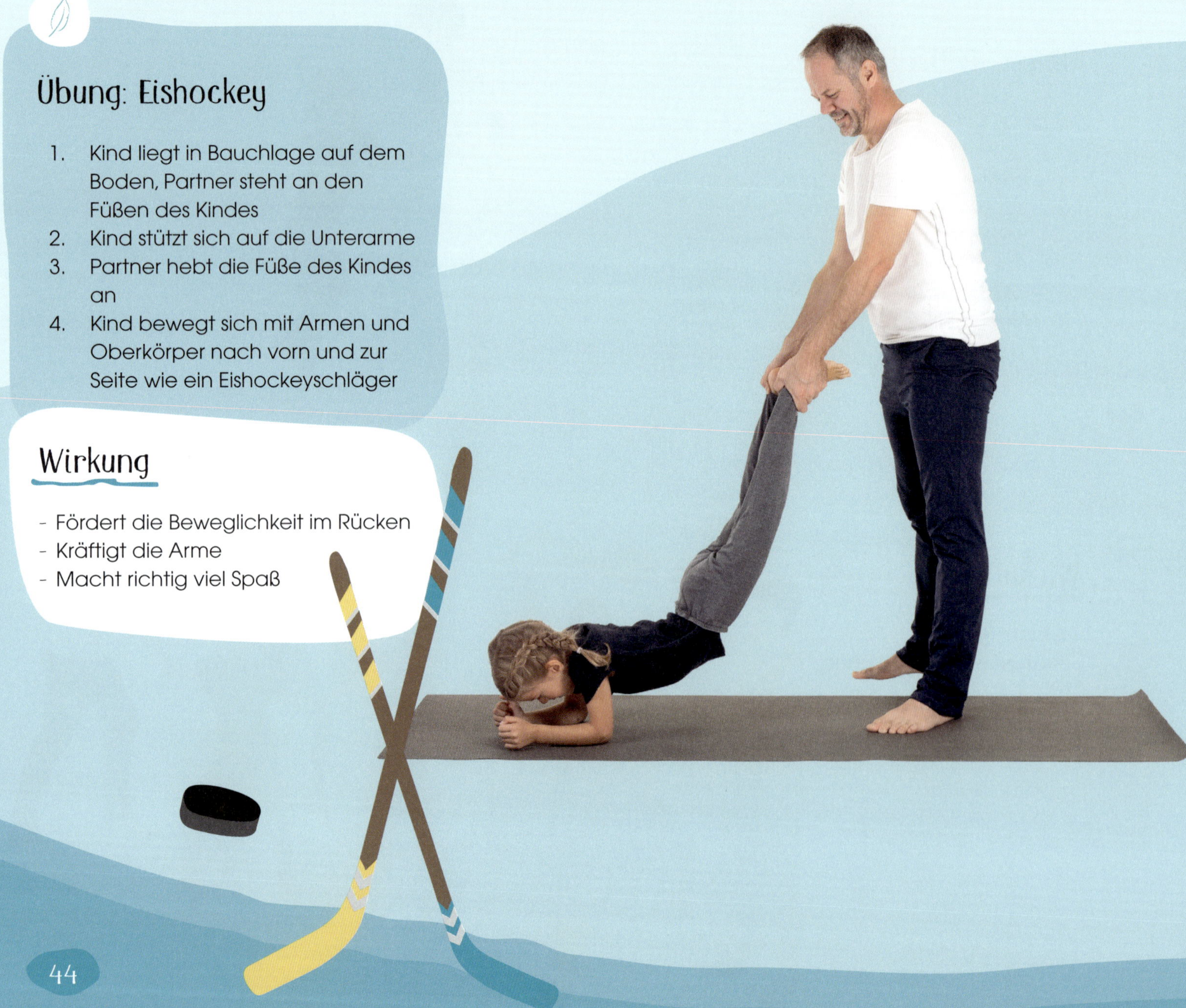

Übung: Eishockey

1. Kind liegt in Bauchlage auf dem Boden, Partner steht an den Füßen des Kindes
2. Kind stützt sich auf die Unterarme
3. Partner hebt die Füße des Kindes an
4. Kind bewegt sich mit Armen und Oberkörper nach vorn und zur Seite wie ein Eishockeyschläger

Wirkung

- Fördert die Beweglichkeit im Rücken
- Kräftigt die Arme
- Macht richtig viel Spaß

Die Dombra ist eine Gitarre mit Bauch – hier wirst auch du zur Dombra.

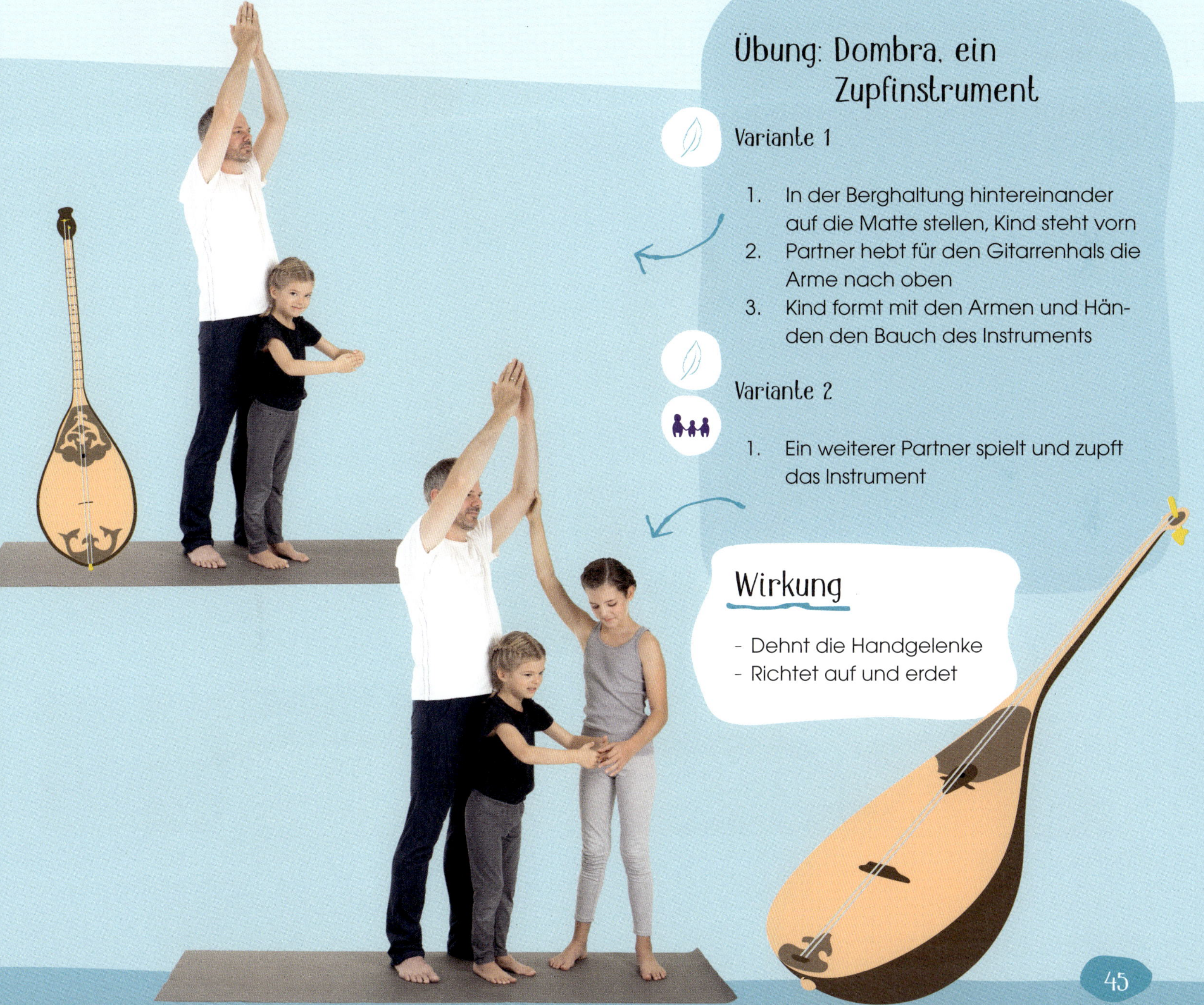

Übung: Dombra, ein Zupfinstrument

Variante 1

1. In der Berghaltung hintereinander auf die Matte stellen, Kind steht vorn
2. Partner hebt für den Gitarrenhals die Arme nach oben
3. Kind formt mit den Armen und Händen den Bauch des Instruments

Variante 2

1. Ein weiterer Partner spielt und zupft das Instrument

Wirkung

- Dehnt die Handgelenke
- Richtet auf und erdet

Die Soljankamassage

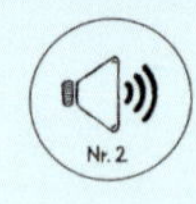

Zum Abschluss kochen wir eine kräftige Soljanka auf dem Rücken des Gegenübers. Alle Zutaten werden behutsam der Suppe zugefügt, gerührt und erhitzt. Dann wird's richtig lecker. Die ausführliche Anleitung gibt es unter www.suedwest-verlag.de/yogaweltreise.

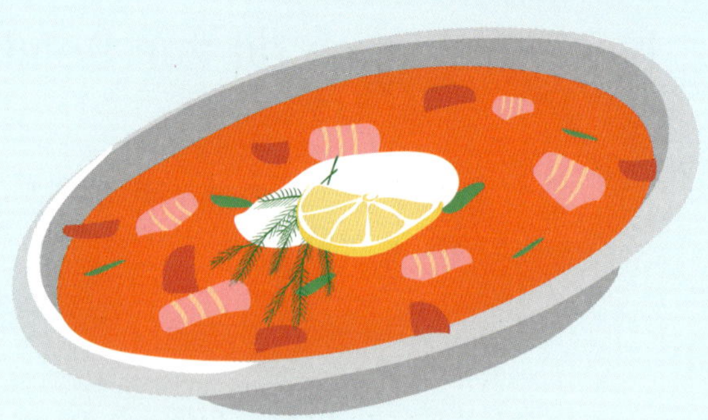

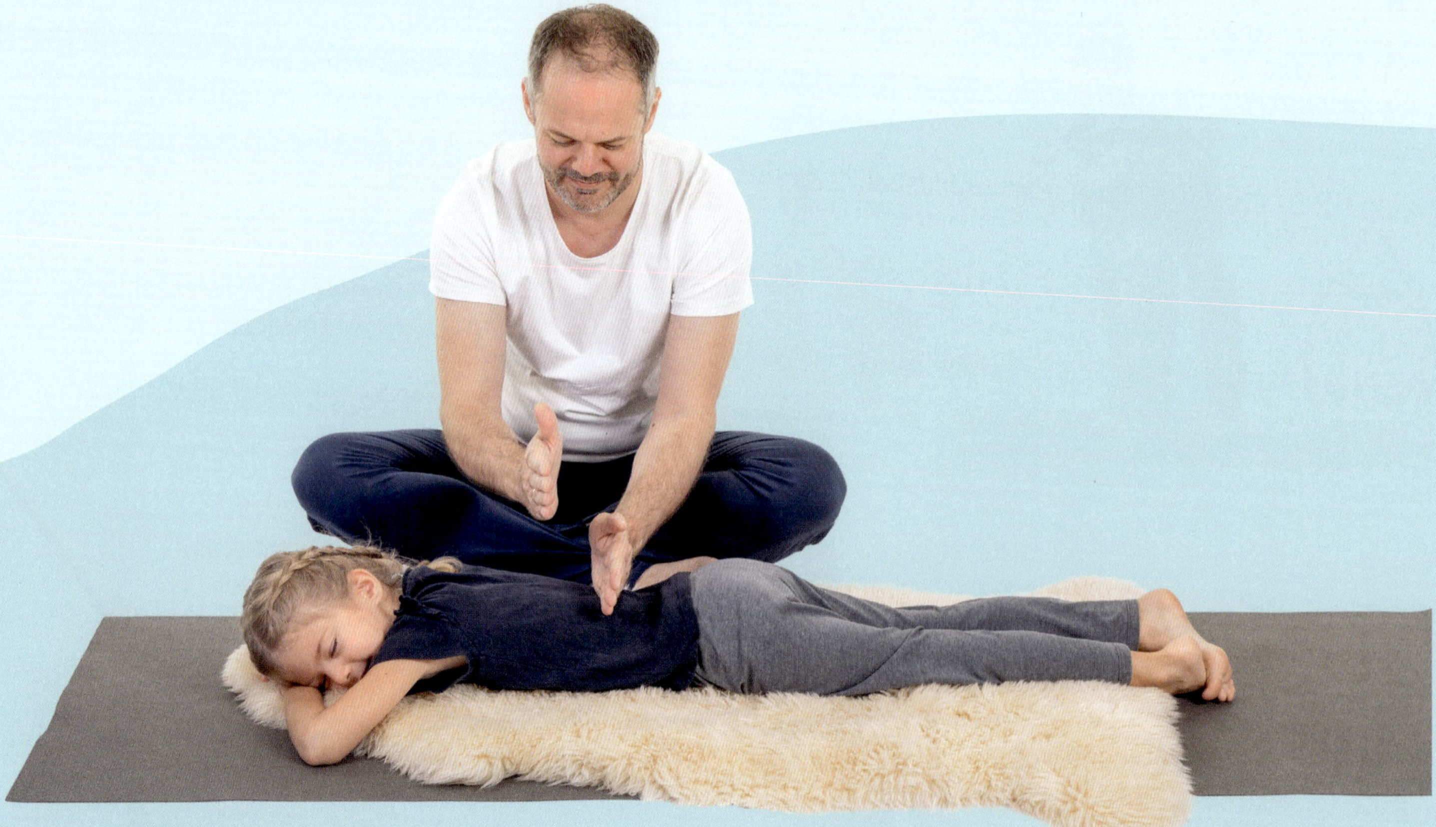

- Den Topf vorheizen: Hände kräftig aneinanderreiben und dann auf den Rücken des Gegenübers legen
- Das Schneidebrett vorbereiten: flächig über den Rücken streichen
- Das Messer aufklappen und schleifen: beide Hände aneinanderreiben und dabei die Handkanten auf dem Rücken aufsetzen
- Das Wasser einfüllen und erwärmen: mit den Fingern erst tippeln und dann leicht trommeln
- Die Zwiebel klein schneiden: mit den Fingern Schneidebewegungen machen
- Die Paprika in Streifen schneiden: mit den Zeigefingern lange Streifen auf dem Rücken ziehen
- Die Chili schneiden: minikleine Hackbewegungen mit den Handkanten machen
- Zitrone ausquetschen: vorsichtig mit einer Faust Dreh- und Quetschbewegungen machen
- Einen Becher Schmand und dann Tomatenmark hinzugeben: mit den Händen andrücken und weich verstreichen
- Nach Belieben Fleisch hinzufügen: mit den Händen auf verschiedene Stellen des Rückens drücken
- Salzen: mit den Fingern kleine Tippelbewegungen machen
- Nochmals anheizen: Hände kräftig aneinanderreiben und dann auf verschiedene Stellen des Rückens legen
- Langsam rühren, bis die Soljanka fertig ist: im Kreis streichen
- Probieren: mmmh, lecker!

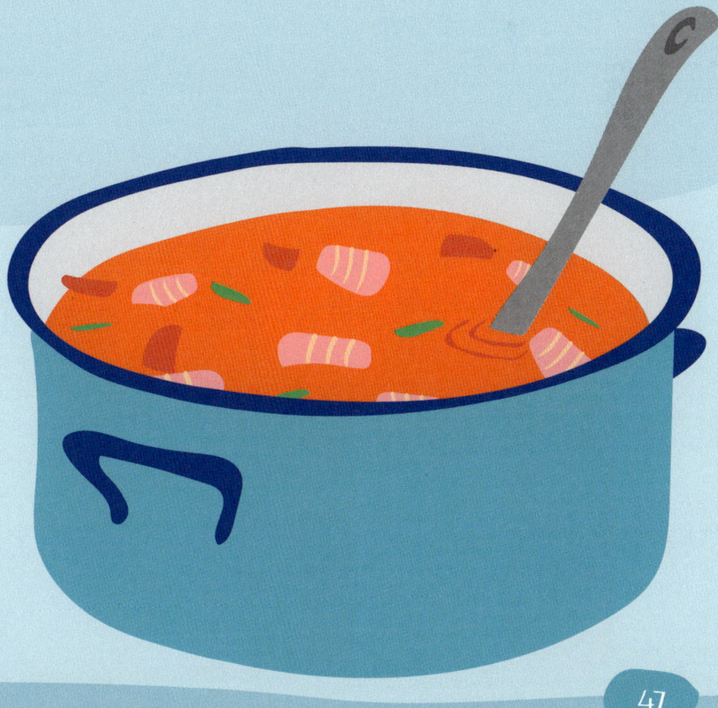

Kapitel 3:
Finnland

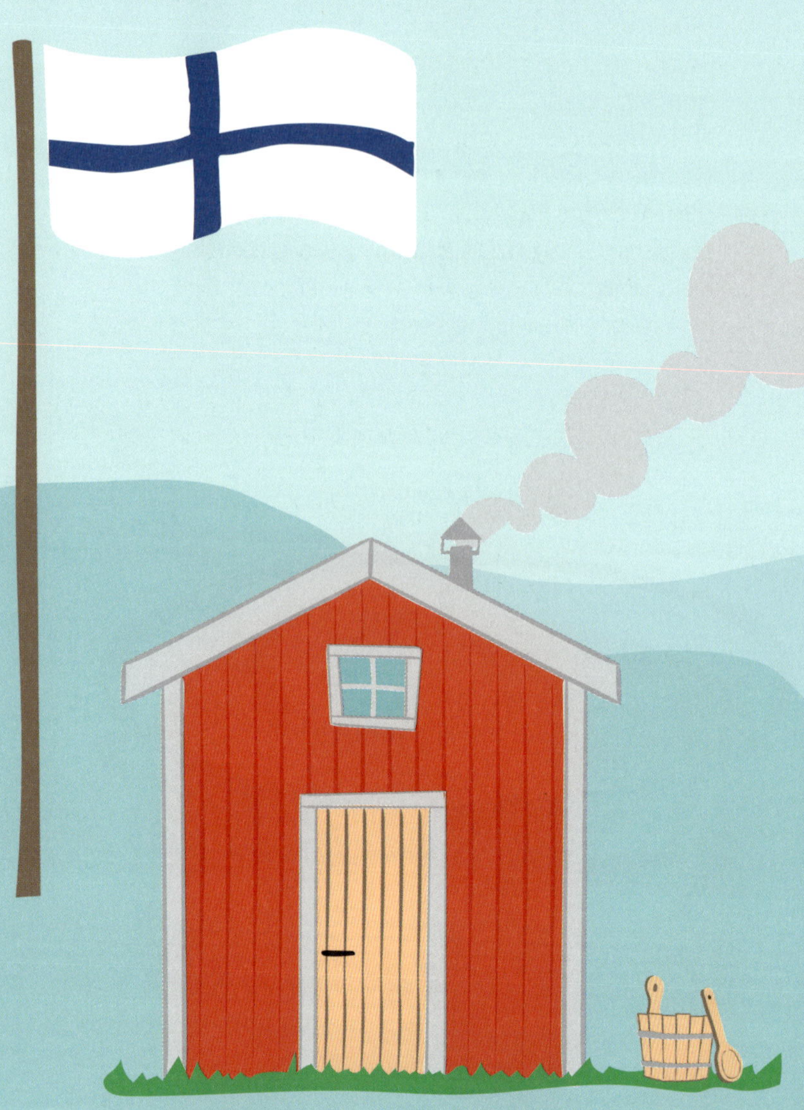

Jetzt fahren wir weiter, hoch in den Norden. Wir nehmen uns ein Taxi bis zum Meer und wollen mit der Fähre weiter nach Finnland. Doch was sehen wir da? Ein riesengroßes Wikingerschiff steht am Hafen und wartet schon auf uns! Wir schippern damit ein paar Stunden, um in das Land von Hannele zu reisen. Hannele kommt aus Helsinki, wo sie 24 Jahre gelebt hat. Helsinki ist die Hauptstadt Finnlands. Sie liegt ganz im Süden, direkt am Wasser.

Wollen wir mal hören, was Hannele uns über ihr Land zu erzählen hat? In Finnland sagt man „Moi“ oder „Hei“ zur Begrüßung, und dabei gibt man sich die Hand.

Finnland ist das waldreichste Land der Welt, mit 75 Prozent Wald und 10 Prozent Seen – es sind ganz viele, kleine Seen – hat es eine sehr reine und gesunde Luft. Durch den vielen Wald und das Wasser gibt es gar nicht so viel Platz zum Wohnen. So fühlen sich der Elch und das Rentier sehr wohl in der Stille der weiten Natur.

Es gibt wirklich viele Bäume, vor allem Birken und Tannen. Birken kennen wir auch in Deutschland, aber in Finnland gibt es noch so viele mehr davon!

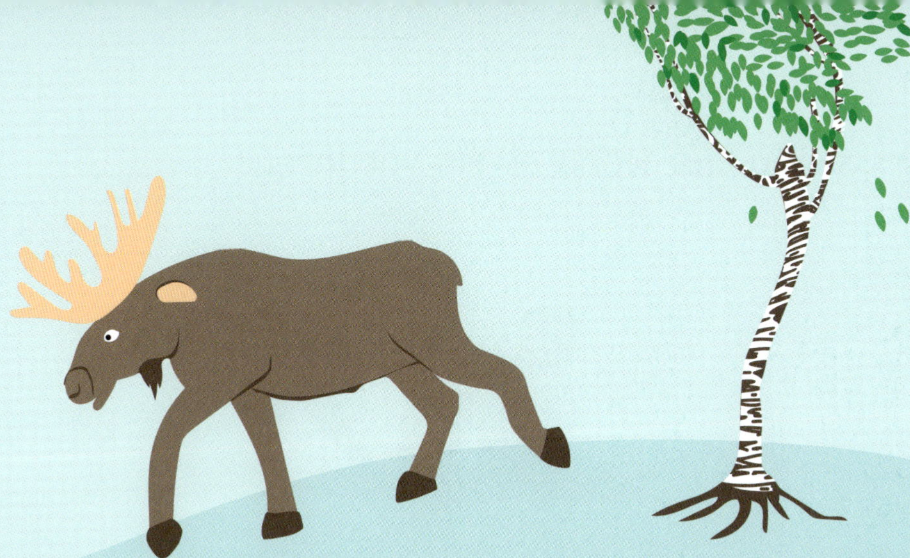

Name und Alter: Hannele, 54 Jahre

Ort: Helsinki

Hannele hat 24 Jahre in Finnland gelebt.

Durch die vielen Flüsse und Seen haben die Finnen immer Fisch zu essen. Vor allem Barsch, Hecht und Zander kommen häufig auf den Tisch und sind sehr nahrhaft! Zum Nachtisch gibt es oft alle möglichen Rezepte mit Heidelbeeren.

Hannele erzählt mir, dass in Finnland die meisten Häuser aus Holz gebaut sind. Traditionellerweise sind sie rot gestrichen, mit strahlend weißen Fenstern. Und in jedem Haus gibt es eine Sauna.

Da es in Finnland im Winter regelmäßig Schnee gibt, ist der Skilanglauf eine beliebte Sportart. Ebenfalls im Winter kann man eine magische Besonderheit beobachten: Polarlichter! Sie sehen nicht wie Blitze aus – eher wie grüne, blaue oder lila Schleier, die am Himmel tanzen.

Und weil Finnland so nah am Polarkreis liegt, geht um den 21. Juni, also um das Mittsommerfest herum, die Sonne nicht unter. Die Finnen feiern in dieser Zeit ein wunderbares Fest, tanzen im Kreis um den bunt geschmückten Mittsommerbaum herum und entfachen dazu ein großes Feuer.

Wenn ihr euch fragt, was für ein klassisches Instrument in Finnland zu hören ist, dann kann Hannele euch von der Kastenzither, der sogenannten Kantele, erzählen. Sie sieht aus wie eine liegende Harfe, ist aber viel kleiner. Der Klang erinnert auch entfernt an die Harfe, nur irgendwie orientalischer.

Hanneles schönste Erinnerungen sind die kurzen, aber wunderbaren Sommer, in denen es fast die ganze Nacht hell ist, die Sonne erst nach 23 Uhr untergeht und man vom Steg aus hinter den Seen fantastische Sonnenuntergänge sehen kann.

Und wart ihr schon einmal in der Sauna? Wie wäre es mit einem Versuch auf der unteren Bank? Wenn es zu heiß wird, könnt ihr ja ins kalte Wasser springen oder euch mit Eis abreiben. Es lohnt sich, denn Saunieren macht Spaß und ist so gesund für unser Immunsystem!

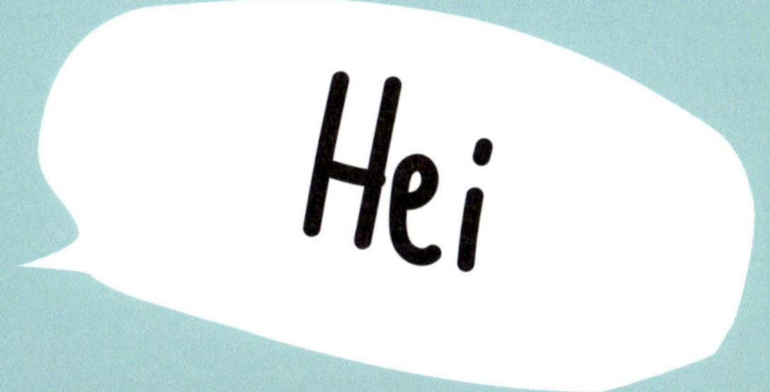

Ein Wikingerschiff sieht besonders schön aus, wenn es am vorderen Ende einen Drachenkopf hat.

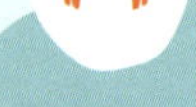

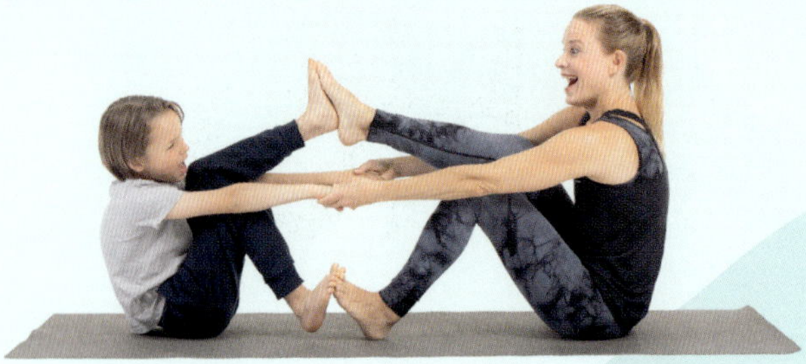

Übung: Wikingerschiff

1. Voreinander mit angewinkelten Beinen und flach aufgestellten Füßen auf die Matte setzen, die Fußspitzen berühren einander
2. Fest an beiden Händen greifen, dann erst einen und dann den anderen Fuß nach oben bringen, dabei gegen den Fuß des Partners drücken
3. Rücken dabei möglichst gerade halten
4. Versuchen, die Beine zu strecken
5. 3 Atemzüge lang halten, Beine absenken und nochmals wiederholen
6. Dann probieren, die Hände zu lösen

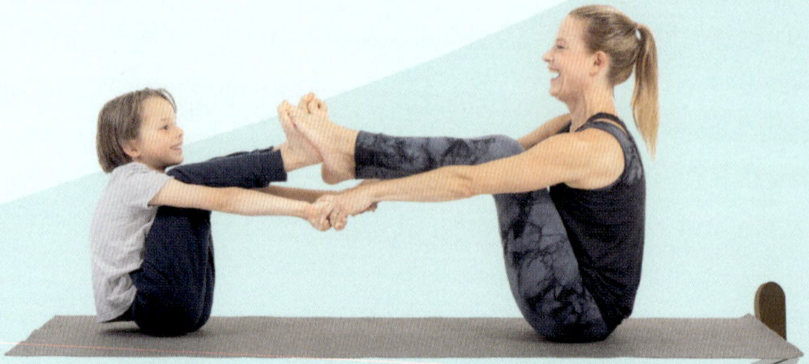

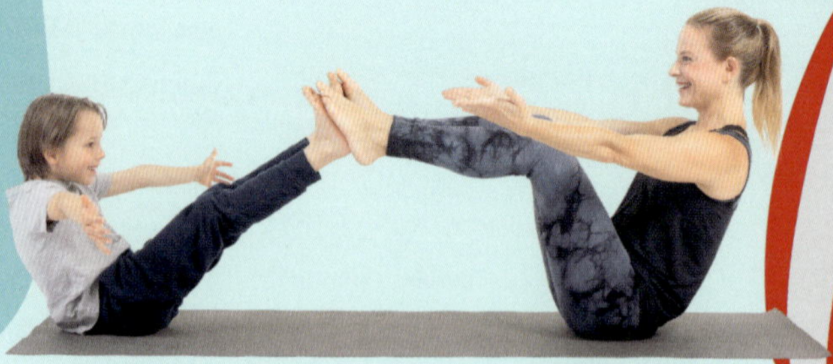

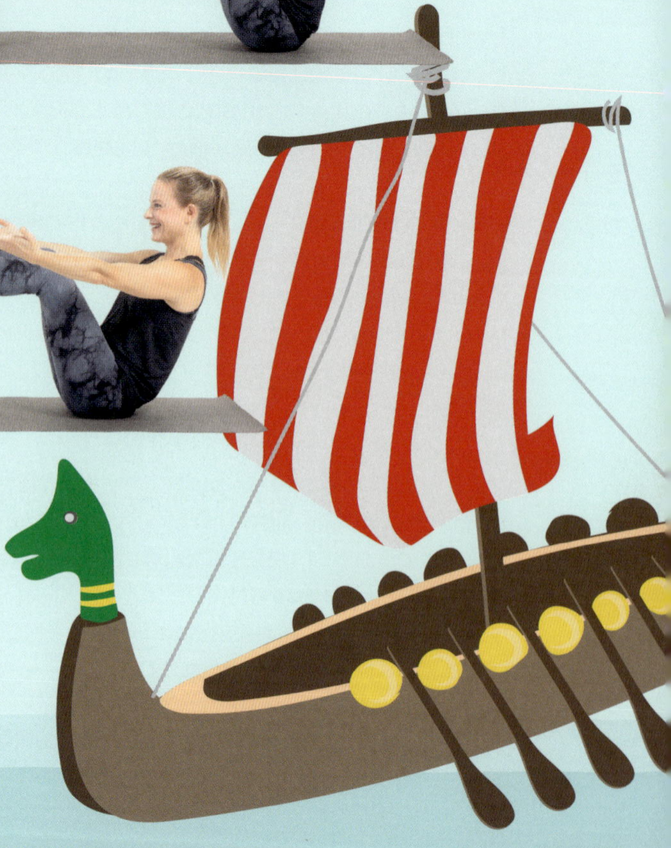

Wirkung

- Stärkt Rücken- und Bauchmuskulatur
- Dehnt die Beinrückseiten
- Fördert den Gleichgewichtssinn

Hei

Begrüßung

1. Voreinanderstehen und sich die rechte Hand reichen
2. Sich mit „Hei" oder „Moi" begrüßen

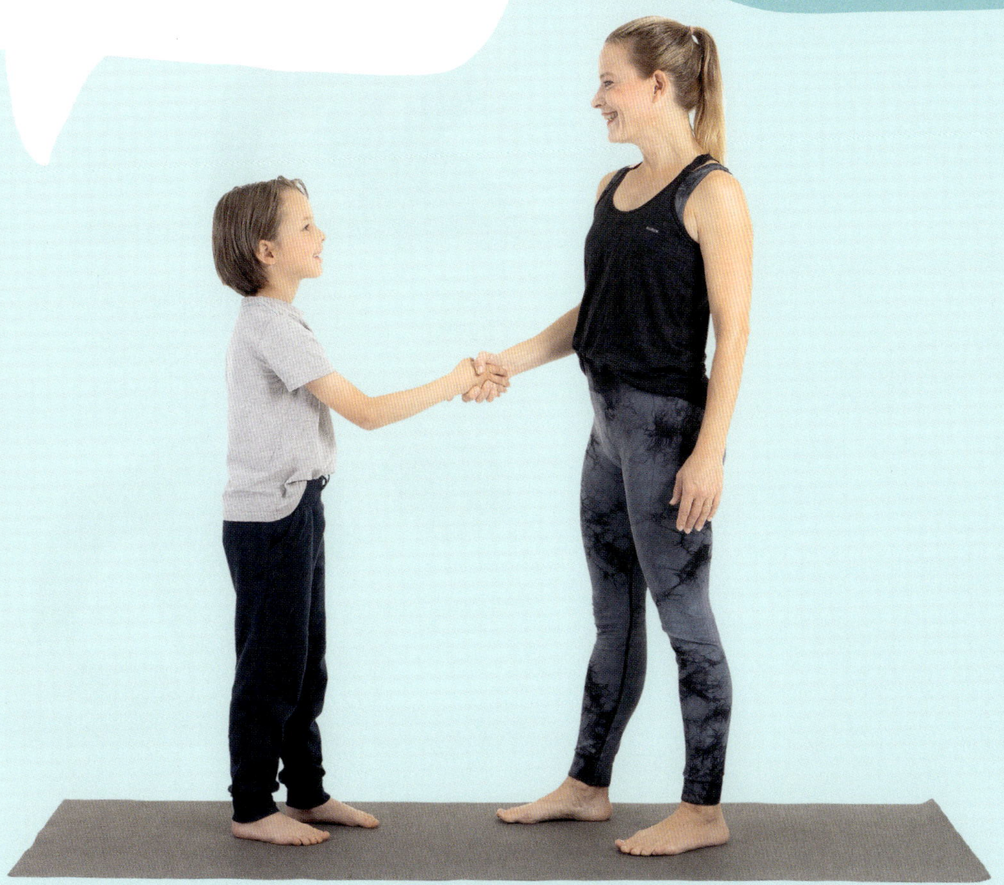

Models in diesem Land:

Pia und Leo

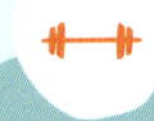

Übung: Elch

1. Partner kniet im Vierfüßlerstand auf der Matte und schiebt das Gesäß nach hinten unten, damit das Kind sich rückwärts draufsetzen kann
2. Kind legt sich vorsichtig und mit Körperspannung und Konzentration nach hinten ab, sodass Rücken auf Rücken liegt, der Kopf wird in Verlängerung der Wirbelsäule gehalten
3. Arme nach schräg oben ausstrecken, um das Elchgeweih zu bilden
4. Füße auf Füße legen oder Kind kann Füße und Beine auch leicht anheben
5. Zwei tiefe, konzentrierte Atemzüge lang halten
6. Zwischendurch entspannen: Kopf ablegen und Beine hängen lassen
7. Dann noch einmal wiederholen oder in Bauchlage auf den Rücken legen

Auch wenn Elche immer ein bisschen dämlich gucken, sind sie gar nicht so dumm, wie sie aussehen …

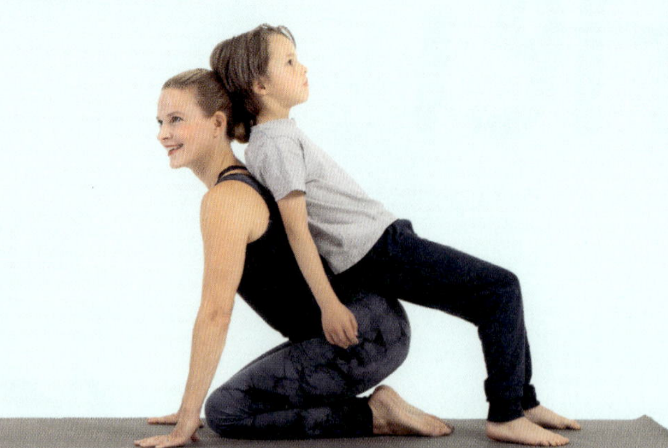

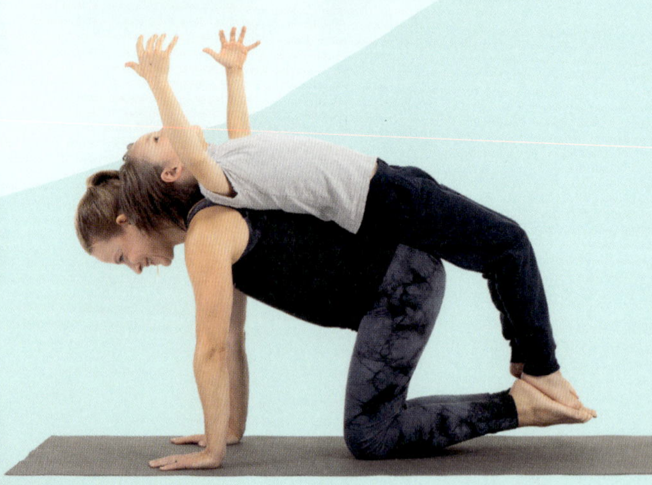

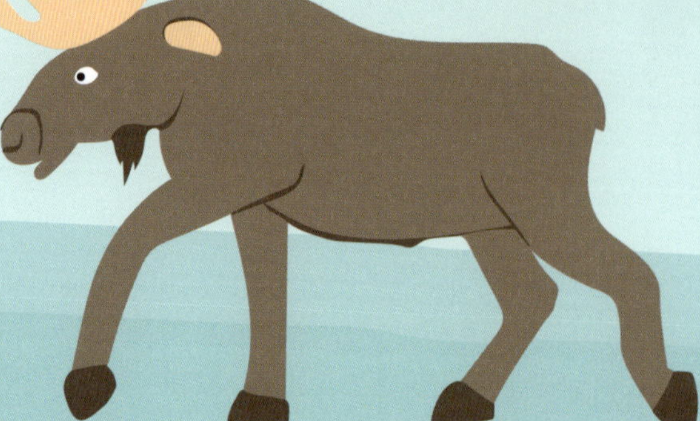

Wirkung

- Stärkt Rücken und Beine
- Dehnt die Körpervorderseite

Birken sind schlanke Bäume mit vielen kleinen, zarten Blättern, die wunderbar lebhaft im Wind flattern!

Übung: Birke

1. Nebeneinander auf die Matte stellen
2. Dann nacheinander in die beschriebene Haltung gehen, damit ihr euch gegenseitig stützen könnt
3. Jeweils den äußeren Fuß zum Oberschenkel oder zur Wade führen und fest dagegendrücken
4. Die „inneren Arme" nach oben strecken und aneinanderlehnen
5. Die „äußeren Hände" auf Brusthöhe gegeneinanderdrücken
6. Gleichgewicht und Spannung halten und dabei tief ein- und ausatmen
7. Sich entweder gegenseitig anschauen oder einen Punkt fixieren
8. Gern auch ein bisschen im Wind wehen oder andere Armpositionen finden

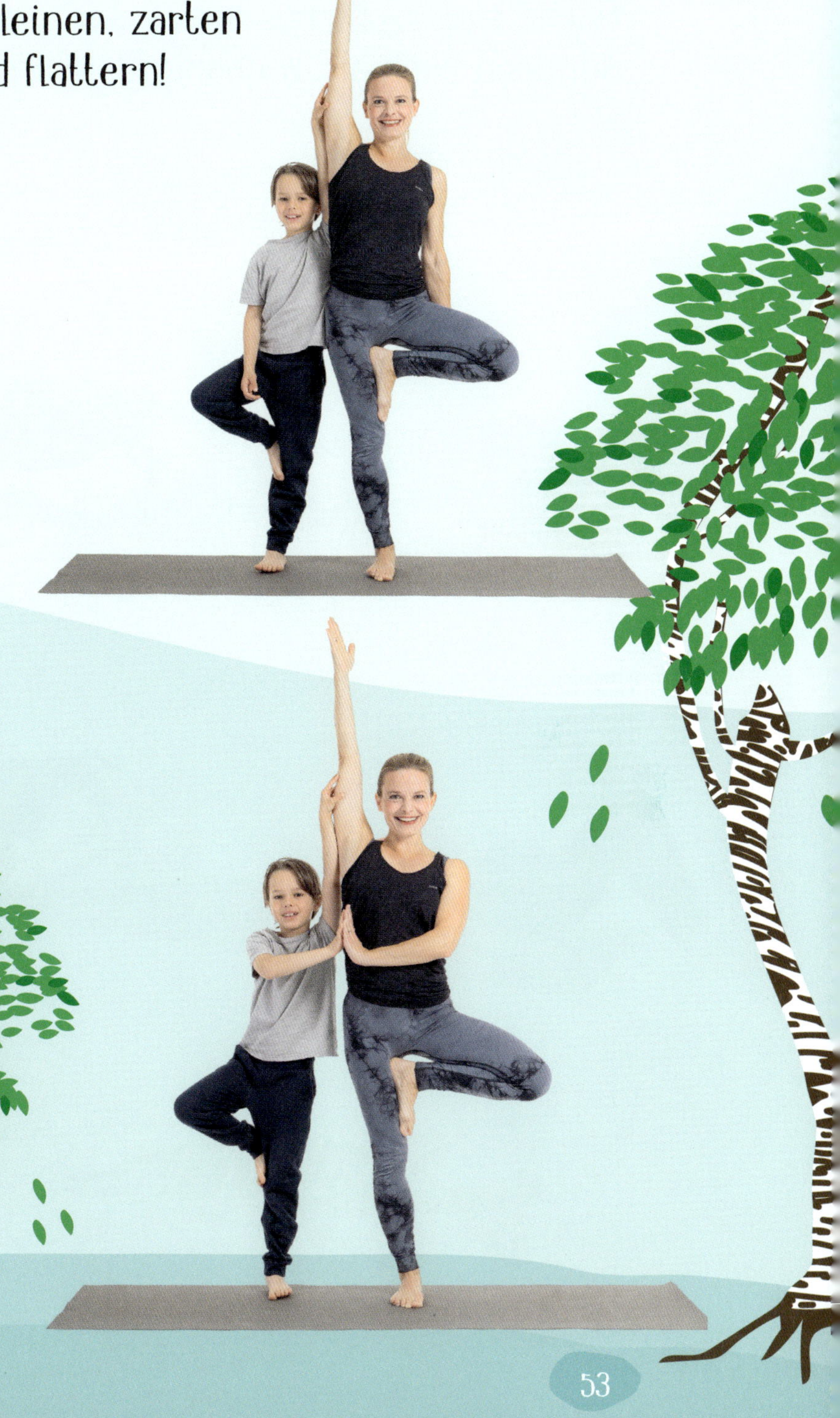

Wirkung

- Gut für die Balance und den Gleichgewichtssinn
- Kräftigt Füße und Beine
- Öffnet und stabilisiert Hüfte und Becken
- Fördert die Konzentration

Fische sind nicht nur zum Essen, sondern auch als Yogaübung gesund.

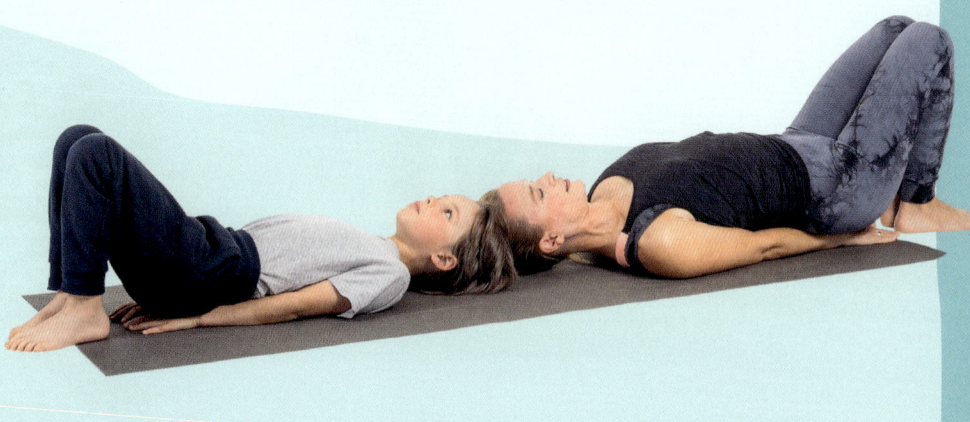

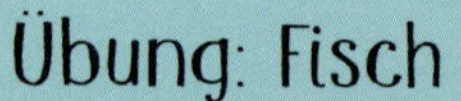

Übung: Fisch

1. Kopf an Kopf in Rückenlage auf die Matte legen
2. Die Hände mit Handflächen nach unten unter das Gesäß legen, Arme dabei fest am Körper halten
3. Gesäß und Hände fest in den Boden drücken, Oberkörper anheben
4. Kopf mit dem höchsten Scheitelpunkt auf die Matte setzen, lächeln
5. 2 bis 3 Atemzüge lang halten und in umgekehrter Reihenfolge die Haltung verlassen
6. Varianten mit anderen Fuß- und Handpositionen finden, zum Beispiel die Fußsohlen aneinanderlegen

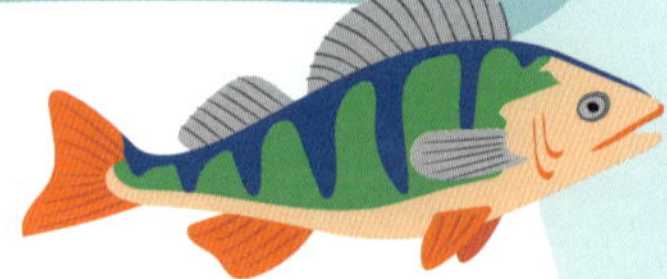

Wirkung

- Dehnt Brustkorb und Hals
- Stärkt die Rückenmuskulatur
- Wirkt gegen Verspannungen in Schultern und Nacken
- Wirkt sich positiv auf die Schilddrüse und das Hormonsystem aus

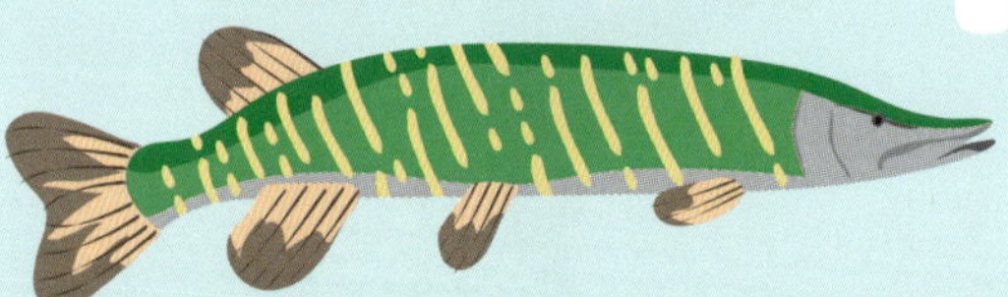

Jetzt wird's warm ...

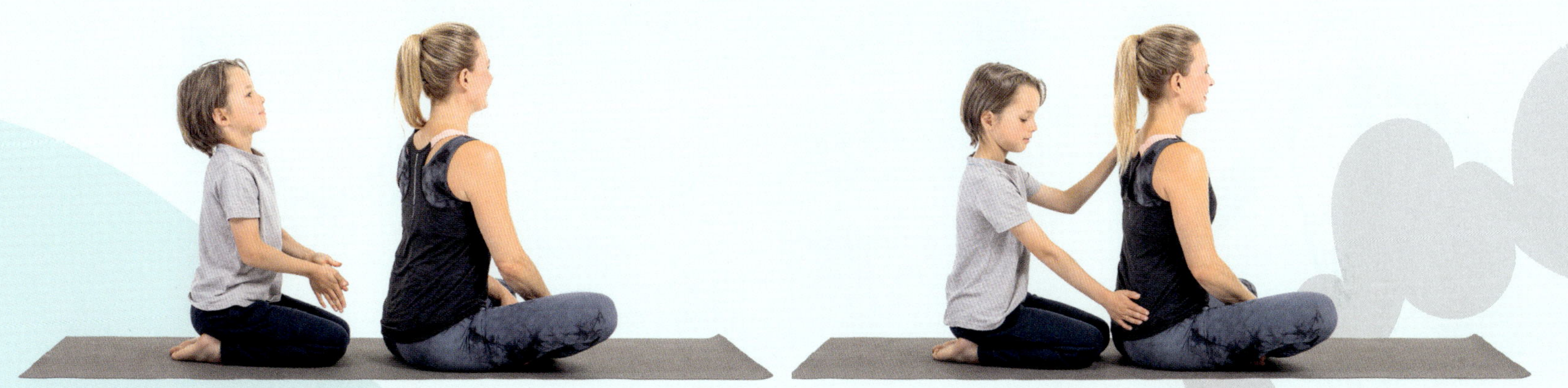

Übung: Sauna

1. Partner sitzt oder kniet mit dem Rücken zum Kind
2. Kind reibt die Hände fest aneinander, sodass sie ganz warm werden, und legt sie dem Partner auf verschiedene Stellen des Rückens
3. Mehrmals wiederholen und wechseln

Wirkung

- Wärmt, entspannt und tut gut

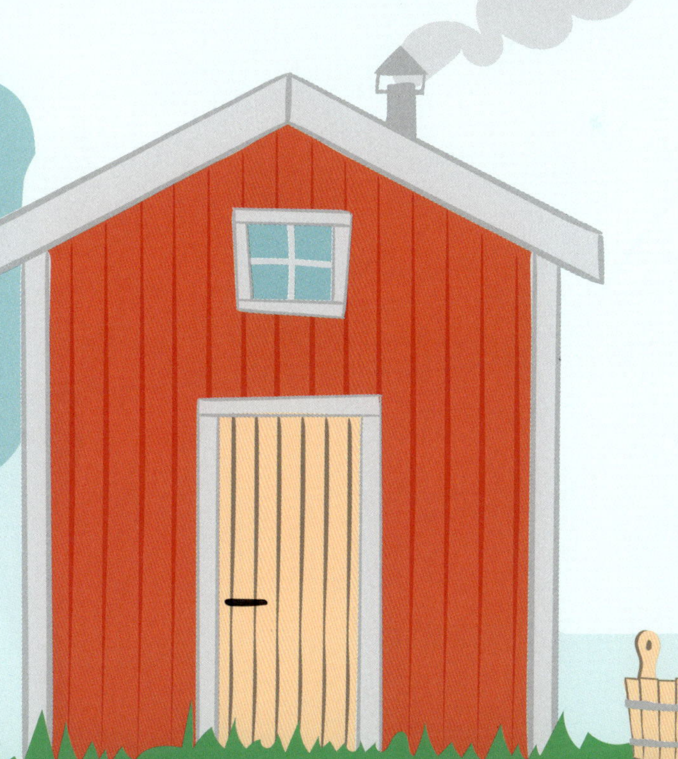

Es ist gar nicht so schwer, probiert es einfach mal aus!

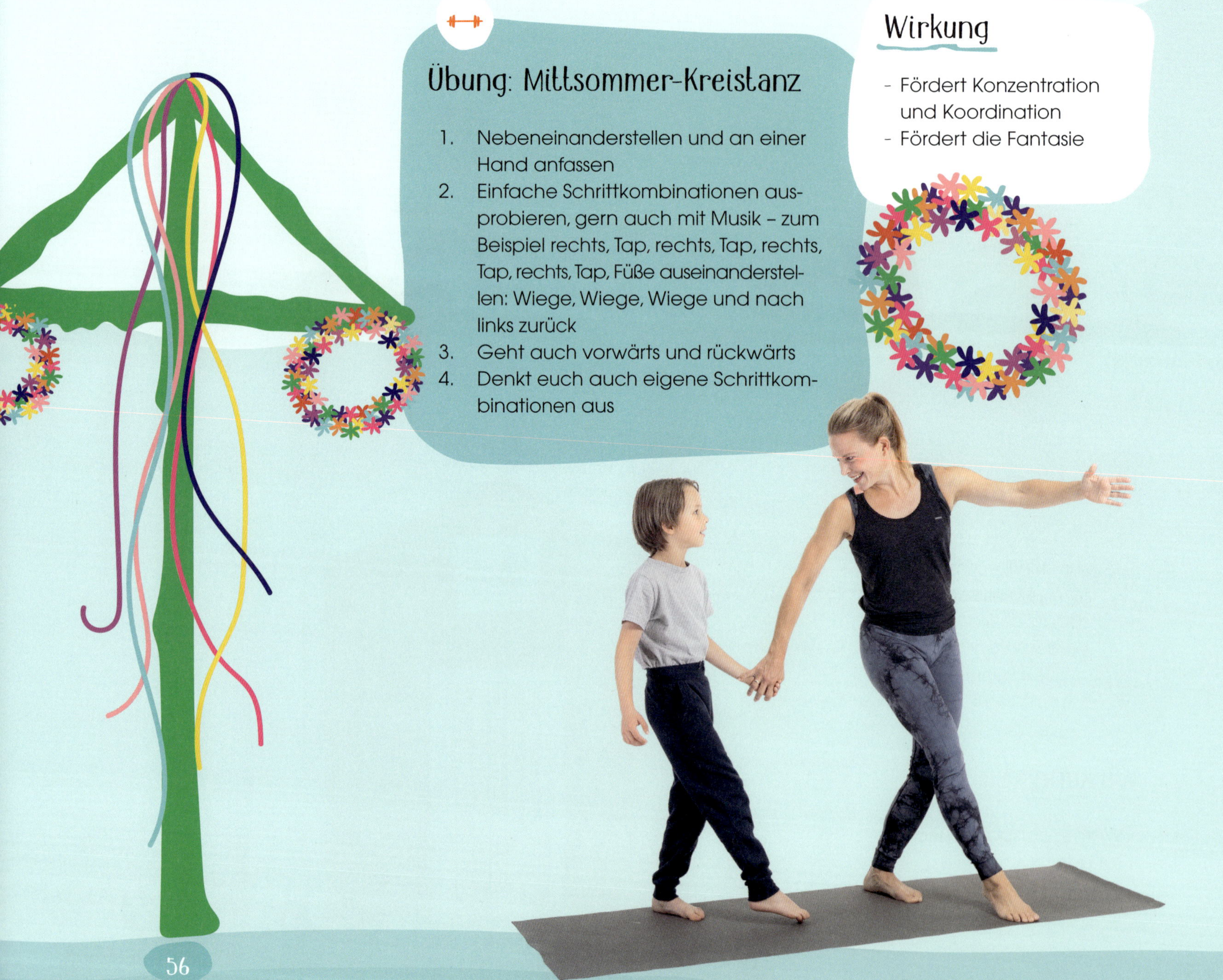

Übung: Mittsommer-Kreistanz

1. Nebeneinanderstellen und an einer Hand anfassen
2. Einfache Schrittkombinationen ausprobieren, gern auch mit Musik – zum Beispiel rechts, Tap, rechts, Tap, rechts, Tap, rechts, Tap, Füße auseinanderstellen: Wiege, Wiege, Wiege und nach links zurück
3. Geht auch vorwärts und rückwärts
4. Denkt euch auch eigene Schrittkombinationen aus

Wirkung

- Fördert Konzentration und Koordination
- Fördert die Fantasie

Für diesen Sport brauchen wir Schnee.

Übung: Skilanglauf

1. Im weiten Ausfallschritt auf die Matte stellen, Füße zeigen geradeaus
2. Mit gestreckten Beinen langsam den Oberkörper senken, Rücken bleibt möglichst gerade
3. Arme wie beim Skilanglauf beugen und so tun, als ob man sich abstoßen würde
4. Seite wechseln – anderes Bein nach vorn

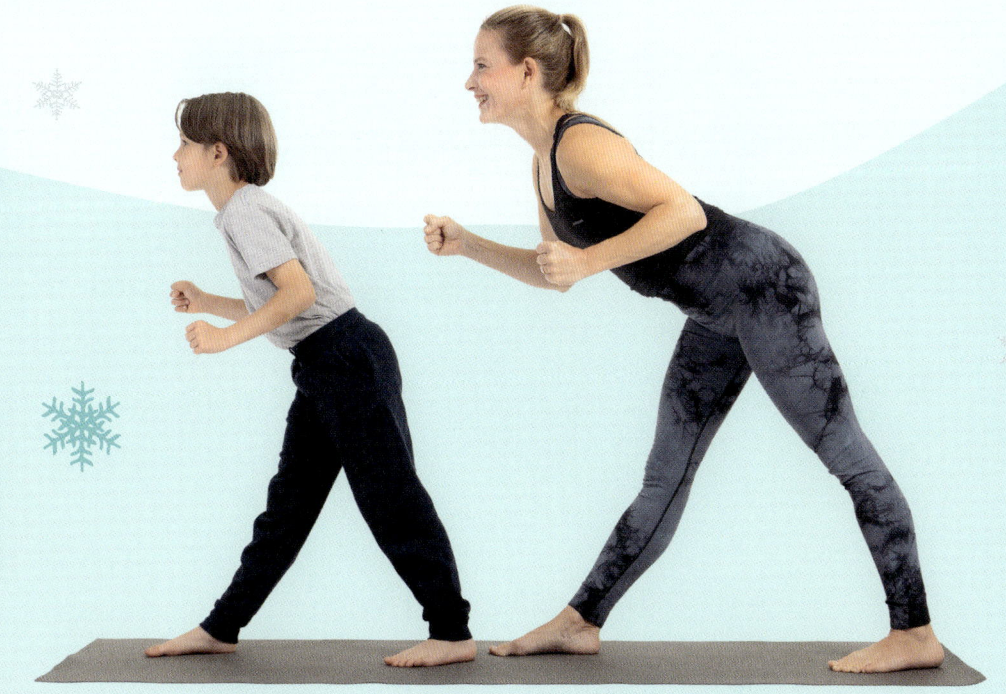

Wirkung

- Dehnt die Beininnenseiten
- Streckt den Rücken
- Fördert Flexibilität und Beweglichkeit in den Gelenken

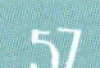

So ein schöner Klang!

Übung: Kantele, die Kastenzither

1. Partner liegt in der Bauchlage auf der Matte, ein Bein seitlich angewinkelt
2. Kind sitzt daneben und zupft an verschiedenen Stellen des Körpers vorsichtig, wie bei einer Massage
3. Partner wechselt das angewinkelte Bein
4. Danach legt sich das Kind hin und der Partner zupft

Wirkung

- Fördert die Flexibilität in den Hüftgelenken
- Massage ist wohltuend und stärkt das Bindegewebe

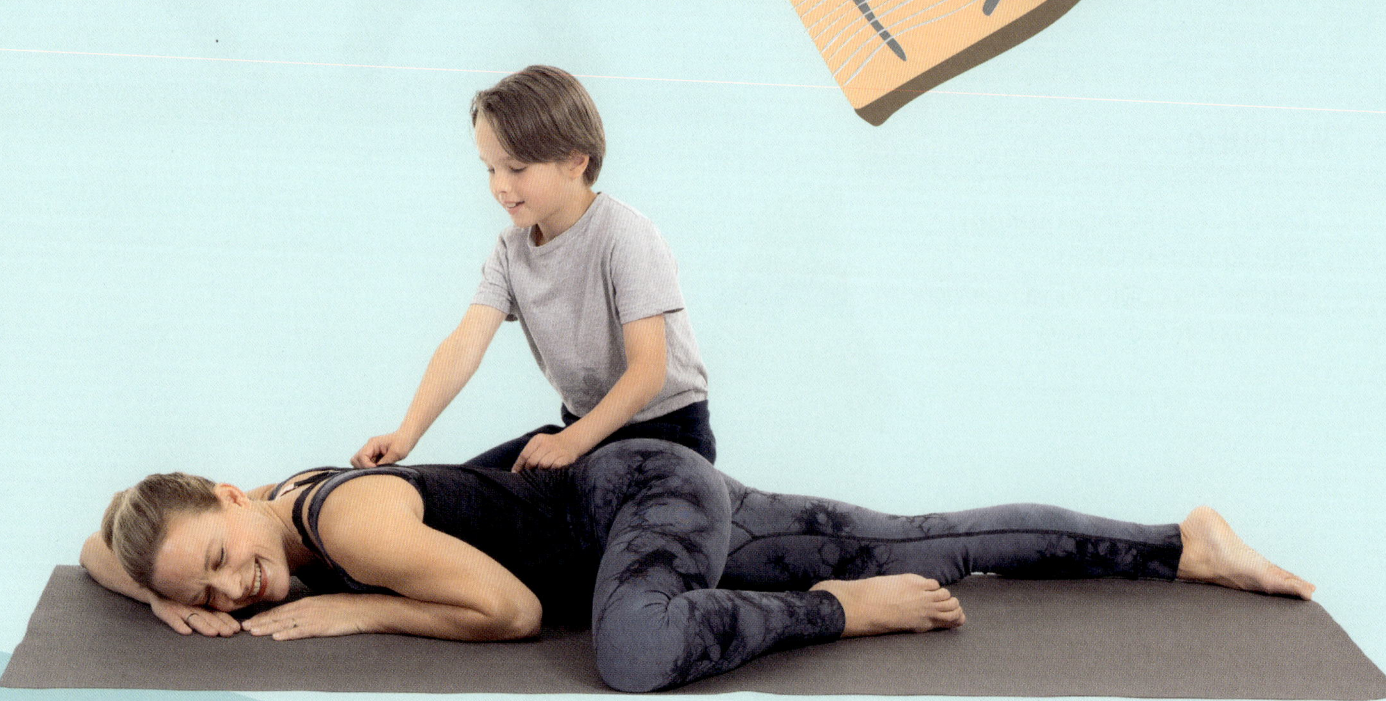

Hast du schon mal tanzende, taumelnde Blitze gesehen?

Übung: Polarlichter

1. Bunte Seiden- oder Rhythmiktücher in der Luft schwenken
2. Am schönsten sieht es mit Lichtspielen aus (gegen die Sonne, eine Lampe oder Taschenlampe)
3. Verschiedene Farben ausprobieren

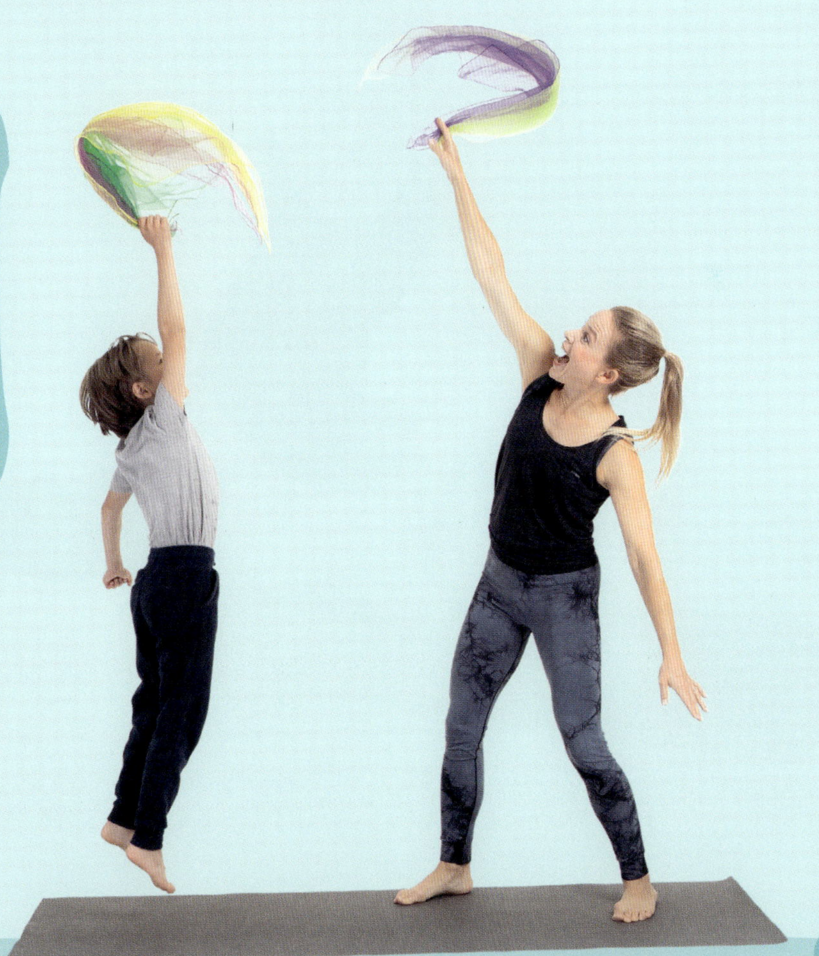

Wirkung

- Stärkt die Sinne
- Sieht schön aus
- Fördert die Beweglichkeit in den Armen

Die finnische Naturmassage

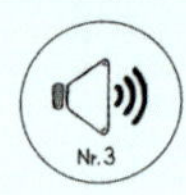

Verwöhnt euch zum Abschluss mit einer entspannenden See- und Waldmassage. Der Rücken, auf dem die Hände des Partners flächig aufliegen, verwandelt sich in die finnische Natur. Ob wir auch die Polarlichter fühlen können? Die Anleitung zur Entspannung findet ihr auch unter: www.suedwest-verlag.de/yogaweltreise

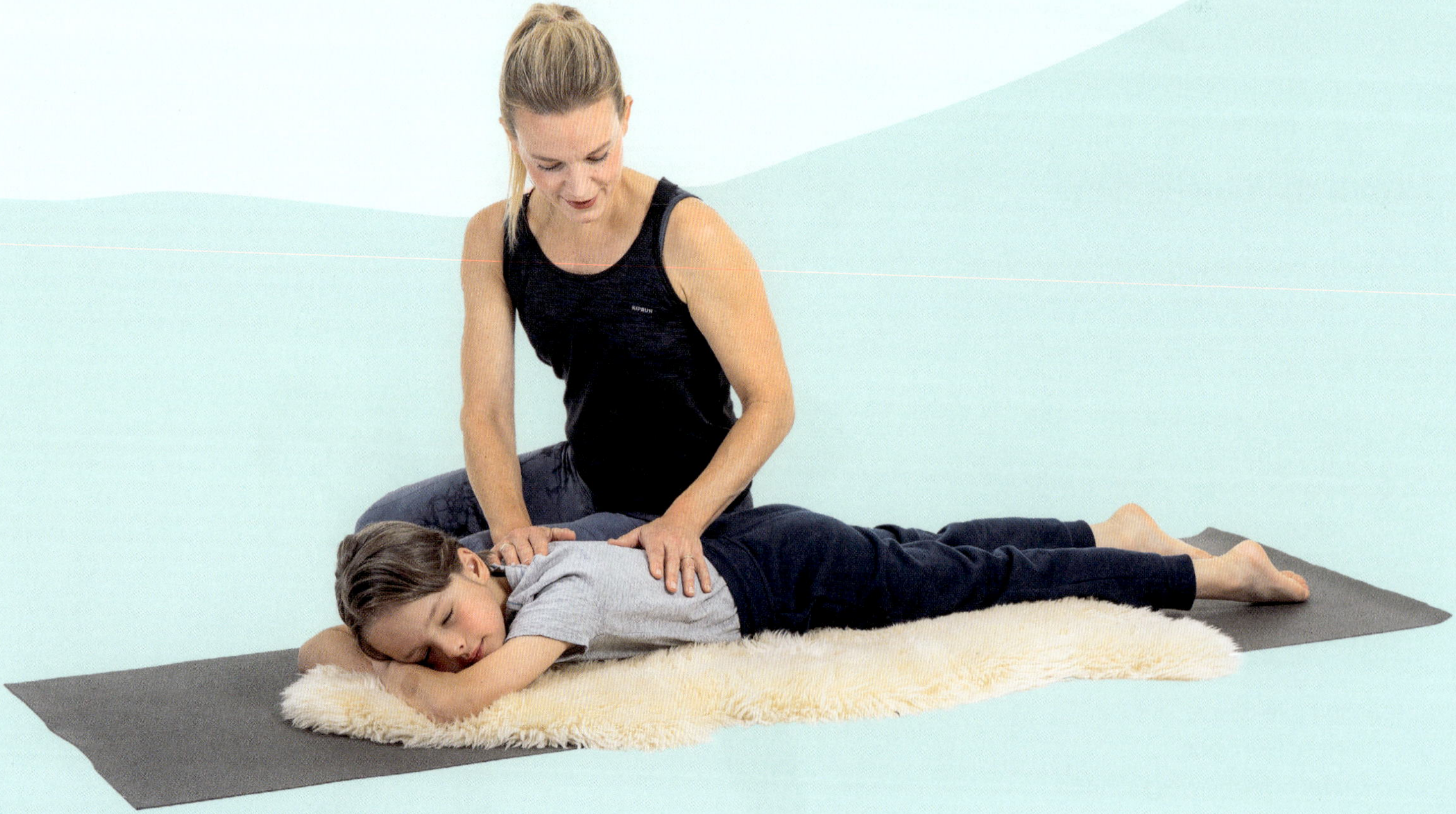

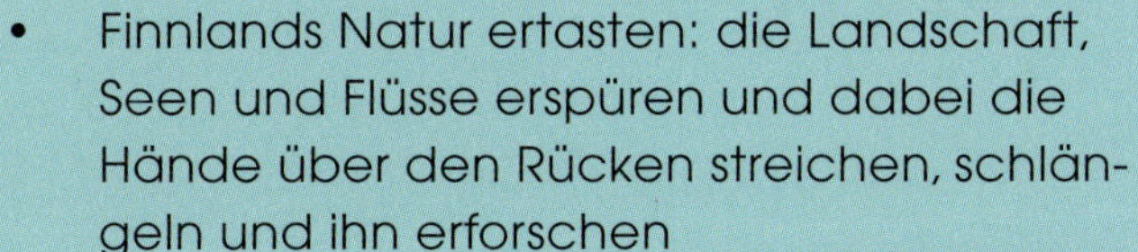

- Finnlands Natur ertasten: die Landschaft, Seen und Flüsse erspüren und dabei die Hände über den Rücken streichen, schlängeln und ihn erforschen
- Unterschied von weich, fest und samtig wahrnehmen: mit den Händen über den Rücken streichen und bemerken, wo er fest und hart ist
- Waldboden mit verschiedenen Bäumen erforschen: mit den Händen Laub, knorrige Stämme und Moos formen, mit den Fingern spitze Streifen für die Tannennadeln ziehen
- Winterwald: leise Flocken auf dem Rücken landen lassen, den Schnee glatt streichen, Abdrücke mit den Händen machen
- Abdrücke von kleinen und großen Tieren hinterlassen: kleine Maus, Bär oder Elch, das Geweih auf dem Rücken mit den Fingerkuppen andrücken
- Einen Schneeengel formen: mit den Händen große Flügel streichen
- Es ist kalt geworden: Hände anwärmen und kräftig aneinanderreiben, dann wie warme Sonnenstrahlen auf verschiedene Stellen des Rückens legen
- Polarlichter auf dem Rücken tanzen lassen
- Hände einige Zeit auf dem Rücken ruhen lassen
- Noch einen Moment zusammenkuscheln

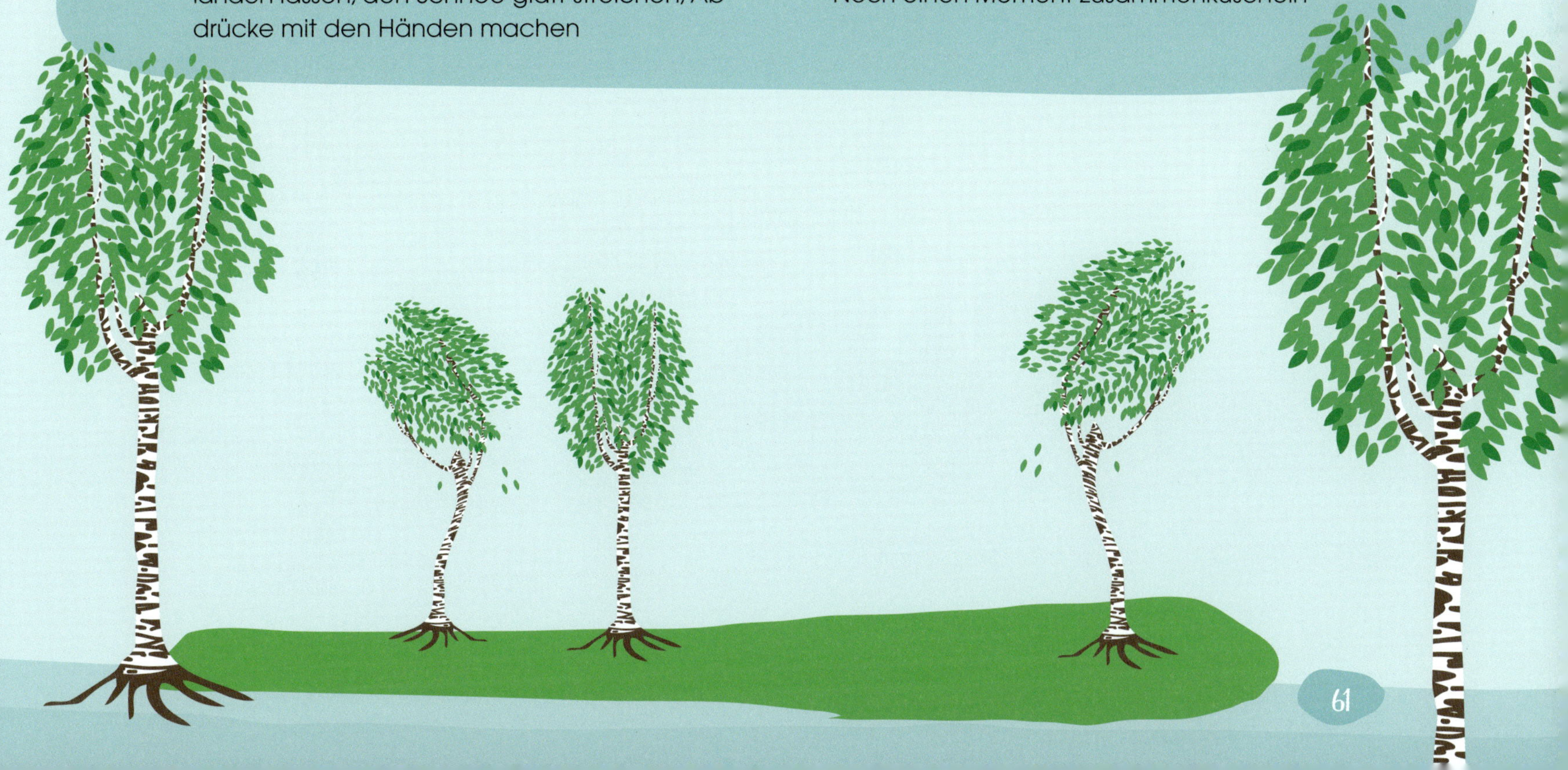

Kapitel 4: Irland

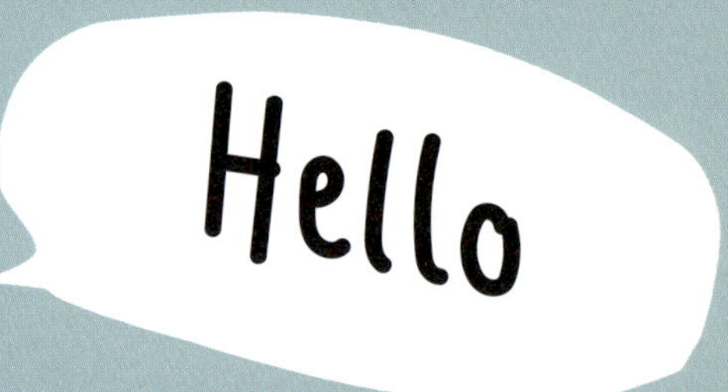

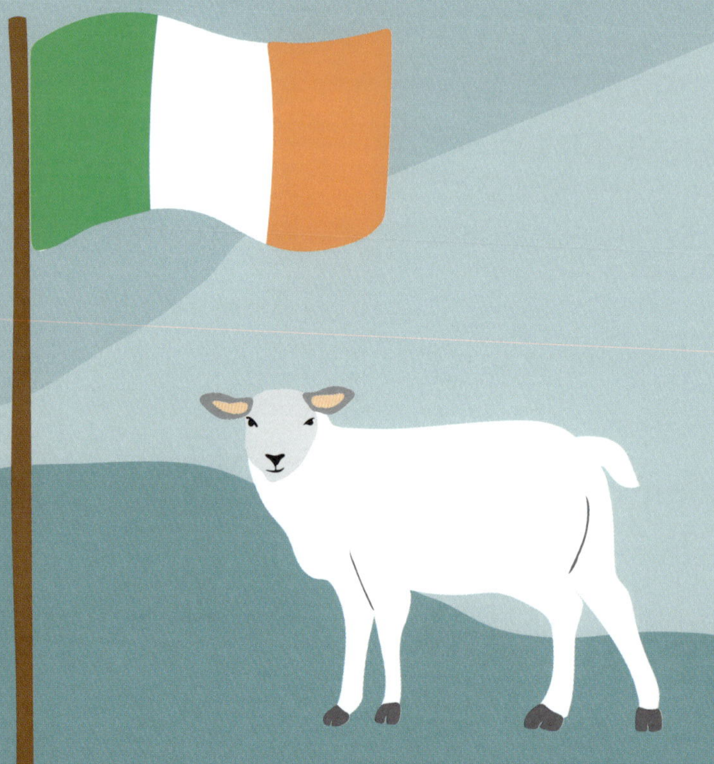

Um an unser nächstes Ziel zu gelangen, nehmen wir das Fahrrad! Obwohl Irland mehrere Tausend Kilometer weit entfernt liegt, brauchen wir laut Rad-Routenplaner nur knapp eine Woche. Packen wir die Satteltaschen und es geht los!

Es geht über Land und Wasser. Um auf die Insel zu gelangen, brauchen wir dann natürlich auch noch eine Fähre, die uns und unser Fahrrad hinübertransportiert.

Mit einem freundlichen „Hello" begrüßt uns Kylan. Er hat ganze 31 Jahre seines Lebens in der größten Stadt Irlands gelebt. Sie heißt Dublin und ist die Hauptstadt.

Wenn ich an Irland denke, ist in meiner Vorstellung irgendwie alles grün. Und so berichtet auch Kylan über Wiesen, Wälder, Moor und große Klippen. Und ja, alles ist dort wirklich grün. Das liegt am nahrhaften Boden und dem vielen Regen. Es duftet frisch und gesund. Für Schafe gibt es allerhand Gras zu fressen, deshalb ist es wohl das meistgesehene Tier in Irland.

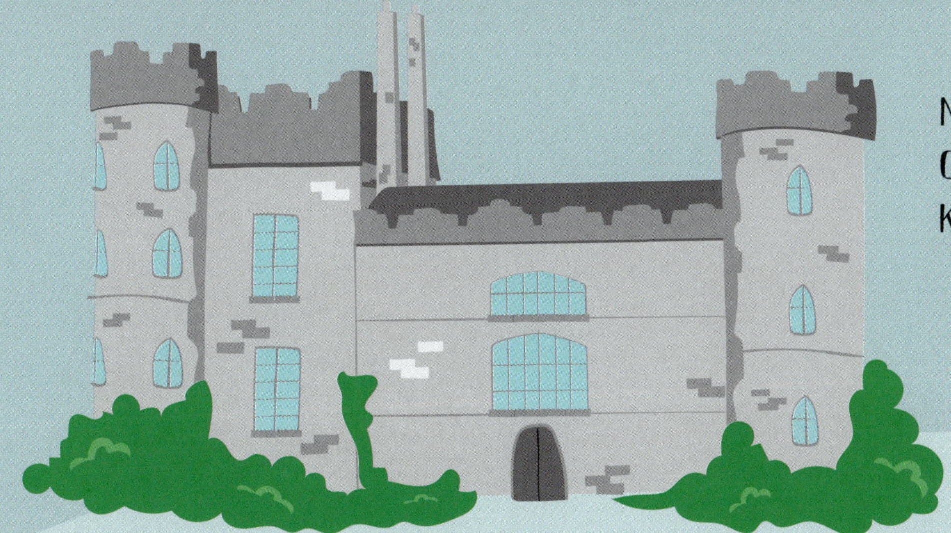

Name und Alter: Kylan, 45 Jahre
Ort: Dublin
Kylan hat 31 Jahre in Irland gelebt.

Kylan erzählt von deftigen Eintöpfen und leckerem Fruit Scone. Das ist ein süßes, brötchenartiges Gebäck, das in Irland traditionell gebacken wird.

Und er berichtet von alten Burgen, schönen Häusern aus dunklem Stein und immer offen stehenden Haustüren. Denn jeder ist hier willkommen und man besucht sich gern zu einem Nachmittagstee.

In Irland wird viel gesungen und getanzt. Die Fiddle ist eine verspielte, kleine Geige und fordert mit ihren lustigen Melodien direkt zum Bewegen und Tanzen auf. Ganz ausgelassen wird dann auch am Saint Patrick's Day an den Schutzpatron Patrick erinnert. An diesem Tag kleiden sich die Iren ganz in Grün und singen und tanzen und trinken, bis sie umfallen.

Golf, Football und Rugby sind beliebte Sportarten in Irland.

Kylan denkt gern an seine Zeit dort. Er und seine Familie haben mit der Oma zusammengelebt. Familie ist in Irland das Allerwichtigste. Die Oma hat das Bett von Kylan stets mit einem heißen Stein vorgewärmt und ihm die typisch irischen Geschichten erzählt, in denen die Helden ganz oft seinen Namen – Kylan – trugen.

Geht doch auch mal mit einer herrlich angewärmten Wärmflasche ins Bett und erzählt euch Geschichten, in denen eure Namen vorkommen.

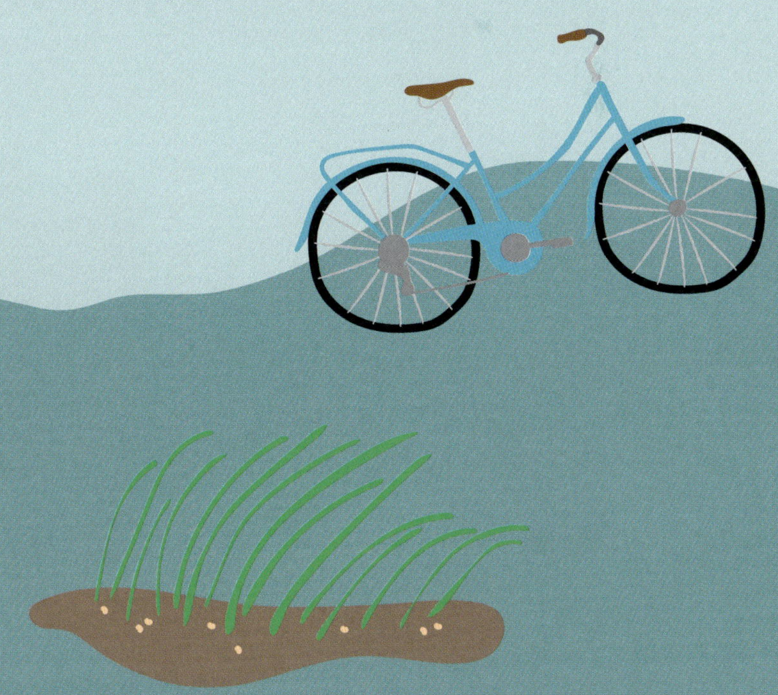

Nicht zu schnell, wir haben eine Woche Zeit!

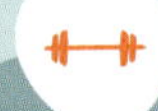

Übung: Fahrrad

1. In Rückenlage einander gegenüber auf die Matte legen, Beine aufgestellt, Füße berühren sich
2. Beine in der Luft anwinkeln und Füße fest aneinanderdrücken
3. Dann Fahrrad fahren – mal langsam, mal schnell – und nach einer Zeit die Richtung wechseln
4. Zwischendurch ausruhen

Wirkung

- Kräftigt Rücken, Gesäß und Beine
- Fördert das Zusammenspiel

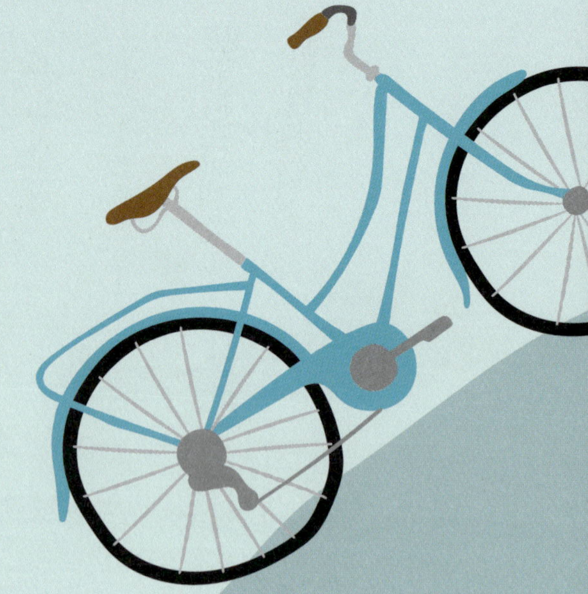

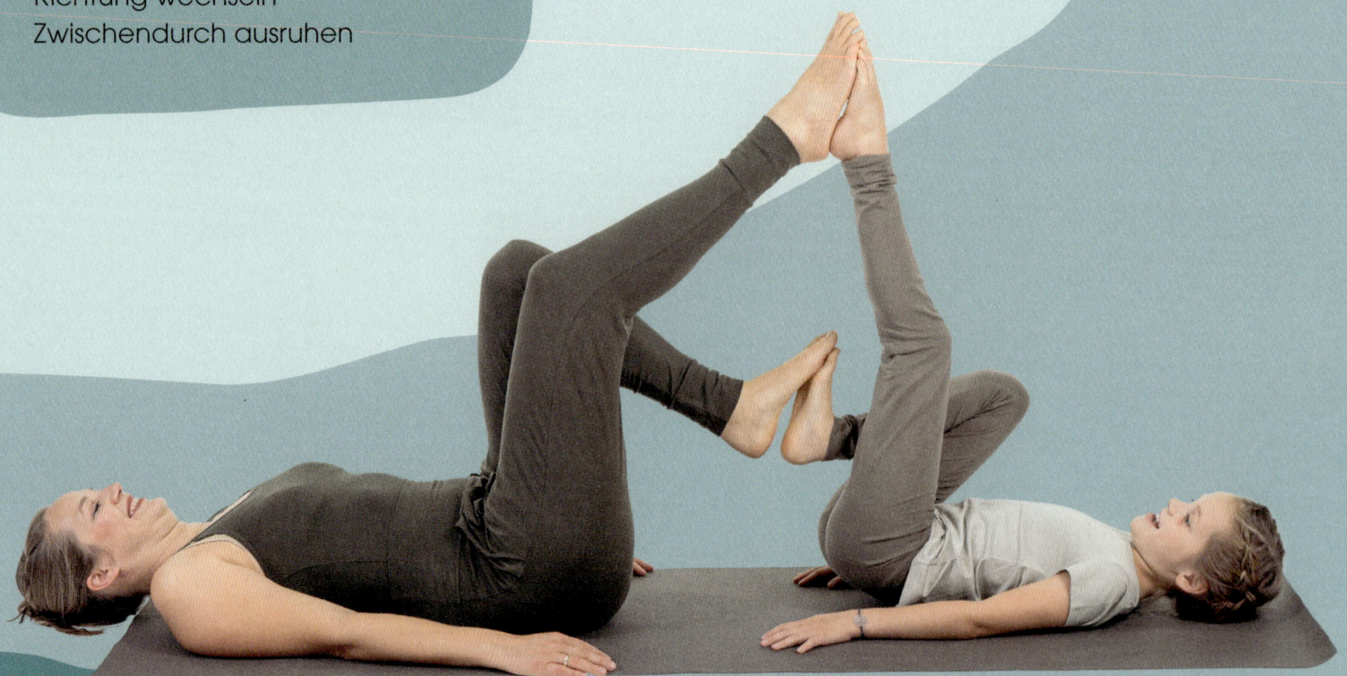

Hello

Begrüßung

1. Voreinanderstehen und sich die rechte Hand reichen
2. Sich mit „Hello" begrüßen

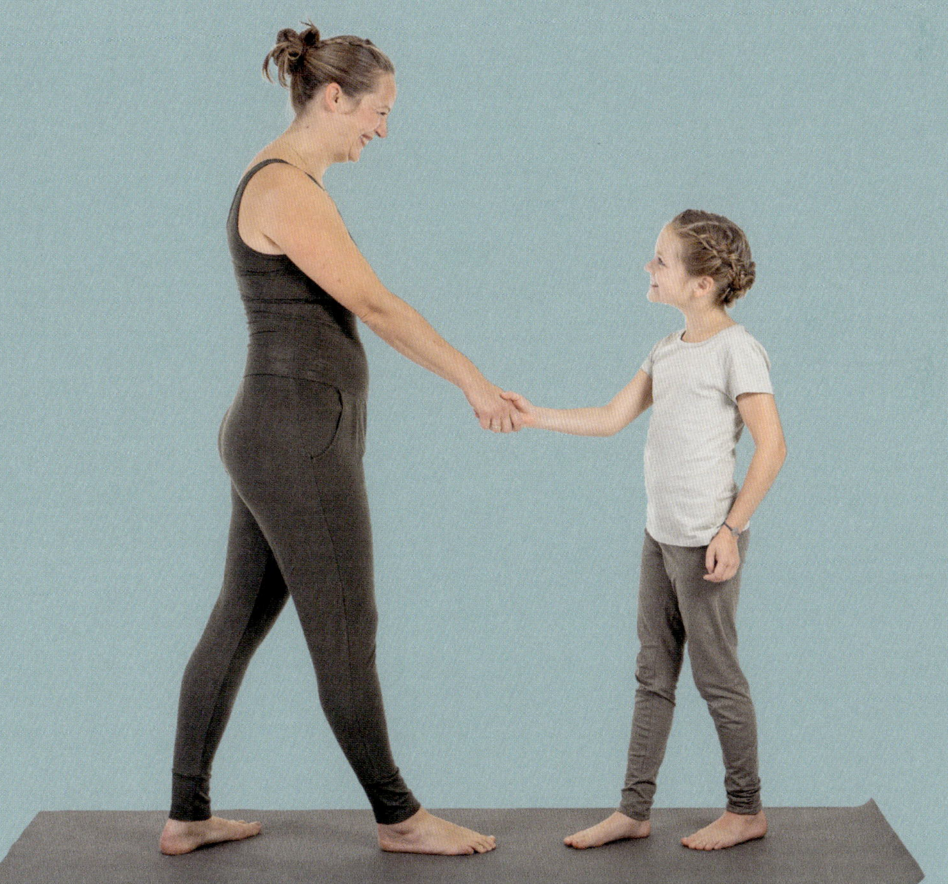

Models in diesem Land:

Lisa und Leila

Määääääh!

Übung: Schaf

1. Auf der Matte in den Vierfüßlerstand gehen
2. Hände sind unter den Schultern flächig auf dem Boden aufgestellt
3. Füße liegen entspannt
4. Ausatmend den Kopf nach vorn fallen lassen (ein leichtes Hohlkreuz ist erlaubt)
5. Wie ein Schaf blöken

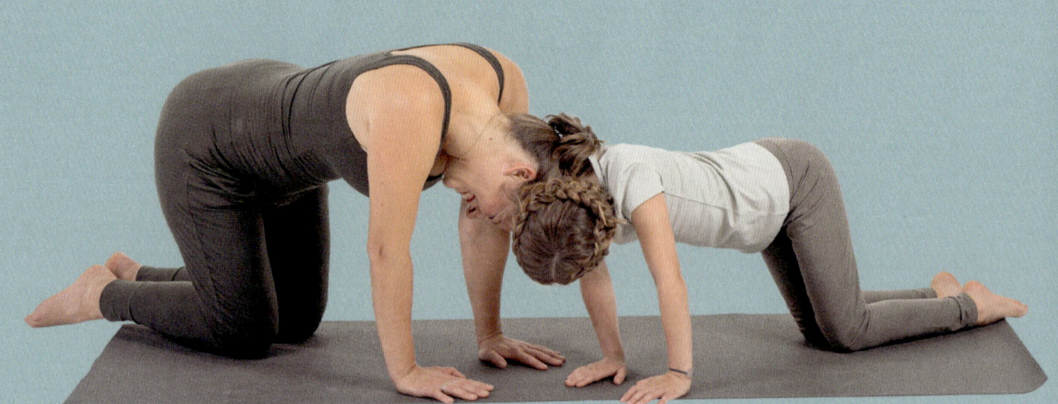

Wirkung

- Dehnt und entlastet den Rücken
- Kräftigt die Handgelenke
- Hilft bei Rückenschmerzen

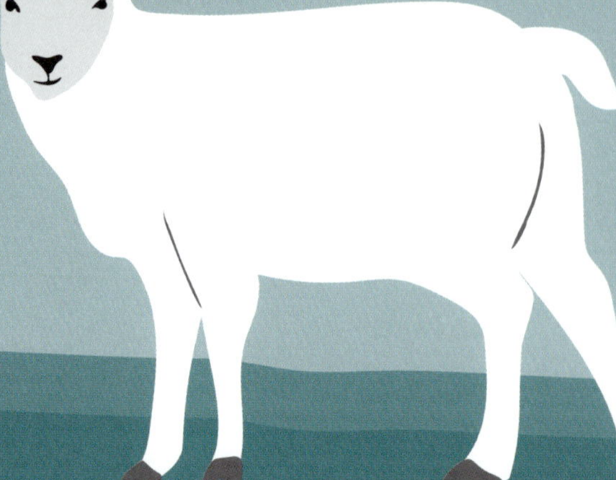

Wie ein Grashalm im Wind ...

Übung: Grashalm

1. In Rückenlage einander gegenüber auf die Matte legen
2. Beine Richtung Decke strecken und aneinander anlehnen, dabei die Gesäße ganz nah zueinanderbringen
3. Balance in der Mitte halten
4. An den Händen anfassen und wie ein Grashalm im Wind hin und her schaukeln
5. Einige Atemzüge lang so bleiben, aufpassen und nicht umkippen

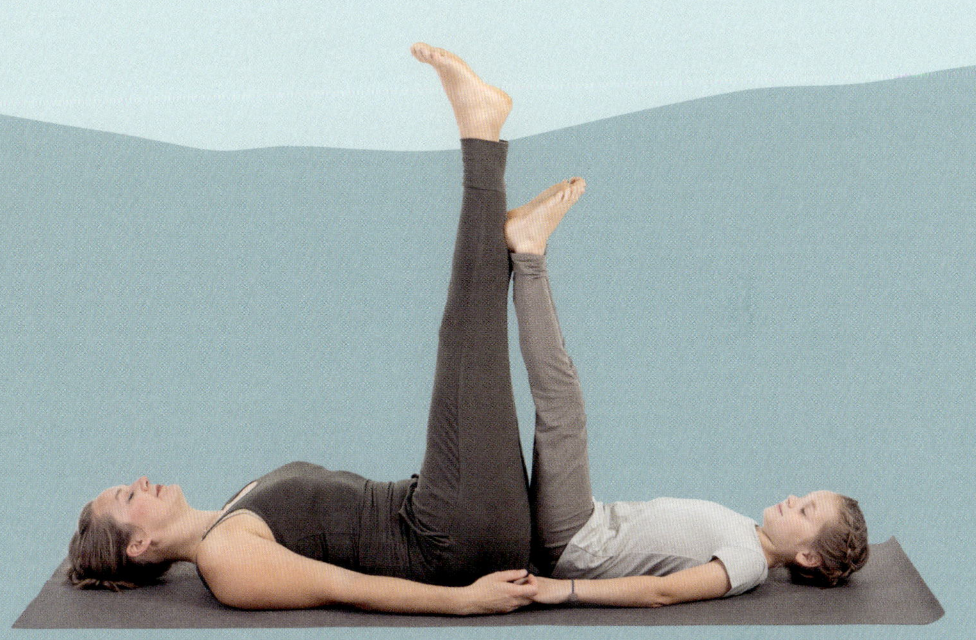

Wirkung

- Wirkt entgiftend
- Entlastet und dehnt die Beine
- Entspannt Kopf, Rücken und Nacken

Lecker … aber nicht alles auf einmal aufessen!

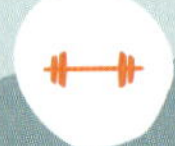

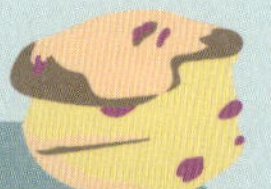

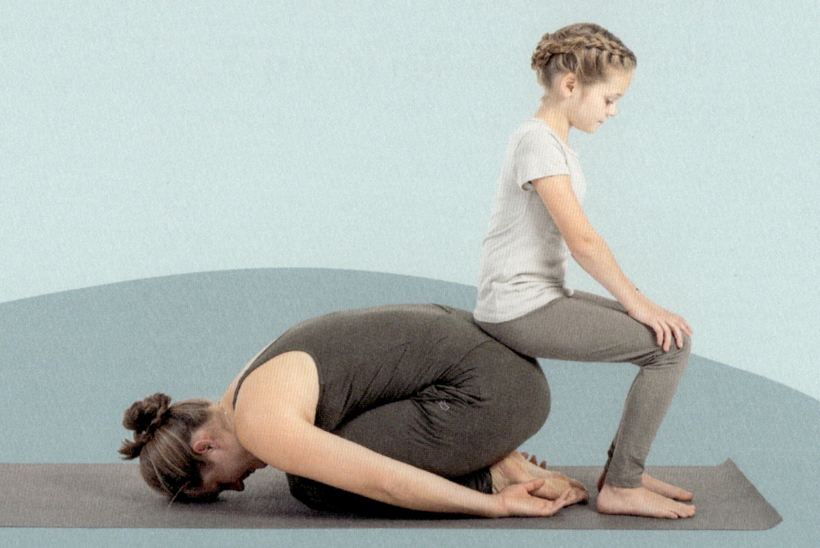

Übung: Fruit Scones, süße Brötchen mit Füllung

1. Partner liegt als „Füllung“ in der „Haltung des Kindes“ auf der Matte
2. Kind setzt sich rücklings mit dem Gesäß auf den untersten Teil des Rückens des Partners
3. Kind legt sich dann in Rückenlage als Teig über den Partner
4. Entspannen und Arme hängen lassen
5. Einige Atemzüge lang halten

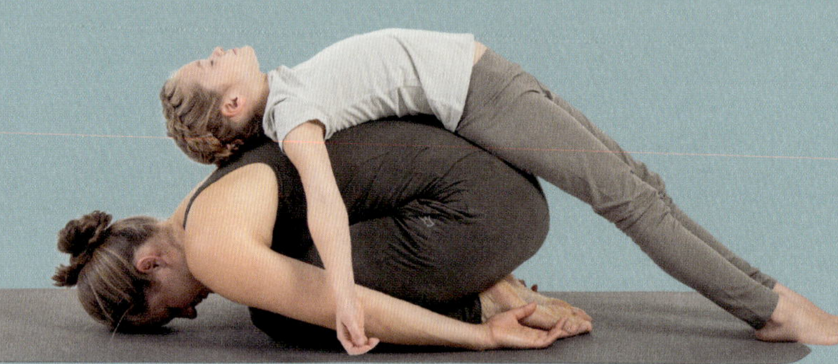

Wirkung

- Partner in Kind-Position: entlastet den Rücken und komprimiert die Bauchorgane, regt den Stoffwechsel an
- Kind in Rückenlage: öffnet den Brustraum und vertieft die Atmung

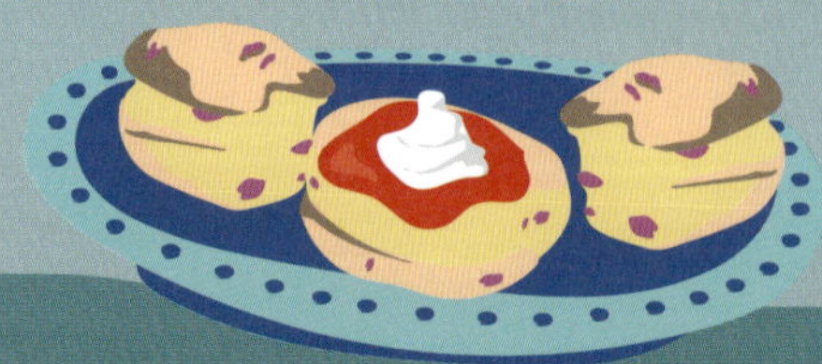

Diese Burgen sind ganz schön alt! Die Türme haben runde „Kronen".

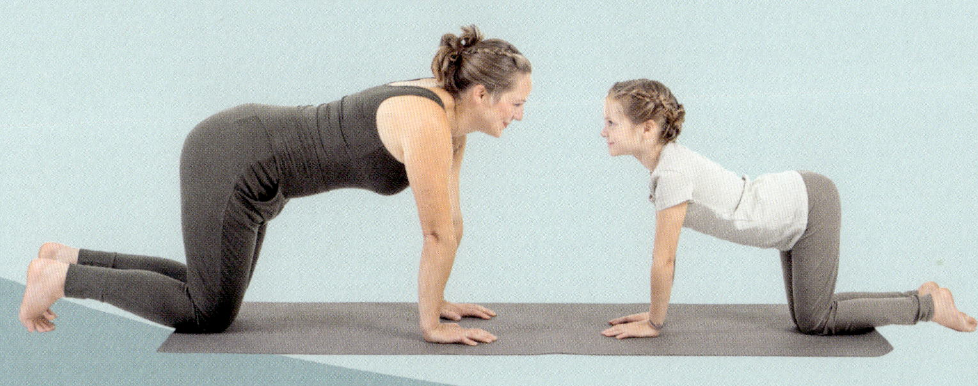

Übung: Burg mit Türmen

1. Partner und Kind kommen in den Vierfüßlerstand
2. Beide beugen sich leicht vor, Arme bleiben gestreckt, Zehen sind aufgestellt
3. Beide reichen sich die rechte Hand oder halten sich am Handgelenk und bringen das Gesäß weiter Richtung Ferse
4. Wer viel Kraft hat, kann versuchen, die Knie anzuheben – ansonsten am Boden lassen
5. Einige Atemzüge lang halten und dann die Seite wechseln

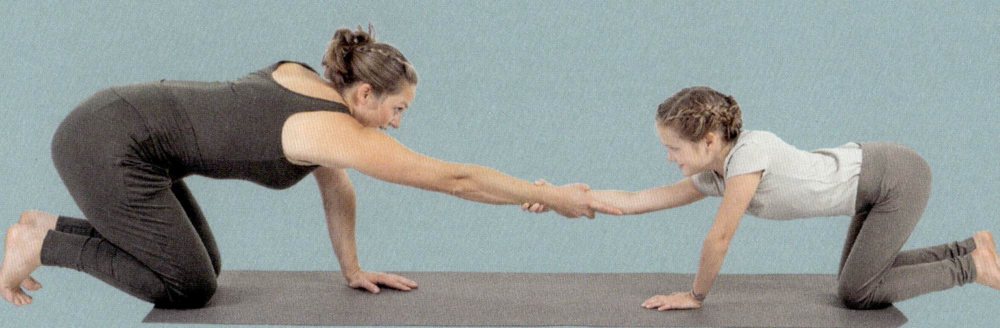

Wirkung

- Kräftigt Arme, unteren Rücken und Gesäß

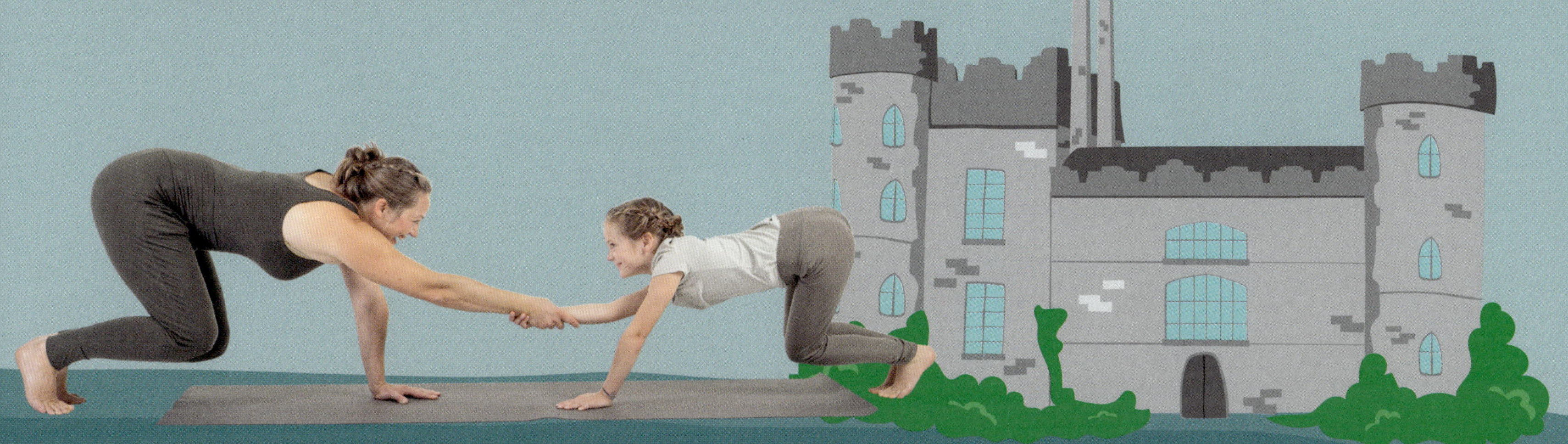

Macht auf, das Tor!

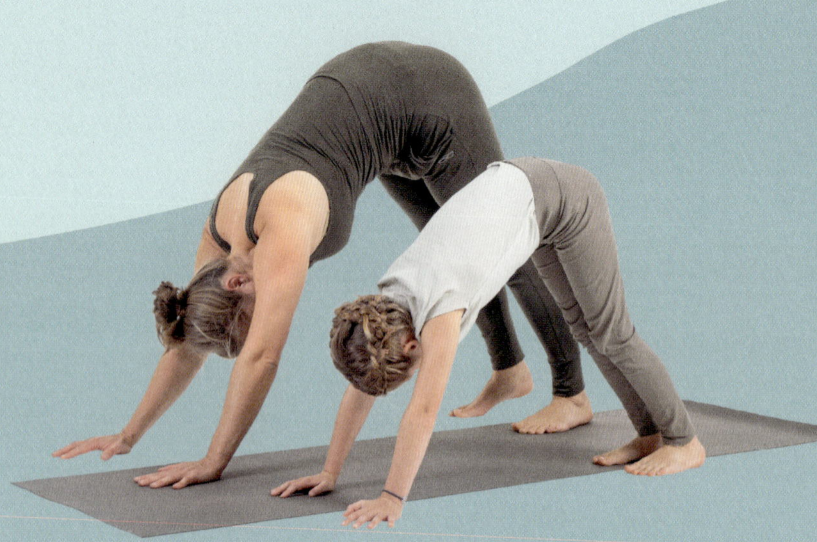

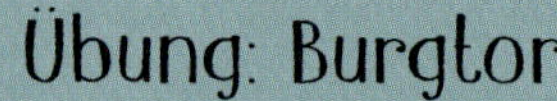

Übung: Burgtor

1. Nebeneinander in den Vierfüßlerstand auf die Matte gehen
2. Hände flächig unter den Schultern aufstellen, Finger weit gespreizt, Mittelfinger parallel, Füße mattenbreit
3. Gesäß Richtung Decke strecken und in den „nach unten schauenden Hund" kommen, dabei die Hände fest in den Boden drücken
4. Rücken gerade halten, Beine gegebenenfalls beugen
5. Jeweils ein Bein vom Boden abheben und anwinkeln, dann in der Hüfte öffnen und zur Seite drehen
6. Tief durchatmen und Seite wechseln

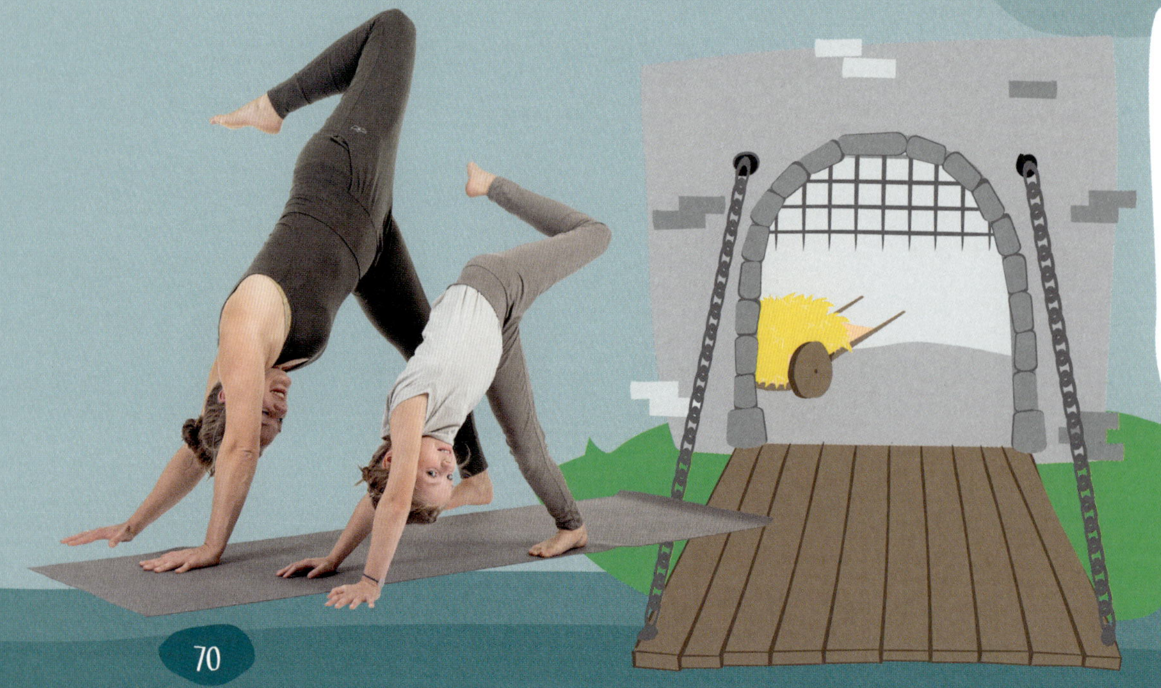

Wirkung

- Kräftigt Arme und Handgelenke
- Dehnt Beine und Rücken
- Öffnet und stabilisiert die Hüfte
- Fördert die Flexibilität
- Öffnet das Herz und macht gute Laune

Das macht Spaß, aber bitte nicht übertreiben!

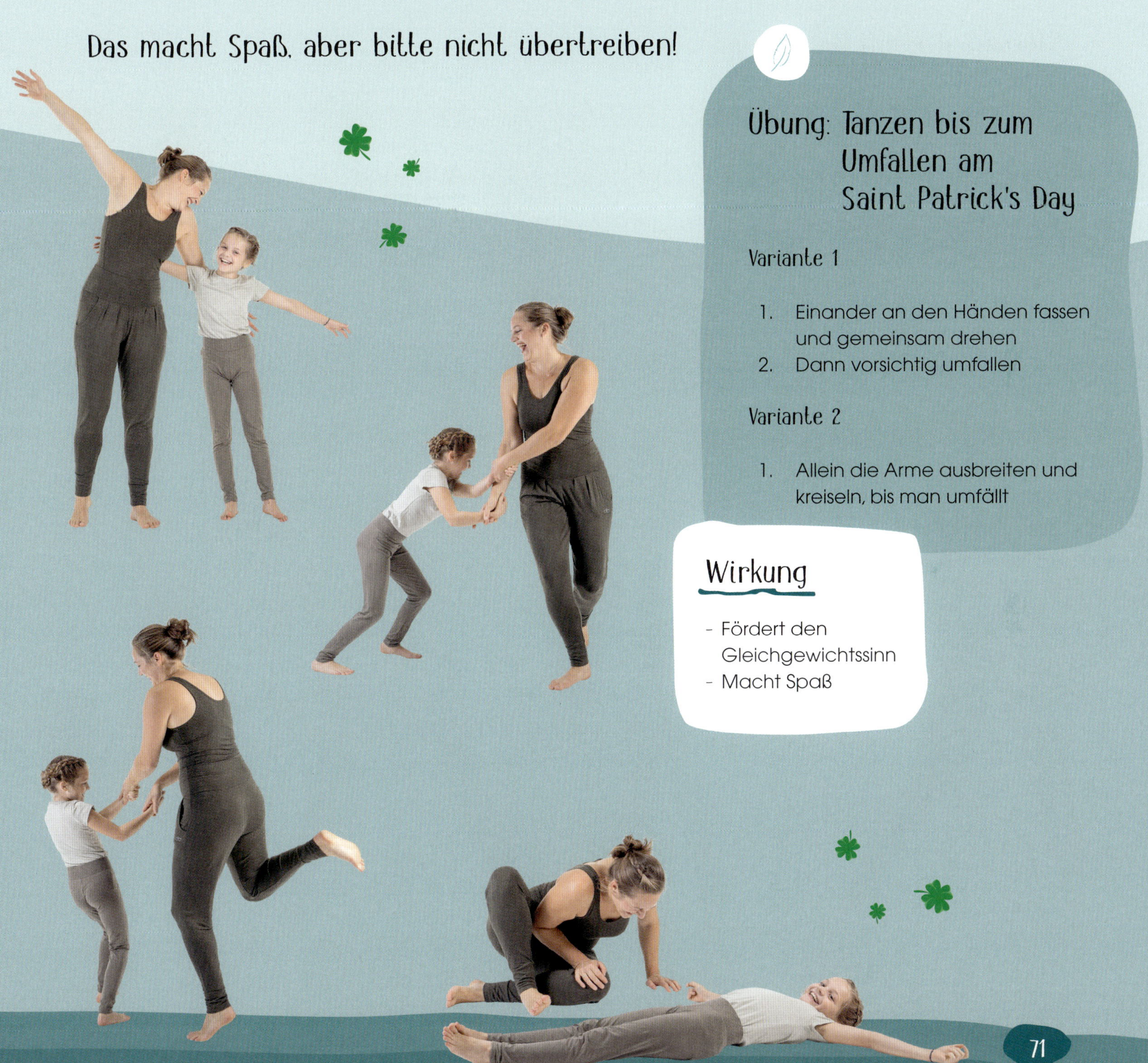

Übung: Tanzen bis zum Umfallen am Saint Patrick's Day

Variante 1

1. Einander an den Händen fassen und gemeinsam drehen
2. Dann vorsichtig umfallen

Variante 2

1. Allein die Arme ausbreiten und kreiseln, bis man umfällt

Wirkung

- Fördert den Gleichgewichtssinn
- Macht Spaß

Elegant wie ein Golfspieler.

Übung: Golf

1. In der weiten Grätsche beliebig auf die Matte stellen, Füße jeweils parallel zueinander
2. Mit gestreckten Beinen langsam den Oberkörper senken, Rücken bleibt möglichst gerade
3. Hände falten, weit nach rechts ausholen und dann rasch eine Schlagbewegung nach links machen
4. Seite wechseln

Wirkung

- Dehnt die Beininnenseiten
- Streckt den Rücken
- Fördert die Flexibilität und die Beweglichkeit in den Gelenken

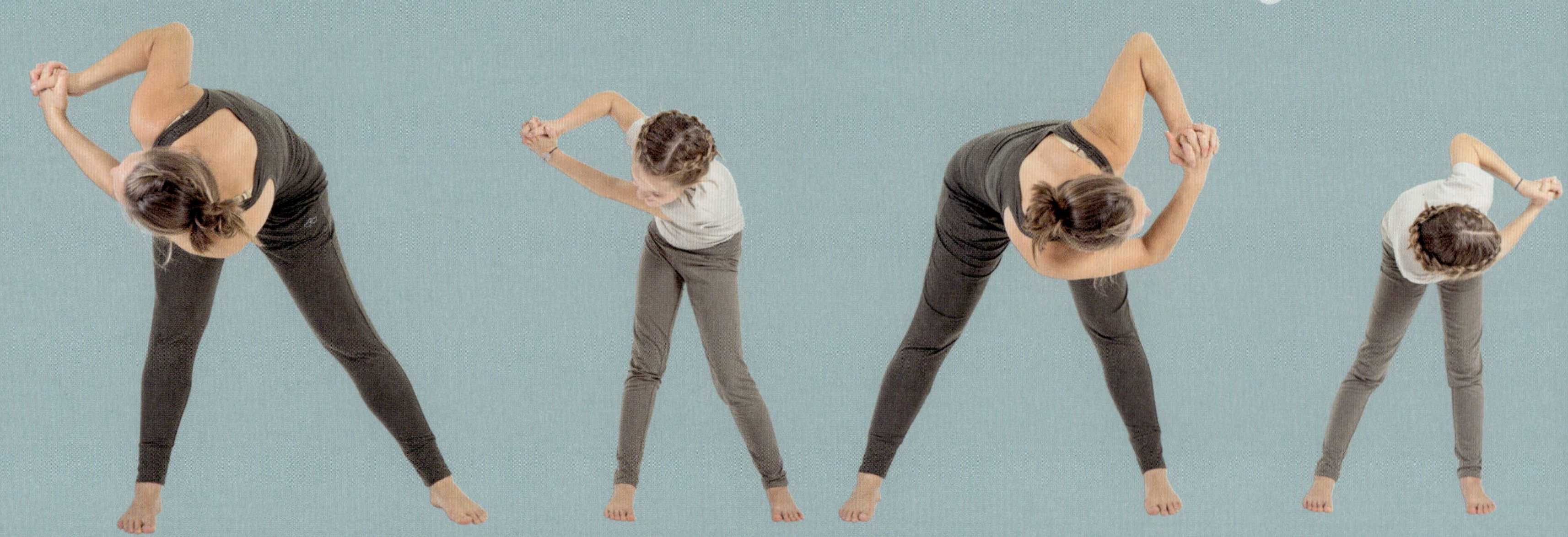

Wer schon einmal die irische Fiddle gehört hat, weiß, dass man dazu eigentlich sofort lostanzen muss. Aber wie sieht so eine Fiddle eigentlich aus?

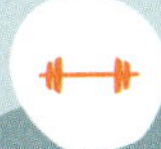

Übung: Fiddle

1. In der Berghaltung beliebig auf die Matte stellen
2. Füße über Kreuz stellen
3. Arme nach vorn ausstrecken, Handflächen zeigen dabei nach oben
4. Arme auf Höhe der Ellenbogen überkreuzen und anwinkeln
5. Der Handrücken des unteren Armes berührt das Handgelenk, oder die Hände verhakeln und möglichst seitlich wie eine Fiddle oder Geige halten
6. Seite (Arme und Füße) wechseln

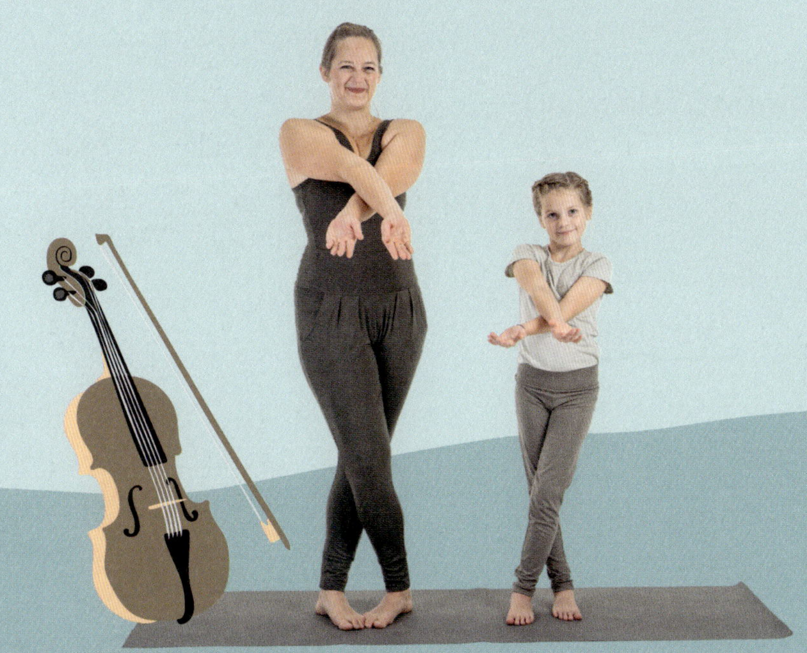

Wirkung

- Entlastet Nacken und Schultern
- Dehnt die Schulterblätter
- Fördert die Durchblutung der Arme
- Lindert Verspannungen und Kopfschmerzen

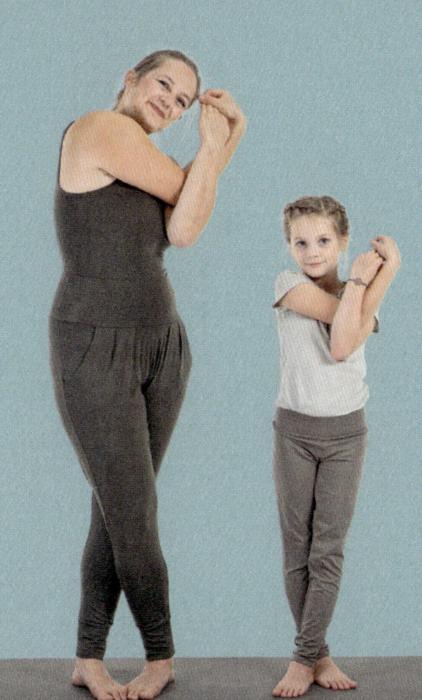

Davon kann man nie genug haben ... Familie ist alles!

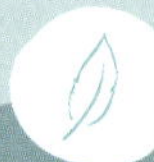

Übung: Umarmen

1. Voreinanderstellen und einander herzlich umarmen
2. Einige Atemzüge lang halten

Wirkung

- Fördert Nähe
- Tut gut

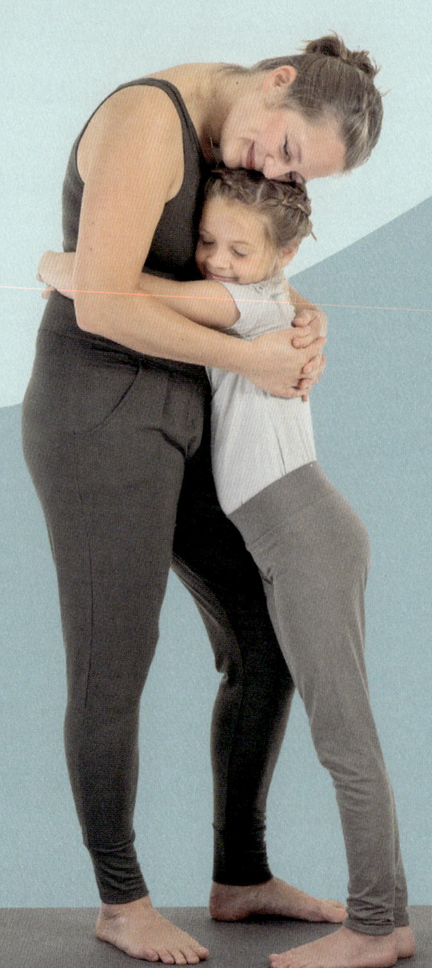

Die Fantasiereise zur alten Burg

Zum Entspannen besuchen wir jetzt eine schöne, alte, irische Burg. Macht es euch dazu auf der Matte gemütlich und erzählt euch diese Geschichte. Sie ist extra nur in Stichworten gehalten, damit ihr beim Lesen eure eigenen Worte finden könnt.

Am besten stellt ihr euch alles lebhaft vor und erzählt, was ihr seht. Sprecht ruhig und macht immer mal wieder eine Pause. Ihr findet die Geschichte auch unter www.suedwest-verlag.de/yogaweltreise. Eine entspannte Reise!

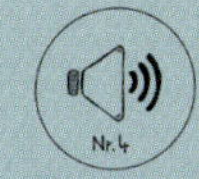

- Sich vorstellen, in Irland zu sein
- Die Umgebung ist wunderschön, überall ist es saftig grün, es gibt viel Natur und Berge und Hügel
- Sich vorstellen, inmitten der Natur eine alte Stadt zu sehen
- Die Häuser sind vor sehr langer Zeit gebaut worden, sie sind teilweise brüchig und zerfallen
- Es gibt enge Gassen
- Kopfsteinpflaster
- Alte Laternen
- Auf einen großen Marktplatz gelangen
- Sich vorstellen, wie die Welt vor langer Zeit ausgesehen hat
- Was hier in den vielen, vielen Jahren wohl alles passiert ist
- Wie die Menschen hier wohl gelebt haben
- Ein Stückchen weiter wandern
- Auf einmal auf einem Hügel ein großes Gebäude am Rande der Stadt entdecken
- Langsam hingehen und den Bau von Weitem betrachten
- Eine alte Burg mit runden Türmen sehen
- Zur Burg hinaufgehen
- Den Eingang suchen
- Über eine alte Brücke durch das Tor gehen
- Die Gemäuer von innen anschauen
- Die verwitterten Steine sind von Moos bewachsen
- Alles ist ganz ruhig und friedlich
- In der Stille diesen besonderen Ort erkunden
- Einen alten großen Stein, geformt wie eine Bank, finden und sich daraufsetzen
- Die besondere Stimmung aufnehmen und ein bisschen träumen, was diese Burg wohl alles erlebt hat
- Sich langsam von der Burg verabschieden
- Eine Treppe finden und sie hinabsteigen, zurück in die Stadt gehen
- Wieder auf der Yogamatte ankommen
- Sich gegenseitig erzählen, was man gesehen hat

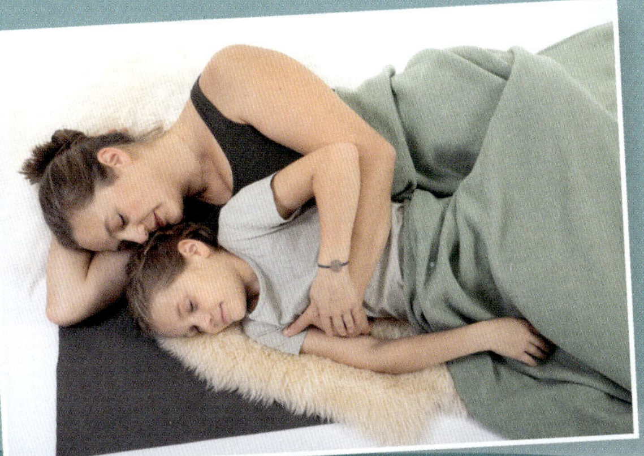

Kapitel 5:
Südafrika

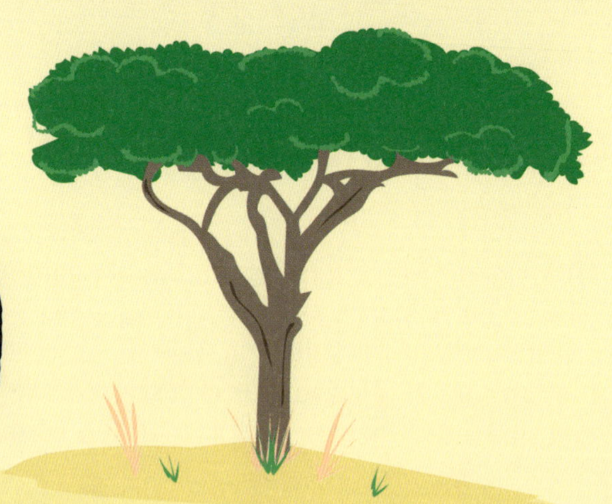

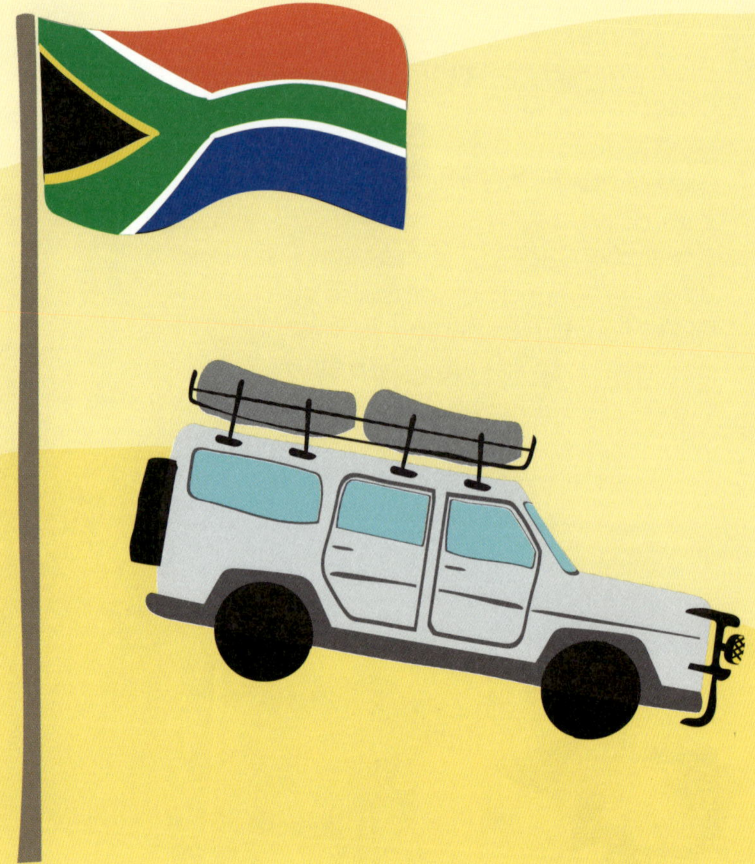

Unser nächstes Ziel unterscheidet sich sehr von den vorigen Ländern im Norden: Wir besuchen die liebe Yogalehrerin Nina aus Südafrika. Sie kam mich früher hin und wieder in Hannover besuchen, weil hier ein Teil ihrer Familie lebt. Nina wohnt seit 35 Jahren in Kapstadt, der Hauptstadt von Südafrika.

Wir starten also unsere nächste aufregende Reise. Wir fahren zunächst mit einem Motorboot übers Meer. An Land angekommen, nehmen wir einen Geländewagen, der uns einmal quer durch Afrika, ganz in den Süden bringt. Dort angekommen, begrüßen Nina und ich einander mit einem lauten „Salibonani!". Südafrika ist natürlich schon aufgrund der wilden Tiere ganz schön aufregend und spannend. Nina hat mir erzählt, dass die fünf großen Tiere, auch „Big Five" genannt, in Südafrika anzutreffen sind: Löwe, Leopard, Elefant, Büffel und Nashorn leben dort frei in der Savanne. Man kann in diesem Gebiet auch tolle Bäume sehen. Sie spenden den Tieren Schutz vor der heißen Sonne. Der wohl berühmteste Baum dort ist der Akazienbaum.

Die meisten Häuser in Südafrika sind aus Lehm und Kuhdung gebaut. Damit nicht alles eintönig beige

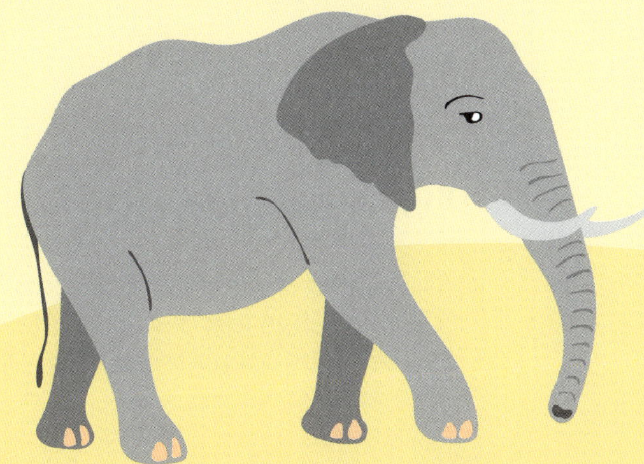

Name und Alter: Nina, 40 Jahre
Ort: Kapstadt, Vorort Tokai
Nina lebt seit 35 Jahren in Südafrika.

Salibonani

und gelb aussieht, sind viele Häuser bunt bemalt und hübsch verziert.

In Südafrika essen die Menschen viel und gerne Fleisch. Sie lieben Braais, das ist eine besondere Art, Fleisch zu grillen. Mit reichlich leckerem Gemüse wird dort würzig gekocht.

Die Südafrikaner bilden eine echte Regenbogennation, denn dort leben sehr viele verschiedene Volksgruppen: zum Beispiel Zulu, Xhosa, Pedi, Tswana, Ndebele, Khoisan, um nur einige zu nennen.

Aus Südafrika kommen viele sehr gute Langstreckenläufer und Sprinter, aber auch Rugby und Fußball sind beliebte Sportarten. Und da man in ganz Afrika auch gerne musiziert, tanzt und singt, ist die Trommel eines der bekanntesten Instrumente dort. Bei tollen Tänzen und Ritualen ist sie an vielen Orten zu hören.

Das Aufwachsen in Südafrika hat in Nina viele schöne Erinnerungen hinterlassen. Das Wichtigste war und ist es immer, Zeit mit Familie und Freunden zu verbringen – besonders in der Natur, wie zum Beispiel beim Wandern in den Bergen oder beim Spazierengehen entlang der Küste.

Zum Einschlafen findet Nina Folgendes sehr wichtig: Bringe Ruhe in alles, bevor du dich fürs Bett fertig machst, schalte zum Beispiel Fernseher und Handy aus, dämpfe das Licht. Kläre die Dinge und lasse allen Ärger und alle Wut los.

Nina liebt Fußmassagen zum Einschlafen.

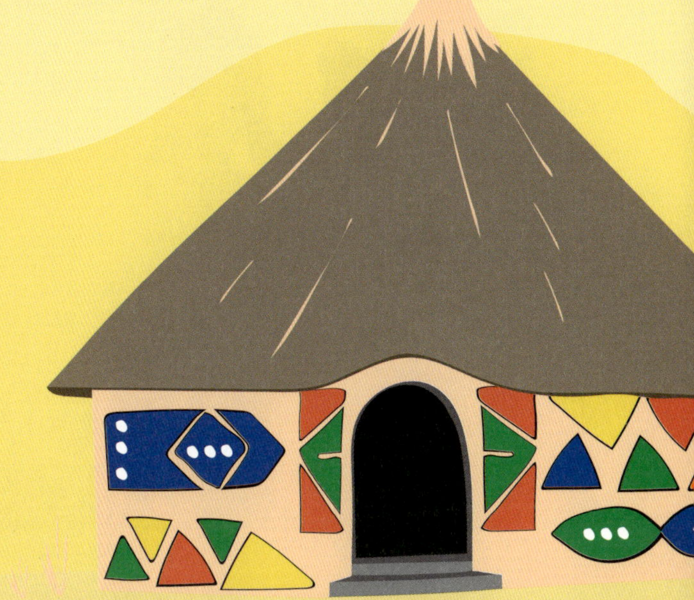

Jetzt wird's aufregend: Dieses Auto bringt euch durch die Wüste in die abenteuerliche Welt Afrikas.

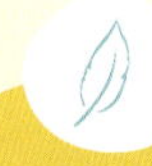

Übung: Geländewagentour

1. Partner steht schulterbreit, mit den Füßen fest auf der Matte
2. Beine beugen, Gesäß nach hinten schieben, Rücken bleibt gerade
3. Kind setzt sich auf die Oberschenkel des Partners und hält sich gut an dessen Armen fest, bei jüngeren Kindern kann der Partner das Kind festhalten
4. Hin und her schaukeln oder versuchen, sich gemeinsam fortzubewegen
5. Kind kann mit den Händen ein Lenkrad formen

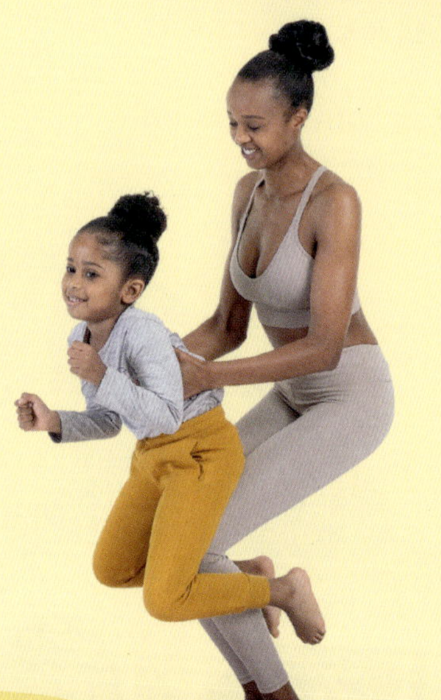

Wirkung

- Kräftigt Beine und Gesäß
- Dehnt die Flanken
- Fördert die Koordination

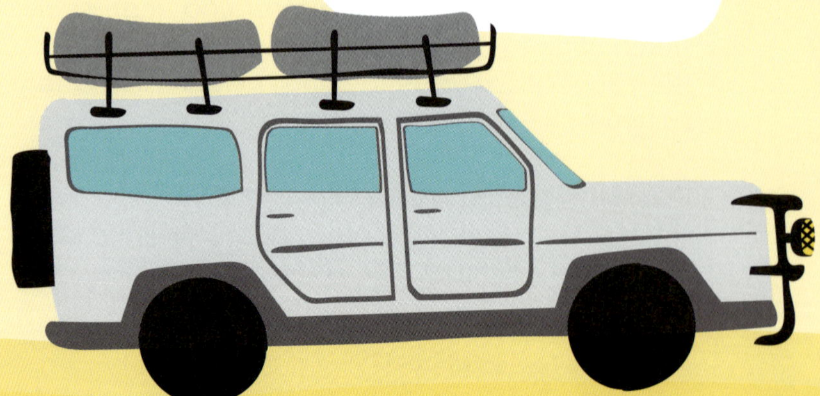

Salibonani

Begrüßung

1. Voreinanderstehen
2. „Salibonani“ rufen

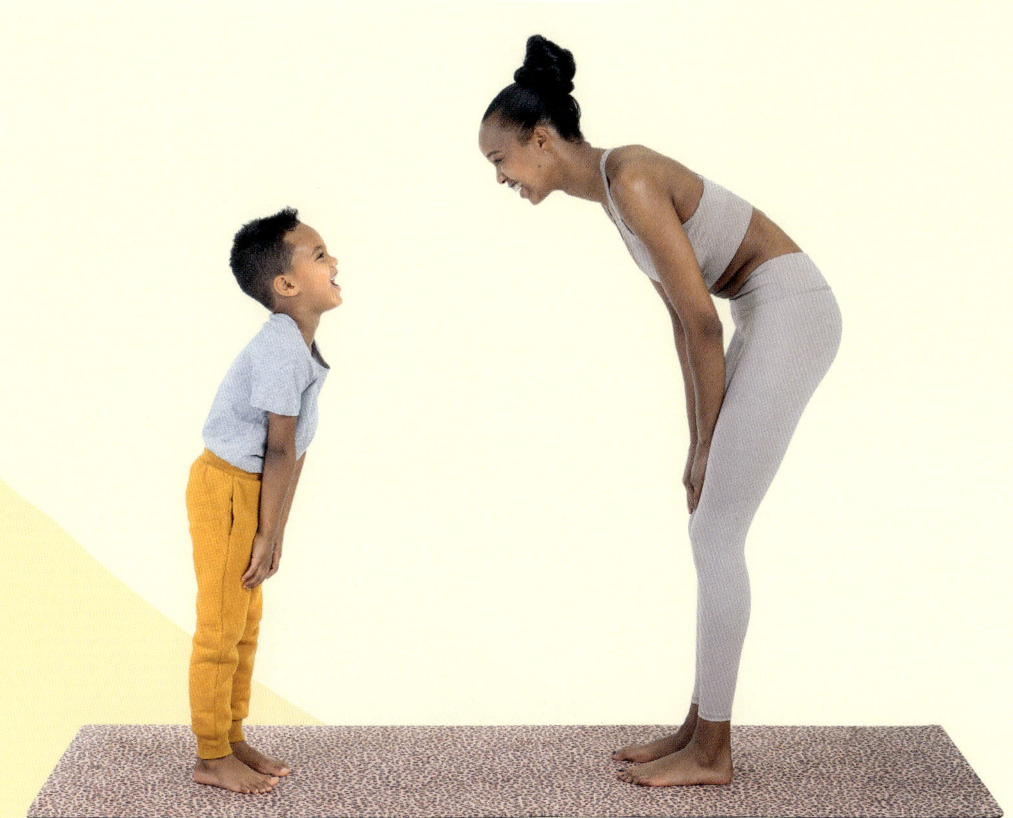

Models in diesem Land:

Julie, Anthony und Zindayah

Auf die Plätze, fertig, „Uaaaaaaaahhhhhhhhhhhhrrrrrrr!"

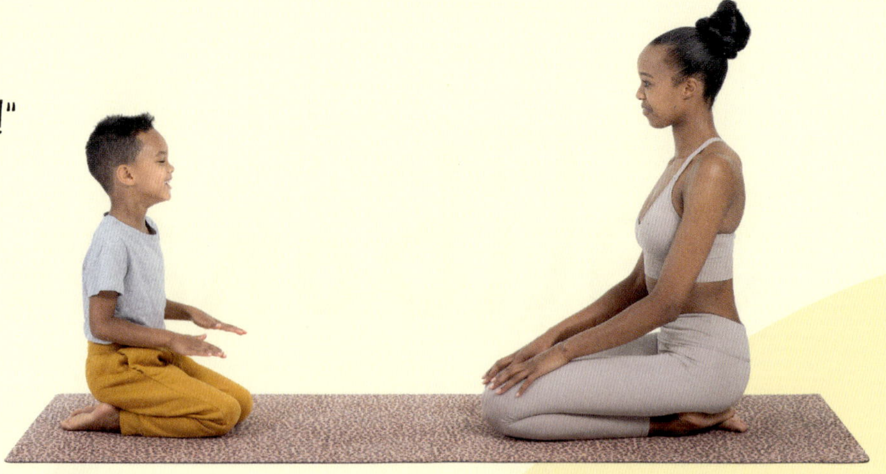

Übung: Löwe

1. In den Fersensitz setzen (eventuell auf ein Kissen) und tief einatmen
2. Auf „drei" die Löwenpranken nach vorn spreizen
3. Maul aufreißen, Zunge herausstrecken, dabei ausatmen und brüllen
4. Abwechselnd mit und ohne Brüllen wiederholen

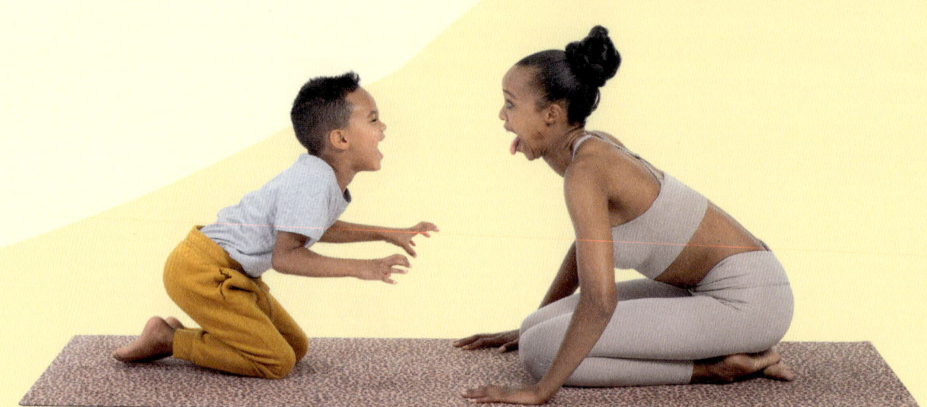

Wirkung

- Kräftigt Stimme und Kehlkopf
- Hilft bei Heiserkeit und Husten
- Stärkt Lunge und Bronchien
- Hilft bei Mundgeruch
- Macht Spaß und gute Laune

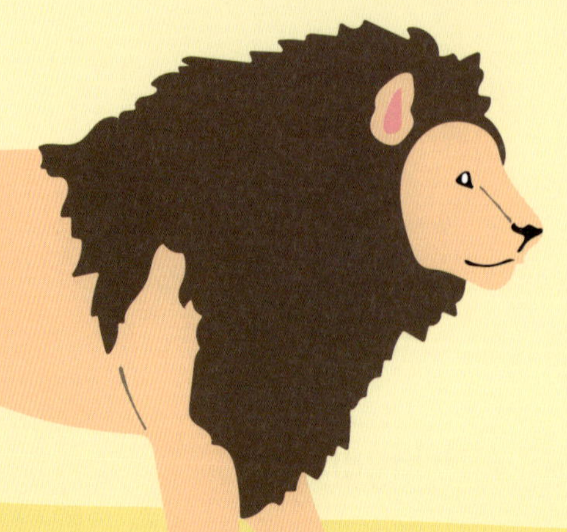

Elegant und leise ist dieses Tier, es schleicht und schreitet durch die Wildnis.

Übung: Leopard

1. Partner und Kind knien voreinander im Vierfüßlerstand
2. Den jeweils linken Arm nach vorn ausstrecken und den Arm des Gegenübers greifen; bei größerem Abstand zueinander zeigen die Handflächen zum Boden und eine Hand liegt auf der anderen
3. Rechtes Bein nach hinten ausstrecken, Fußspitze zeigt zum Boden
4. Rücken gerade halten, Kopf in Verlängerung der Wirbelsäule
5. 2 Atemzüge lang halten
6. Seite wechseln

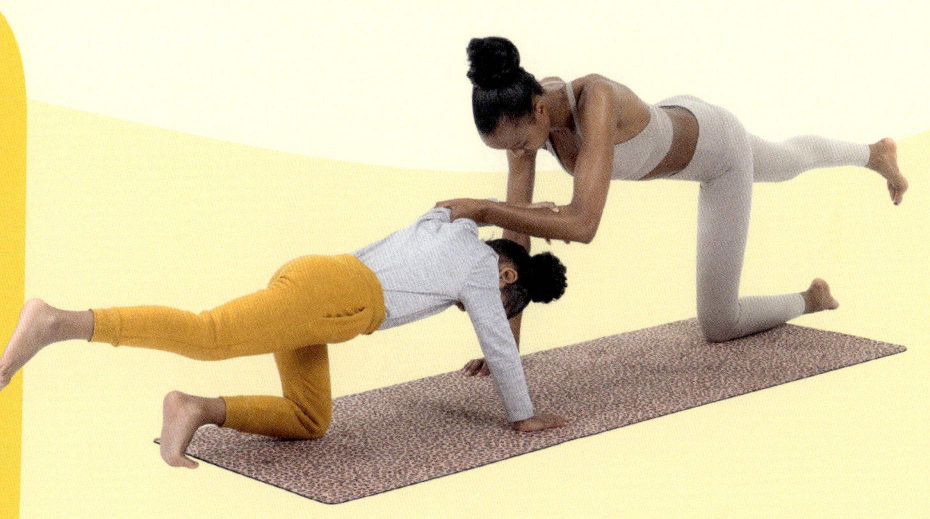

Wirkung

- Stärkt Hand- und Fußgelenke
- Bringt Kraft in Arme und Beine
- Dehnt den Rücken

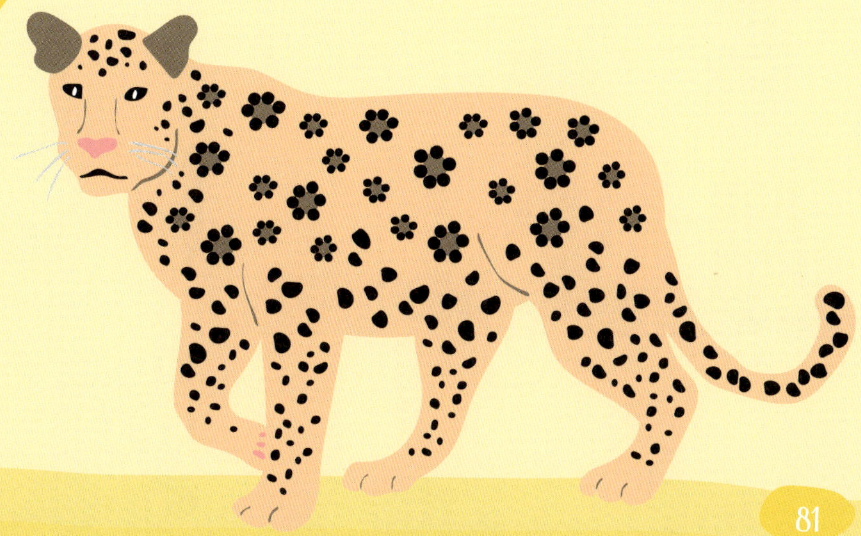

Auch wenn Elefanten extrem laut sein können, haben sie sehr sensible Ohren.

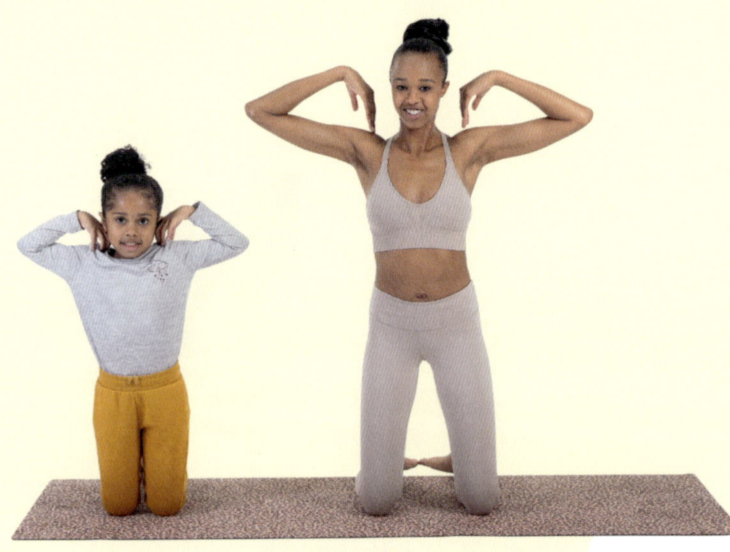

Übung: Elefant

1. Im Kniestand aufrecht nebeneinandersetzen
2. Hände auf die eigenen Schultern legen
3. Langsam die Ellenbogen wie Elefantenohren hoch und runter bewegen, dabei die Hände möglichst auf den Schultern lassen und tief durch die Nase ein- und ausatmen
4. Kurze Pause machen und wiederholen

Wirkung

- Entlastet und dehnt Schultern und Nacken
- Hilft bei Kopfschmerzen
- Fördert die Beweglichkeit der Schulterblätter
- Regt die Durchblutung an und macht wach

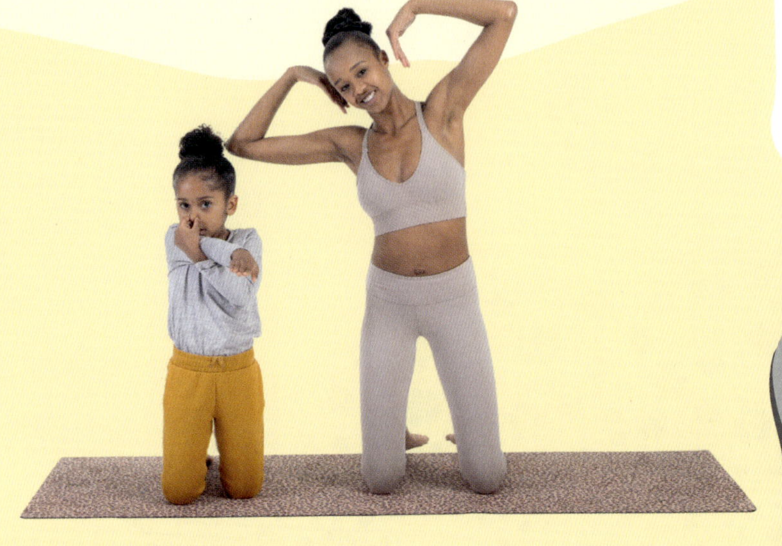

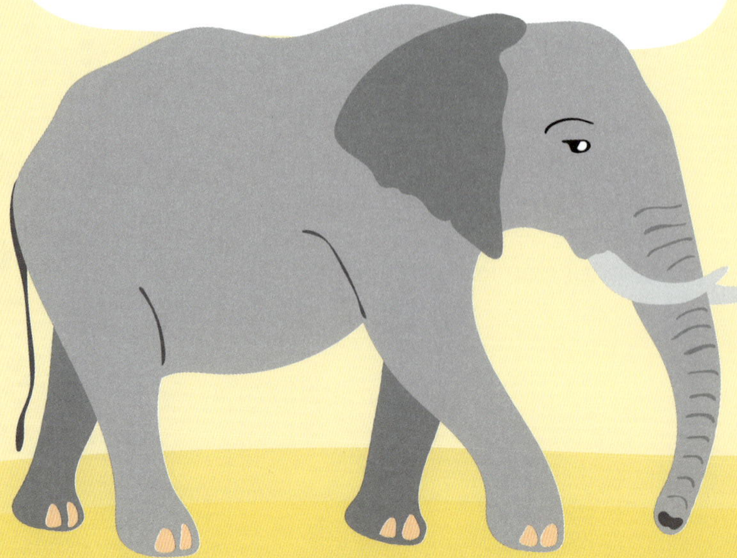

Büffel sind gemütliche Tiere mit einem sehr weichen Fell, und trotzdem sind sie groß und mächtig.

Übung: Büffel

1. Partner kniet im Vierfüßlerstand auf der Matte
2. Kind legt sich bäuchlings längs über den Partner, beide Köpfe zeigen in die gleiche Richtung
3. Arme angewinkelt wie die Hörner des Büffels nach schräg oben ausstrecken
4. 2 tiefe und konzentrierte Atemzüge lang halten
5. Zwischendurch entspannen: Kopf ablegen und Beine hängen lassen
6. Dann noch einmal wiederholen

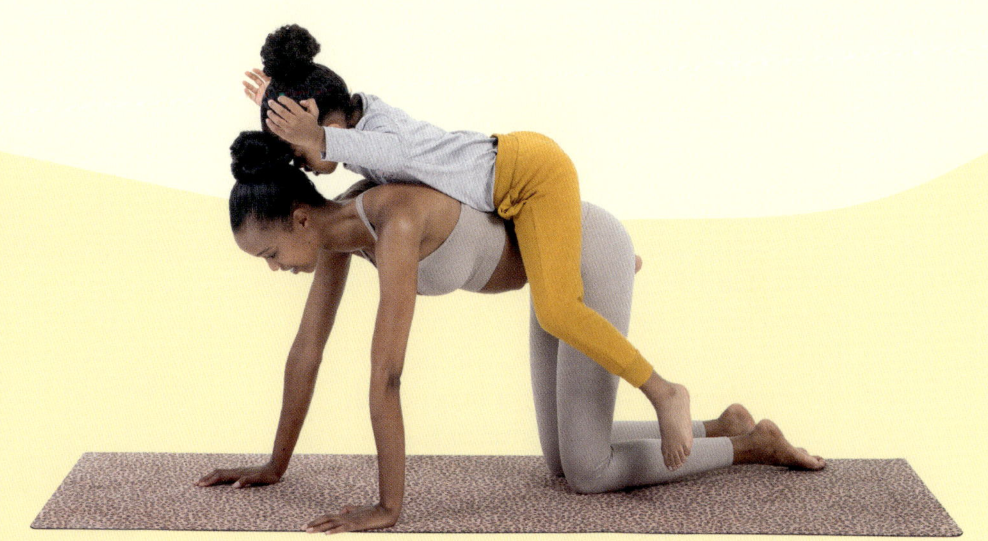

Wirkung

- Stärkt Rücken, Arme und Beine
- Dehnt den vorderen Bogen

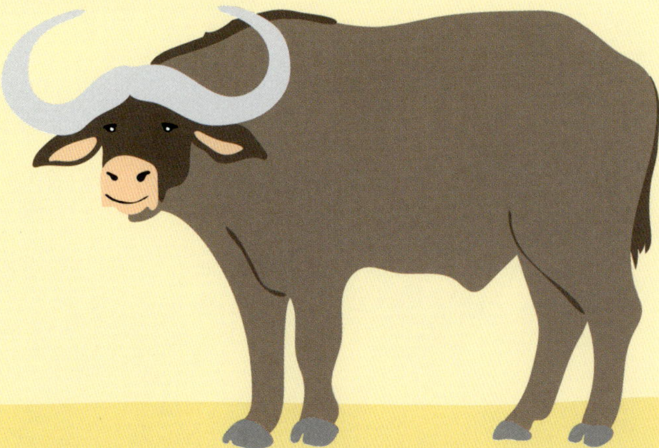

Das Nashorn ist kein Einhorn, sondern ein Zweihorn! Es hat ein kleines und ein großes Horn.

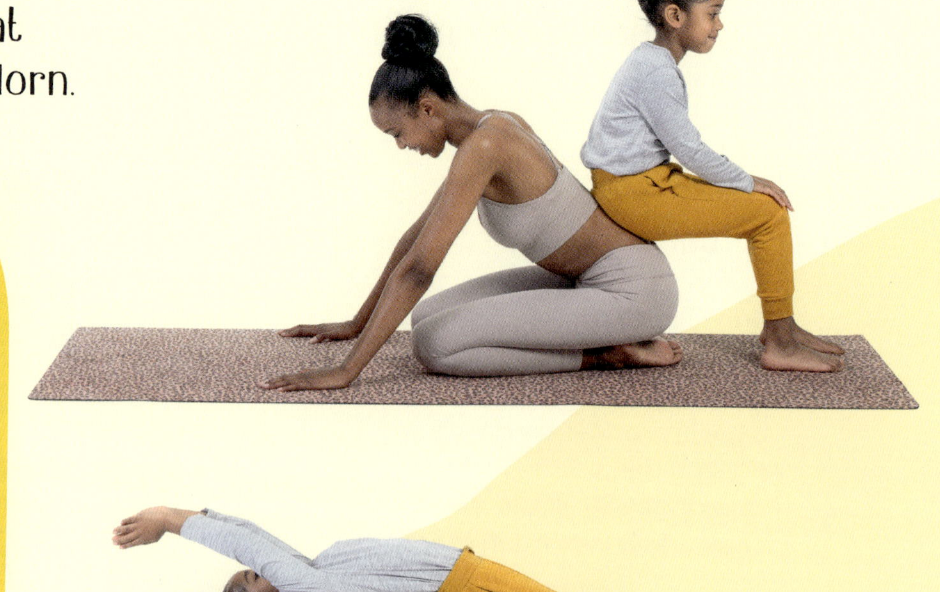

Übung: Nashorn

1. Partner kommt in den Fersensitz
2. Kind setzt sich rückwärts auf das Gesäß des Partners und legt sich vorsichtig und mit Körperspannung und Konzentration ab (Kopf an Kopf), während der Partner in den Vierfüßler geht
3. Arme nach schräg oben ausstrecken, Handflächen berühren einander wie ein Horn
4. Füße und Beine hängen lassen, 2 tiefe und konzentrierte Atemzüge lang halten
5. Dann Arme kurz entspannen und noch einmal wiederholen

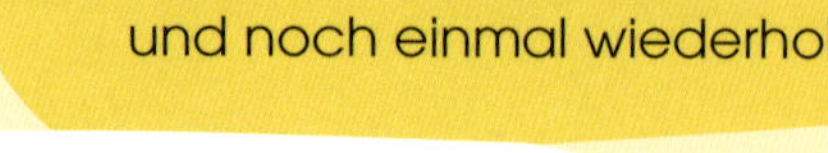

Wirkung

- Stärkt Rücken und Beine
- Dehnt die Körpervorderseite

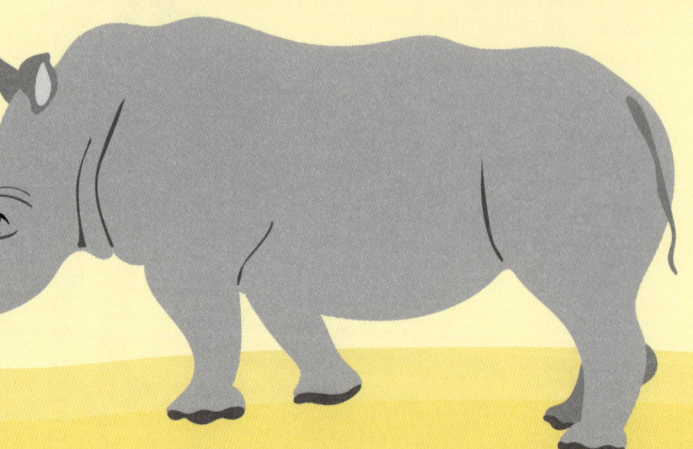

Der Akazienbaum ist eher breit als groß. Er spendet den Tieren Schatten und schützt sie so vor der heißen Sonne.

Übung: Akazienbaum

Variante 1

1. Voreinander auf die Matte stellen
2. Dann nacheinander in die beschriebene Haltung gehen, damit ihr euch gegenseitig stützen könnt
3. Jeweils den rechten Fuß zum Oberschenkel oder zur Wade führen und fest dagegendrücken
4. An den Händen anfassen, Arme weit zur Seite strecken
5. Gleichgewicht und Spannung halten, dabei tief ein- und ausatmen
6. Entweder einander anschauen oder einen Punkt fixieren
7. Seite wechseln

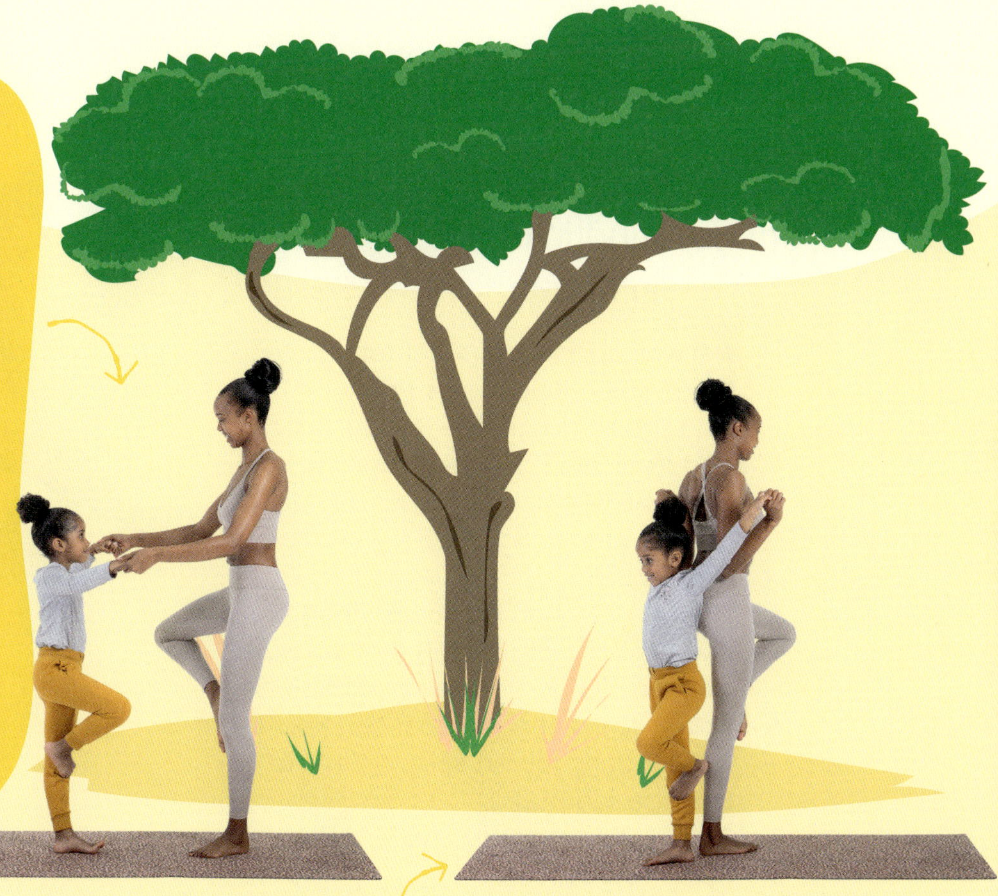

Wirkung

- Gut für die Balance
- Kräftigt Füße und Beine
- Öffnet und stabilisiert Hüfte und Becken
- Fördert die Konzentration
- Variante 2: dehnt zusätzlich die Arme

Variante 2

1. Rücken an Rücken auf die Matte stellen
2. Jeweils den linken Fuß zum Oberschenkel oder zur Wade führen
3. Den Partner an den Händen fassen
4. Arme breit zur Seite ziehen
5. Dehnung auskosten und 1 bis 2 Atemzüge lang halten
6. Seite wechseln

Bunte Häuser bringen gute Laune in die sonst so sandigen Töne Afrikas.

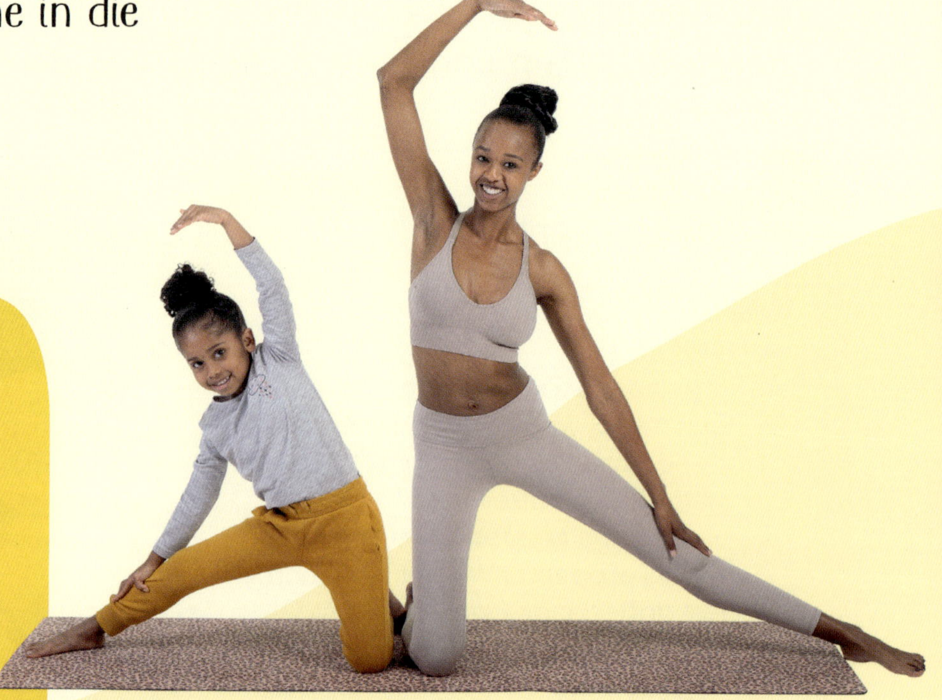

Übung: Rundliche Häuser aus Lehm

1. Nebeneinander aufgerichtet auf die Matte knien, Kind rechts, Partner links
2. Kind streckt das rechte Bein zur Seite und stellt den Fuß auf – Partner nimmt das linke Bein und in den nachfolgend beschriebenen Schritten jeweils die andere Seite
3. Einatmend linken Arm nach oben strecken, gleichzeitig mit der rechten Hand auf dem ausgestreckten Bein abstützen
4. Linken Arm im Bogen über den Kopf in die Rundung führen, sodass die linke Seite gedehnt wird
5. 2 bis 3 Atemzüge lang halten
6. Seite wechseln

Wirkung

- Dehnt die Körperseiten
- Regt den Stoffwechsel an

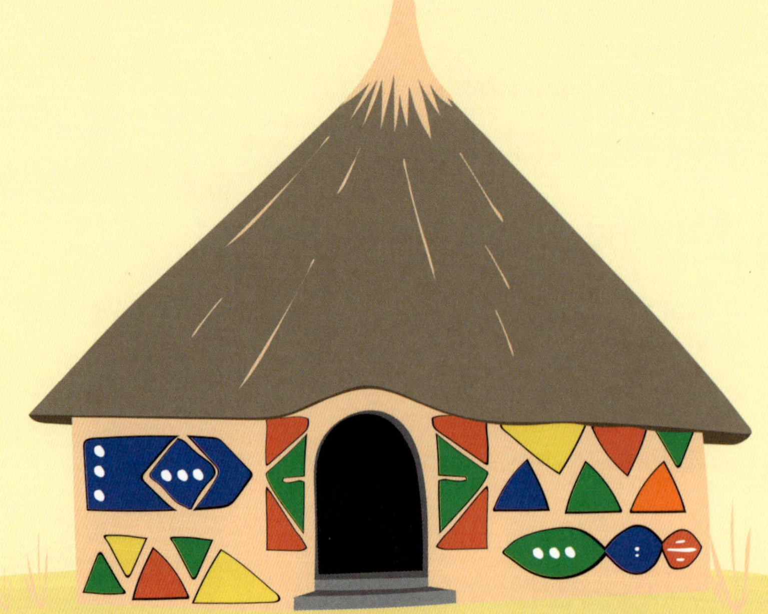

Tooooooooor!!!!!!!!

Übung: Fußball/Torwart

1. Nebeneinander in der breiten Grätsche auf die Matte stellen, die Fußaußenkanten berühren sich
2. Beine beugen wie ein Torwart
3. Arme, Hände und Finger weit zur rechten Seite ausstrecken, als ob man einen Ball fangen wollte
4. 2 Atemzüge lang halten
5. Seite wechseln

Wirkung

- Dehnt Beininnenseiten, Arme und Taille
- Kräftigt die Arme
- Stärkt Beine und Füße

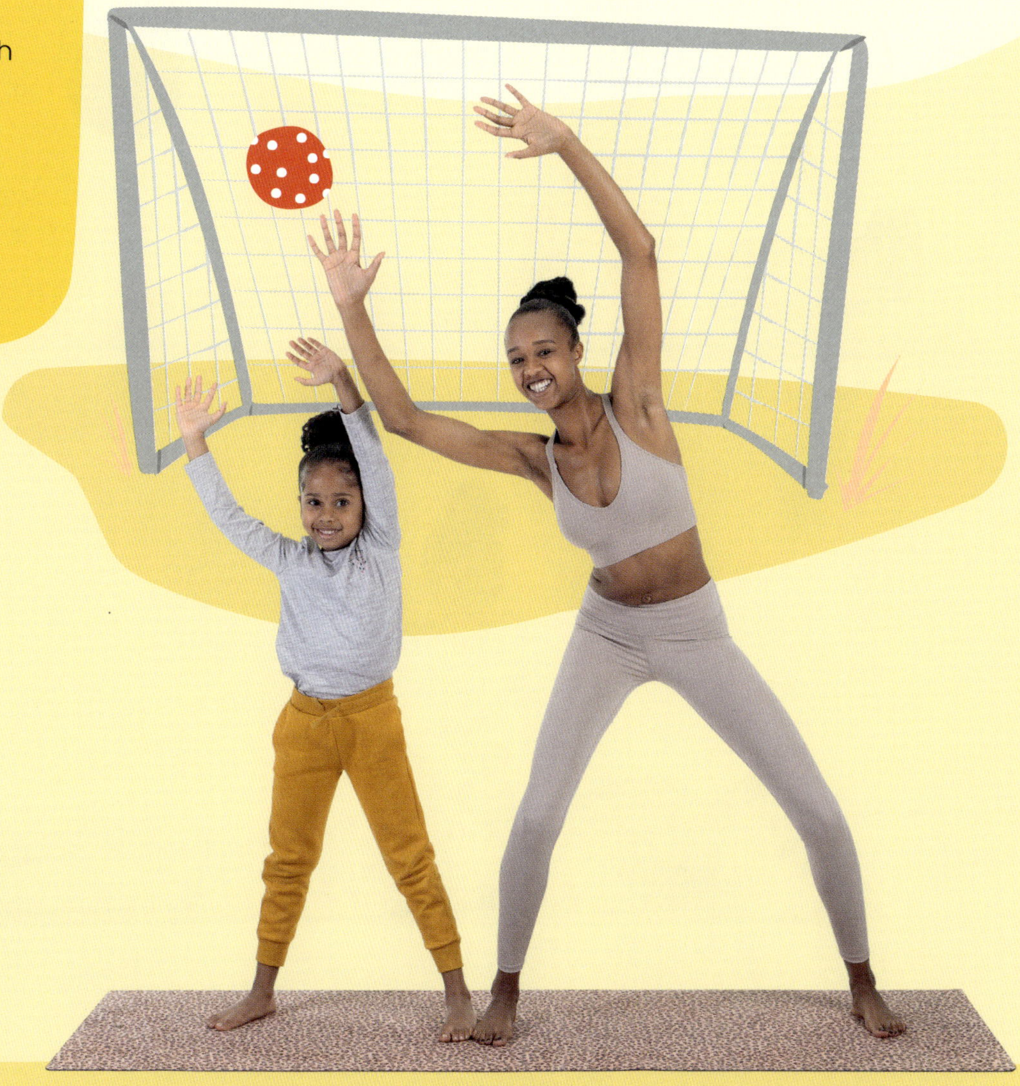

Kannst du einen Rhythmus finden?

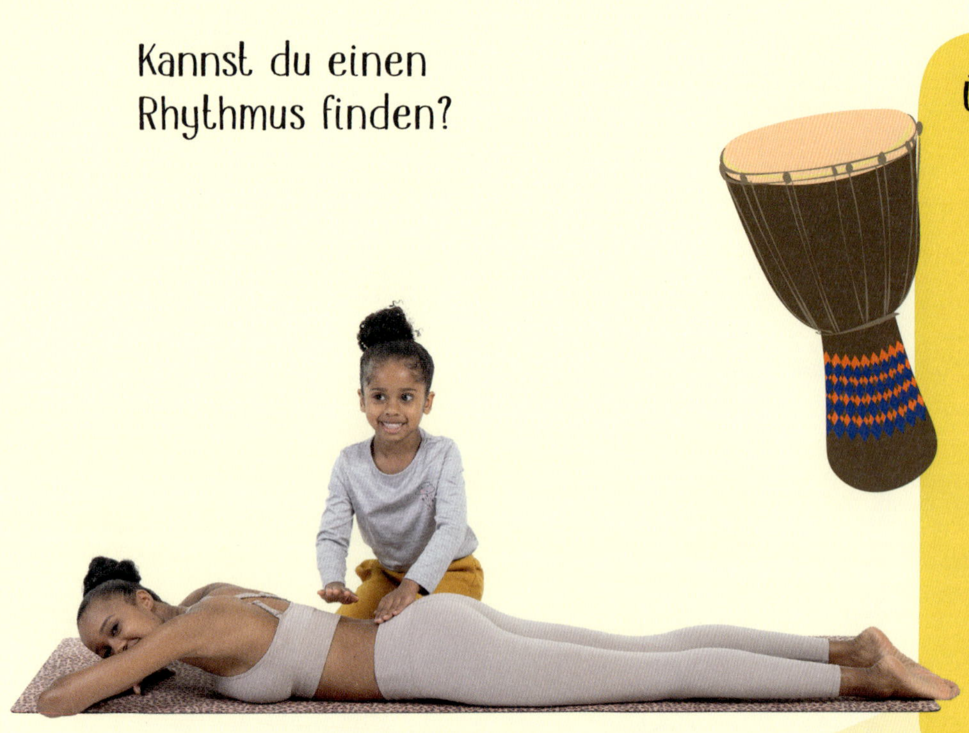

Übung: Trommel

1. Partner legt sich in Bauchlage auf die Matte
2. Kind setzt sich daneben und beginnt vorsichtig den Körper abzutrommeln, zuerst mit den flachen Händen, dann vorsichtig mit den Fäusten, Fingerkuppen, Handgelenken
3. Versuche, einen Rhythmus zu finden – langsam, schnell, laut, leise, beide Hände gleichzeitig oder abwechselnd
4. Den ganzen Körper einbeziehen und fragen, wo es am angenehmsten ist
5. Rücksicht auf die Befindlichkeit nehmen und nicht zu heftig trommeln
6. Dann wechseln

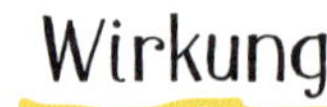

Wirkung

- Regt die Durchblutung an
- Entspannt

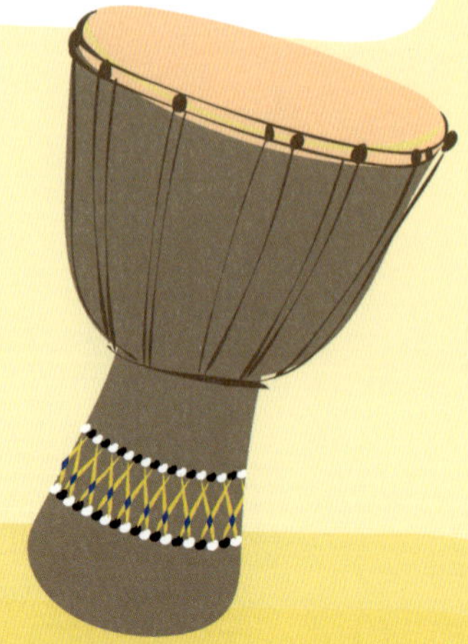

Die Fußmassage

Zuerst legt sich das Kind gemütlich hin, in der zweiten Runde der Partner. Gern kann man sich ein Kissen unter den Kopf und unter die Knie legen und mit einer Decke zudecken. Die folgende Anleitung findet ihr auch unter www.suedwest-verlag.de/yogaweltreise. Die jeweiligen Bewegungen können beliebig oft wiederholt werden. Wenn man nach Gefühl geht, macht man nichts verkehrt. Wichtig ist, dass die Hände die ganze Zeit die Füße des Gegenübers berühren. Die Berührungen sind sanft, dürfen aber auch mit Nachdruck ausgeführt werden. Sie sollten immer guttun und nicht kitzeln.

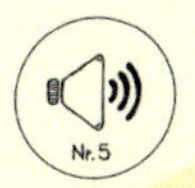

- Kind legt sich in Rückenlage auf die Matte, ein Fell oder eine Decke
- Partner kniet am Fußende und reibt kräftig beide Hände aneinander

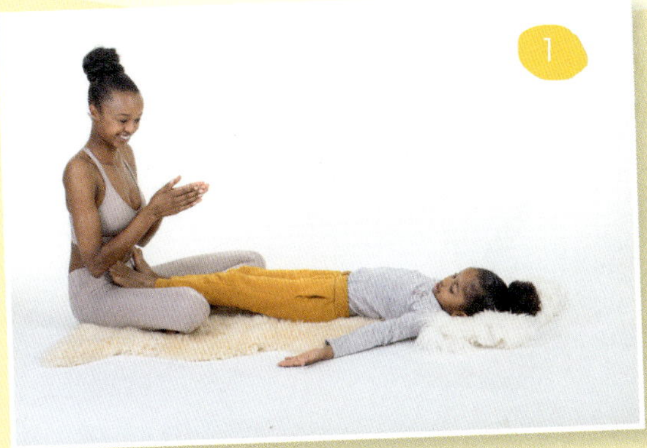

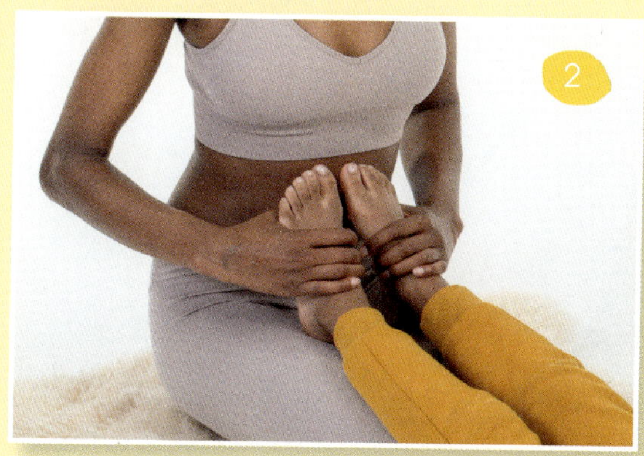

- Die Füße des Kindes sanft auf den Schoß legen, Fußsohlen liegen vorm Bauch
- Die warmen Hände auf die Fußoberseite legen und dort halten

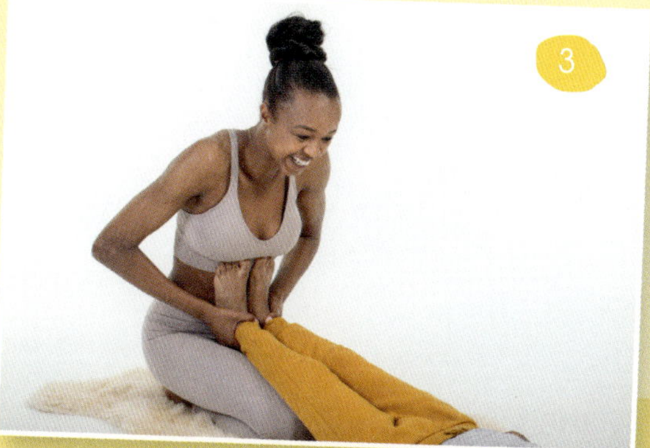

- Langsam vor- und zurücklehnen, sodass sich die Füße mit dem Bauch vor- und zurückdrücken lassen, eventuell die Bewegung mit den Händen unterstützen
- Beide Füße sanft auf dem Boden ablegen

- Die Hände an die Fußaußenseite legen, dann abwechselnd erst dem einen und dann dem anderen Fuß einen kleinen Schubs geben, sodass eine Schaukelbewegung entsteht

- Die Füße etwas weiter auseinanderlegen

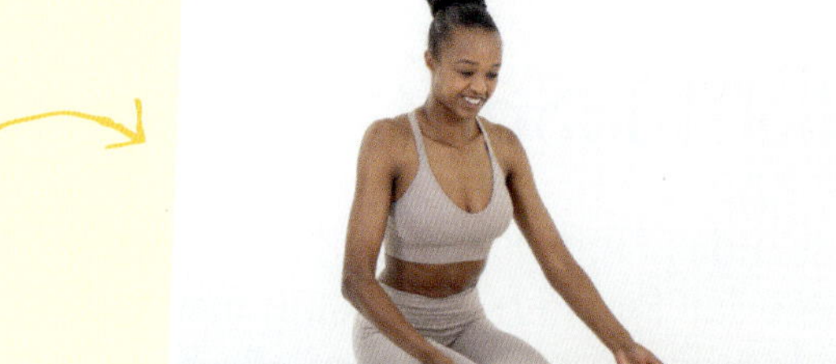

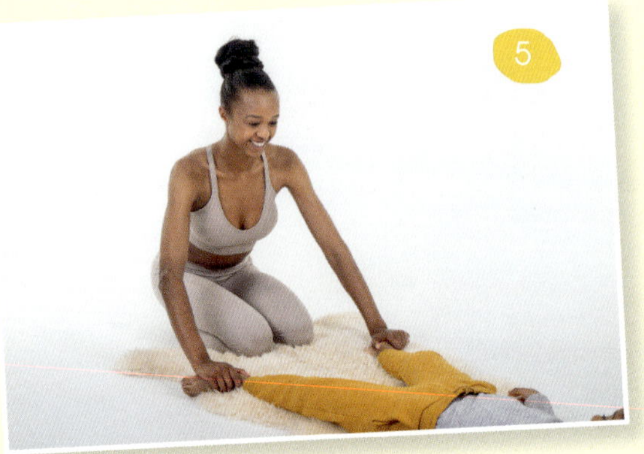

- Beide Füße zusammen mit den Handballen erst nach außen und dann nach innen drücken, dabei mit sanftem Nachdruck arbeiten

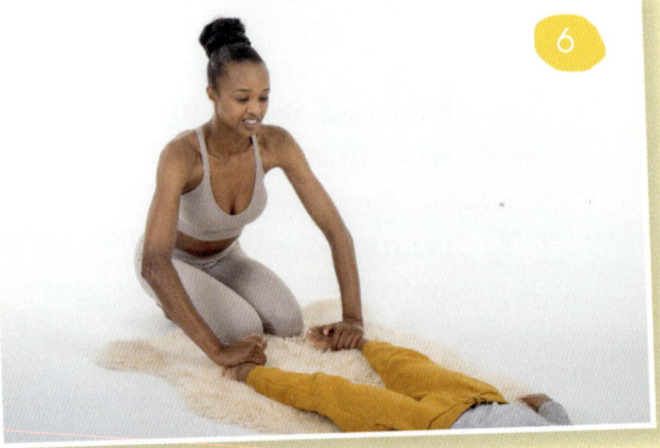

- Dann die Füße an der Außenkante festhalten und mit den Daumen in die Fußgewölbe drücken

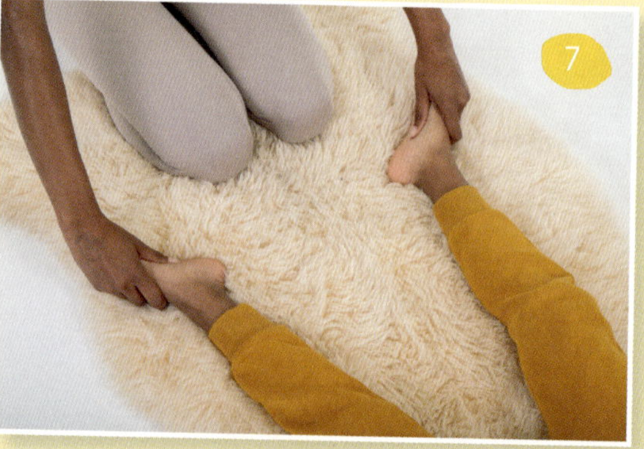

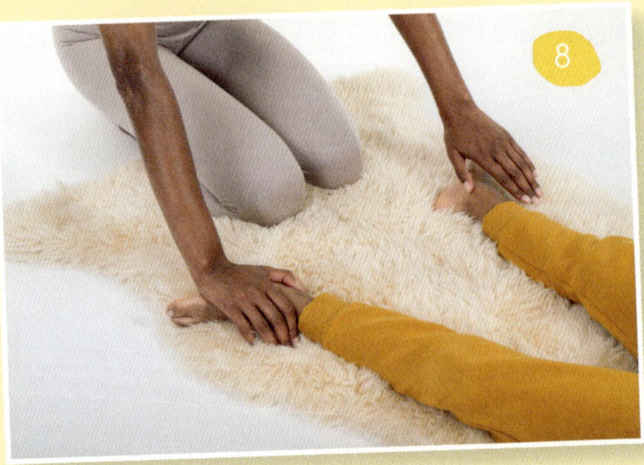

- Handballen auf die Fußgewölbe legen, mit gestreckten Armen und einer Art „Katzentritt" abwechselnd das eigene Gewicht in die Fußgewölbe drücken

- Hände von oben auf die Füße legen, leicht nach außen und gleichzeitig nach unten drücken

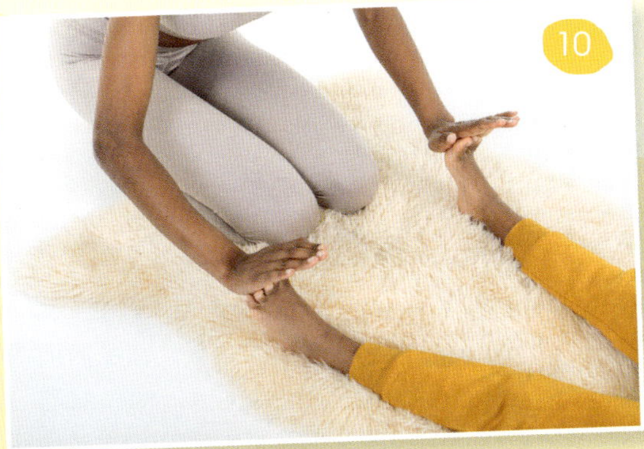

- Dann Hände oben an den Fußballen positionieren und die Füße in die andere Richtung drücken, sodass die Zehen nach oben zeigen

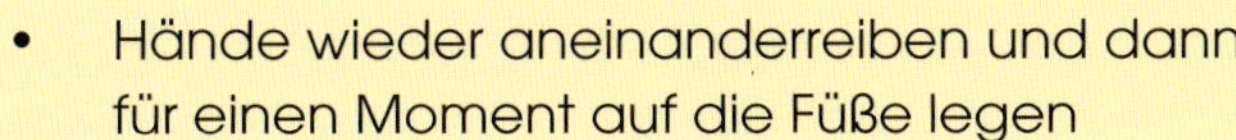

- Hände wieder aneinanderreiben und dann für einen Moment auf die Füße legen

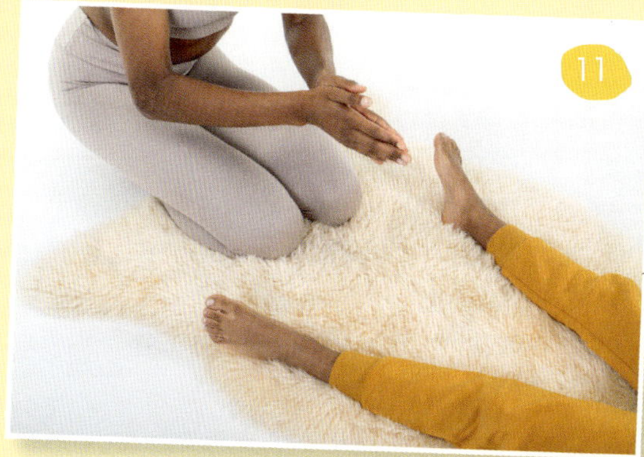

Wirkung

- Beruhigt das gesamte Nervensystem
- Regt die Durchblutung an und entspannt
- Stimuliert den Energiefluss im Körper durch das Drücken von Akupunkturpunkten
- Lockert Fuß- und Zehengelenke

Kapitel 6: Japan

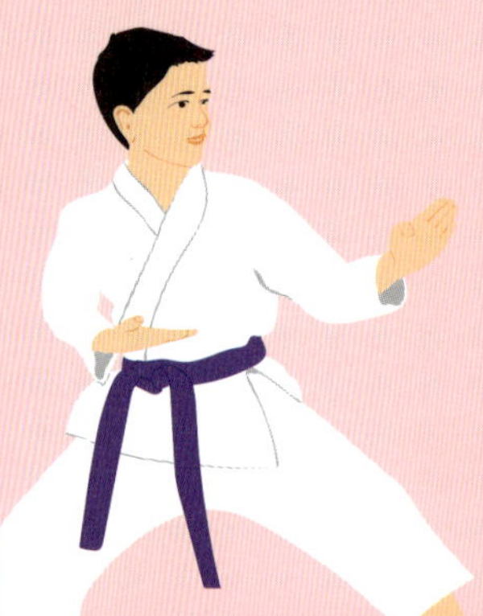

Konnichiwa

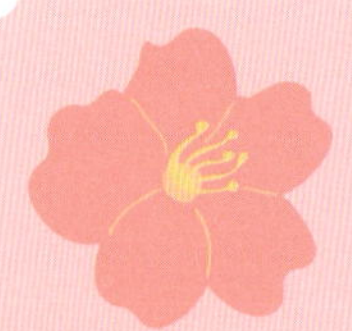

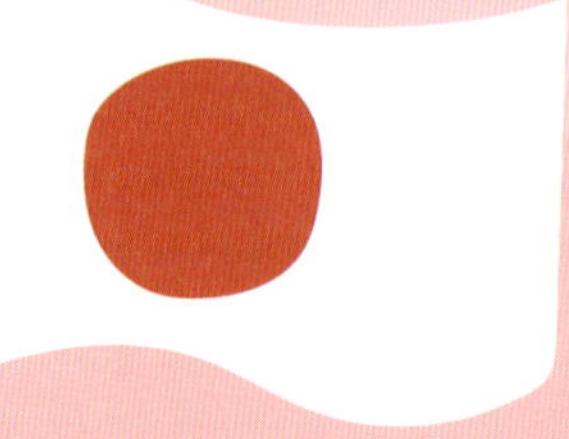

Von Südafrika segeln wir nun ganz weit nach Ostasien, in ein ganz besonderes Land: Wir reisen nach Japan, wo mein lieber Freund und Yogawegbegleiter Kai elf Jahre seiner Kindheit verbracht hat. Die Kultur in Japan ist wirklich anders als bei uns, aber bestimmt habt ihr schon viel über dieses Land gehört. Wir verbeugen uns mit einem ehrfürchtigen „Konnichiwa".

Immer wenn Kai mir von Japan erzählt, schwelgt er begeistert in Erinnerungen. Er berichtet von den Reisfeldern, vom Bambus und vom Tsuru, dem Kranich, der in Japan ein berühmtes Symbol für Frieden darstellt. Er wird auch gerne als Papierorigamifigur gefaltet. Ob wir ihn auch als Yogaübung nachbilden können?

Bestimmt habt ihr auch schon von der wunderschönen Kirschblüte in Japan gehört. Sie wird dort liebevoll Sakura-Chan genannt und sie ist allgegenwärtig. Die Kirschblüte steht für die immer wiederkehrende Kraft des Frühlings – man sagt, sie sei ein Teil der japanischen Seele. Auch der Bonsai ist ein sehr bekannter Baum in Japan. Habt ihr schon mal so einen Zwergbaum gesehen? Sie werden von wahren Meistern als Miniaturen großer, echter Bäume in Schalen gezogen und gezüchtet. Diese Tradition ist schon über tausend Jahre alt.

Wenn ich an Japan denke, bekomme ich Appetit auf Sushi! Dieses typisch japanische Gericht ist lecker und gesund. In diesem Buch bekommt seine Zubereitung – das Einrollen – eine ganz neue Bedeutung und wird eine wahre Freude!

Die kantig gebauten Häuser in Japan haben Innenwände aus Papier. Sie lassen sich ganz leise verschieben, was auch ein bisschen die Achtsamkeit dieses Landes widerspiegelt. Lautes Türenknallen würde (und kann) es in Japan nicht geben. Die Schuhe bleiben übrigens immer vor der Tür stehen. Es wäre sehr unhöflich, ein japanisches Haus mit Straßenschuhen zu betreten.

Name und Alter: Kai, 41 Jahre
Ort: Kobe und Nagoya
Kai hat 11 Jahre in Japan gelebt (vom 2. bis 12. Lebensjahr).

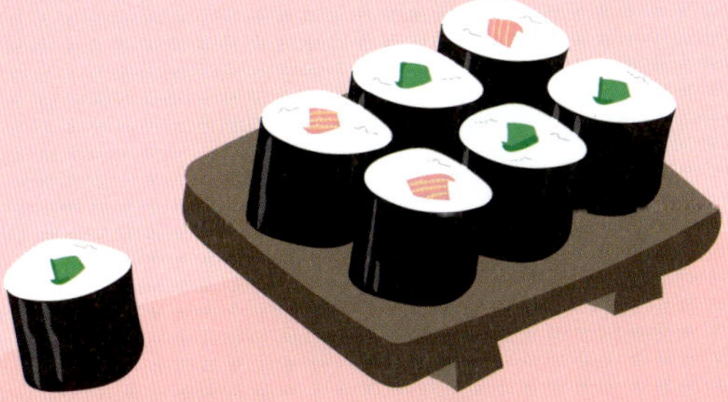

Kai hat mir auch von der japanischen Teezeremonie erzählt. Man sitzt dabei meistens auf dem Boden und das Teepulver wird auf eine ganz besondere Weise, liebevoll und achtsam, aufgegossen und angerührt. Dabei ist es auch wichtig, sich zu verbeugen, die Tasse in die richtige Richtung zu drehen und ganz in Ruhe zu trinken. Jeder Schritt ist bedacht und wird mit Muße ausgeführt. Die Teezeremonie vermittelt Ruhe und Konzentration und ist ein wichtiger Bestandteil der japanischen Kultur.

Etwas lauter, aber dafür sehr feierlich geht es bei den japanischen Matsuri-Umzügen zu. Mit den bunt bemalten Laternenwagen, welche die Dunkelheit erleuchten, und der Trommel- und Flötenmusik haben diese Festivals ihre ganz eigene, besonders andächtige Atmosphäre.

Zu den traditionsreichsten Sportarten in Japan gehören verschiedene Kampfkünste. Das Wort sagt eigentlich schon, dass es nicht nur um das Kämpfen (und Verteidigen) geht, sondern vielmehr auch um die Kunstfertigkeit, die dazu nötig ist. Während beim Judo das Nachgeben zum Sieg führen soll, spielen beim Karate bestimmte Schlag- und Tritttechniken, Schnelligkeit und Beweglichkeit eine wichtige Rolle. Bei der japanischen Schwertkunst sind die höchstmögliche Konzentration und Körperbeherrschung und damit letztendlich sogar der Sieg über sich selbst das Ziel. Im Sumoringen geht es hingegen mit vollem Körpereinsatz zur Sache.

Kais Lieblingserinnerungen sind die Matsuri-Umzüge, bei denen er seinen Kimono trug und mit großen Augen die Fabelwesen und Drachen bestaunte. Diese Tiere sind ein fester Bestandteil der japanischen Legenden und sie kommen in vielen Zeremonien vor.

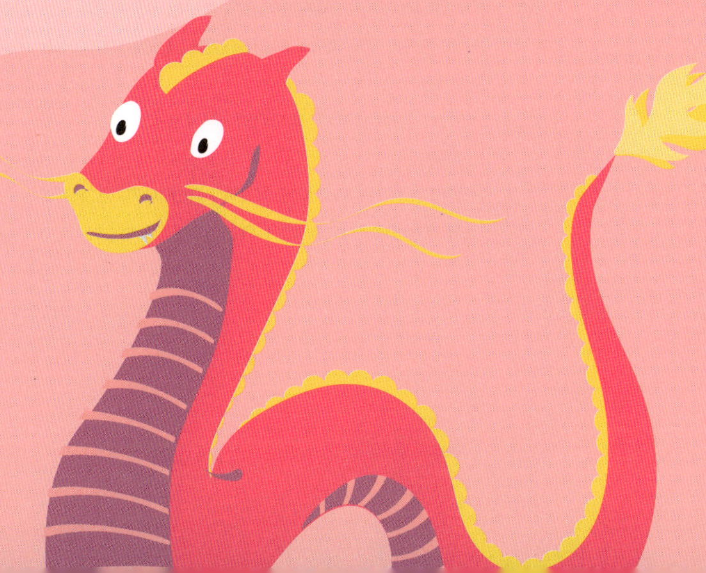

Lasst den Wind in eure Segel pusten!

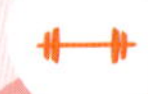

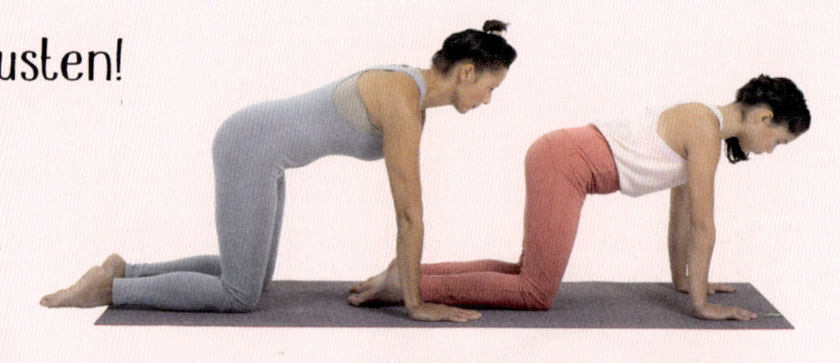

Übung: Segelboot

1. Hintereinander auf die Matte knien, Kind vorn
2. Jeweils in den Vierfüßlerstand kommen, Hände unter den Schultern
3. Partner geht in den „nach unten schauenden Hund“: Hände flächig in den Boden schieben, Rücken gerade und unter Spannung halten, Beine gegebenenfalls anwinkeln, Gesäß Richtung Decke strecken
4. Kind stellt je nach eigener Körpergröße nacheinander jeweils einen Fuß an die Schulterblätter des Partners oder etwas weiter Richtung unterer Rücken des Partners und kommt ebenfalls in den „nach unten schauenden Hund“
5. Kopf bleibt zwischen den Armen hängen, in Verlängerung der Wirbelsäule
6. Schultern möglichst entspannt lassen
7. 2 bis 3 Atemzüge lang halten, dabei tief in den Bauch atmen

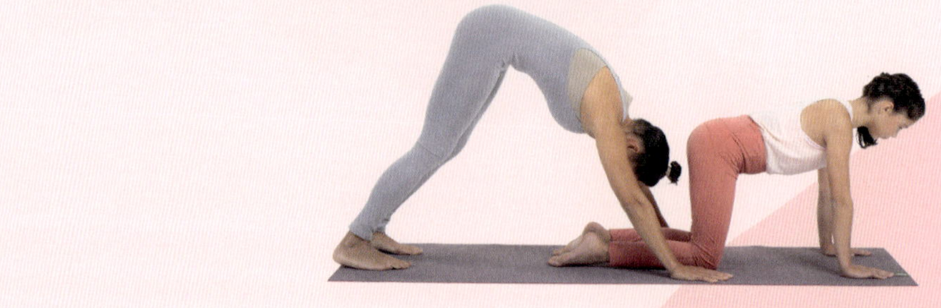

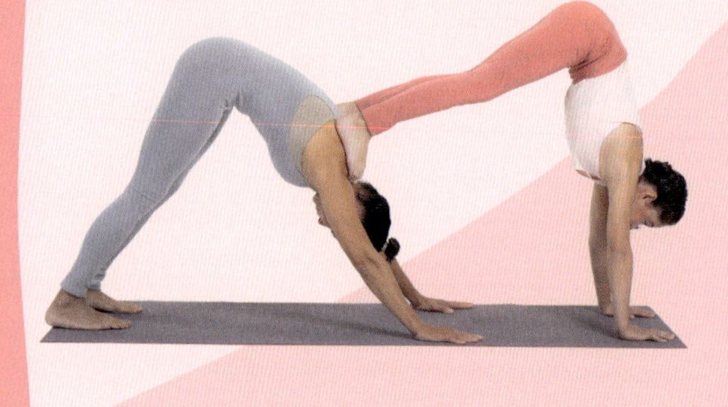

Wirkung

- Dehnt Arme und Beine
- Kräftigt Hand- und Schultergelenke
- Entlastet Kopf und Herz
- Lindert Verspannungen in Schultern und Nacken
- Öffnet den Brustraum

Konnichiwa

Begrüßung

1. Sich voreinanderstellen, Hände aneinanderlegen und sich verbeugen
2. Sich mit „Konnichiwa" begrüßen

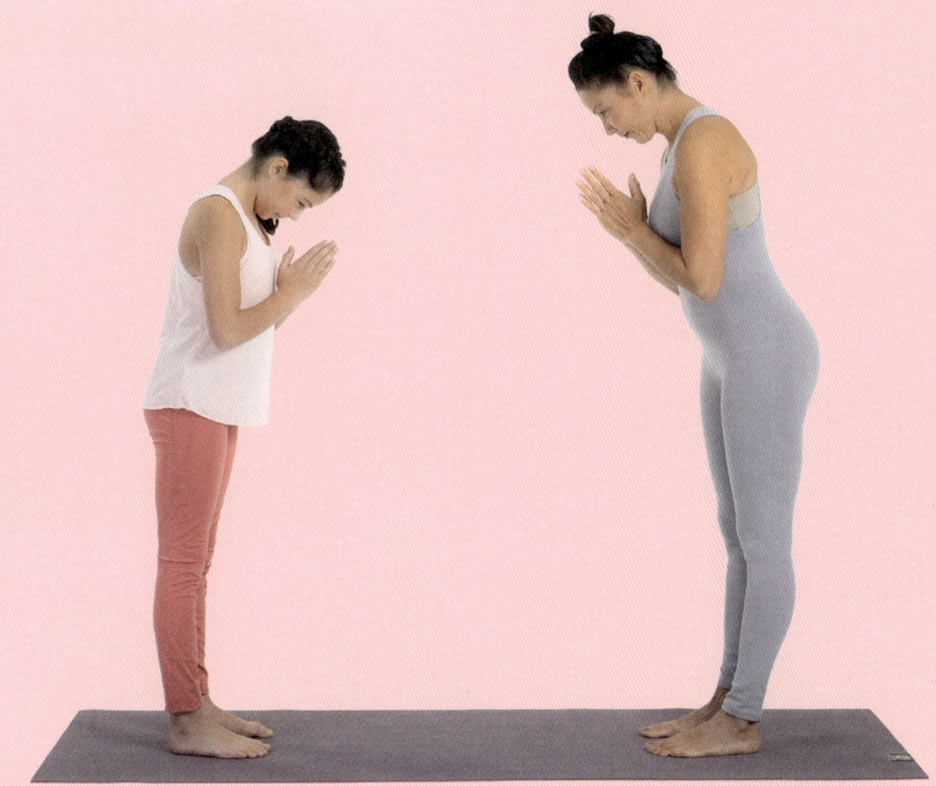

Models in diesem Land:

Monique, Leslie und Miles

Der Kranich ist ein sehr elegantes Tier. Ob es euch gelingt, in dieser Haltung elegant zu bleiben?

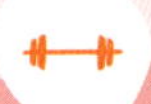

Übung: Tsuru, der Kranich

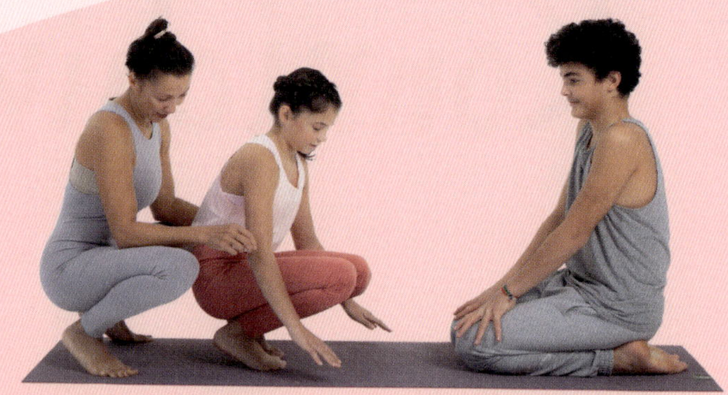

1. Erster Partner und Kind hocken sich hintereinander auf die Matte, Kind vorn
2. Kind setzt die Hände unter den Schultern auf dem Boden ab (eventuell Kissen vor den Körper legen)
3. Zweiter Partner kniet vor dem Kind und stützt gegebenenfalls dessen Schultern
4. Kind streckt das Gesäß nach oben, winkelt die Arme an und verlagert das Gewicht auf die Hände
5. Knieinnenseiten dann nacheinander seitlich an die Oberarme legen und konzentriert dagegendrücken
6. Partner kann zur Stabilisierung des Gleichgewichts vorsichtig die Füße halten
7. Position konzentriert halten, dabei tief und gleichmäßig atmen
8. Tauschen und wiederholen

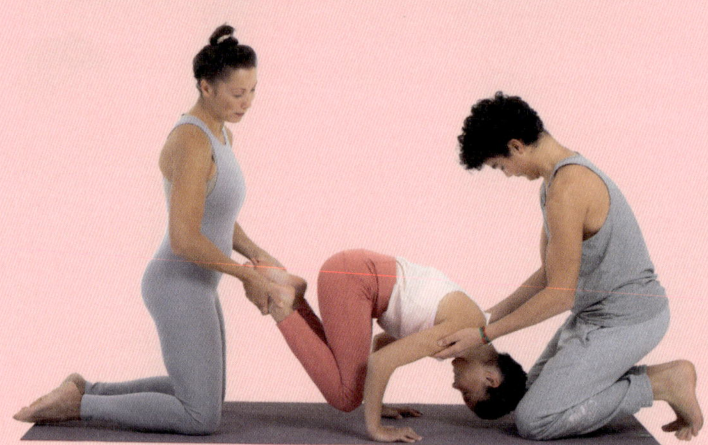

Wirkung

- Kräftigt die Handgelenke
- Fördert Gleichgewicht und Konzentration
- Stärkt das Selbstbewusstsein

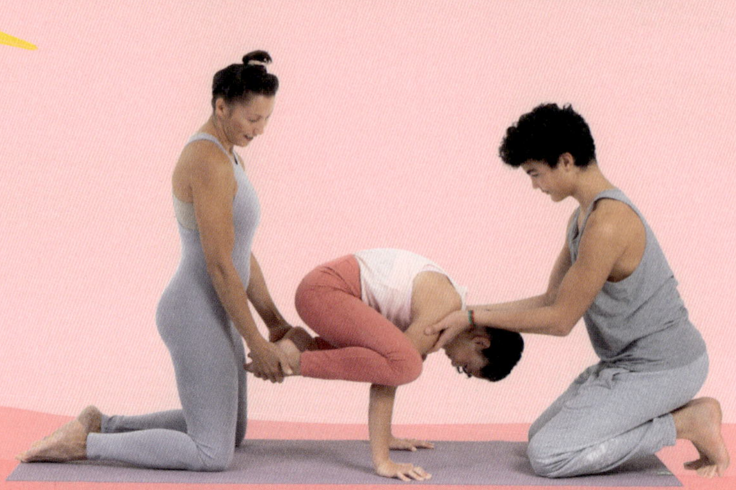

Rosa Kirschblüten schweben durch den Wind und landen sanft am Boden.

Übung: Sakura-Chan, die Kirschblüte

Variante 1

1. Nebeneinander auf die Matte stellen
2. Dann nacheinander in die beschriebene Haltung gehen, damit ihr euch gegenseitig stützen könnt
3. Jeweils an einer Hand anfassen
4. Jeweils den äußeren Fuß zum Oberschenkel oder zur Wade führen und fest dagegendrücken
5. Gleichgewicht und Spannung halten und dabei tief ein- und ausatmen
6. Entweder sich gegenseitig anschauen oder einen Punkt fixieren
7. Dann die Arme in voller Blüte, wie bei einem Kirschbaum, breit nach oben strecken
8. Den Oberkörper hin- und herdrehen
9. Seite wechseln
10. Dann das Bein lösen und sanft und zart im Wind wirbeln – wie Blüten, die vom Baum fallen

Variante 2

1. Gemeinsam einen noch größeren Baum bauen

Wirkung

- Gut für Balance und Gleichgewicht
- Kräftigt Füße und Beine
- Öffnet und stabilisiert Hüfte und Becken
- Fördert die Konzentration

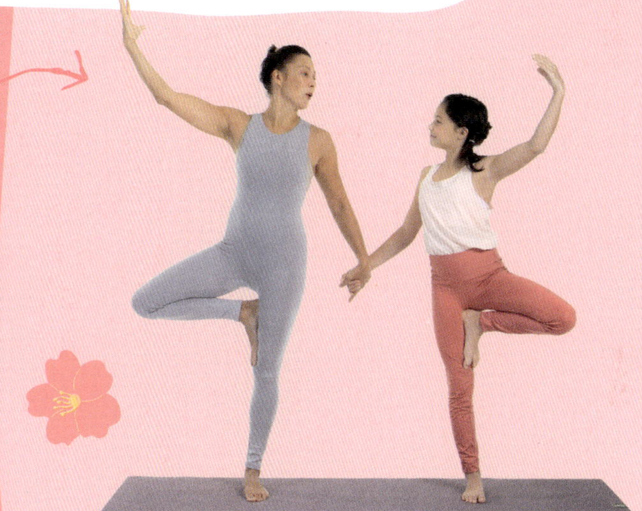

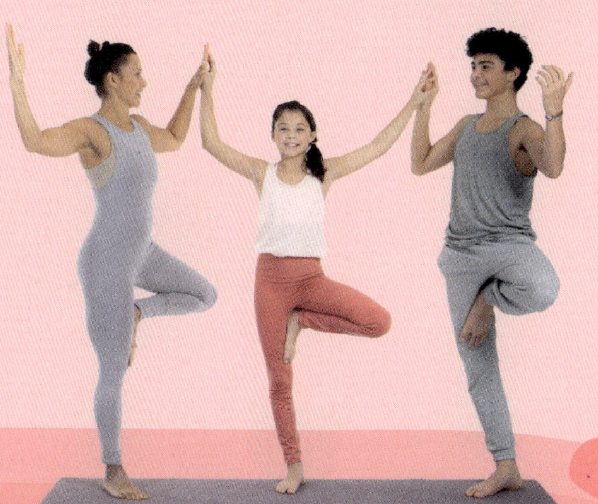

Auch das Rollen will gelernt sein ...

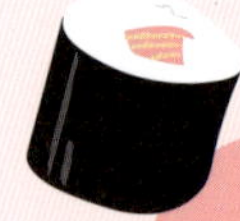

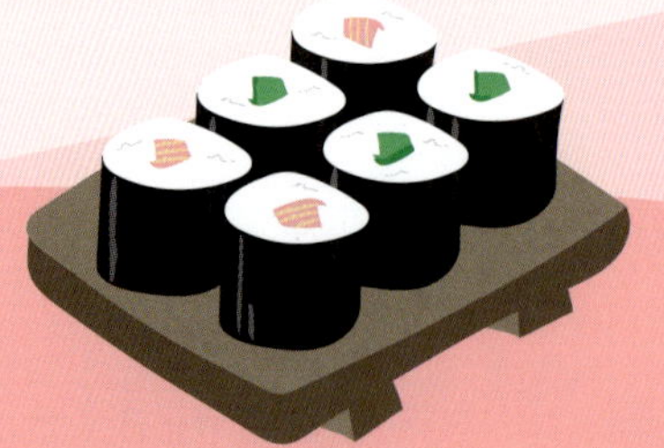

Übung: Sushi

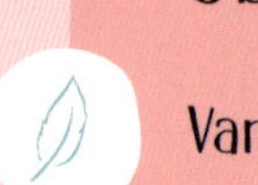

Variante 1

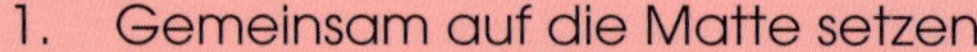

1. Gemeinsam auf die Matte setzen
2. Hände, Arme, Beine und Füße verhakeln und verschränken, sich gegenseitig einrollen, wie es gerade beliebt – was kommt rein?
3. Unterschiedliche Lebensmittel ausprobieren: Gurke, Avocado, Lachs, Reis
4. Jeweils einige Atemzüge lang verweilen, dann gemeinsam rollen, oder auch mal allein

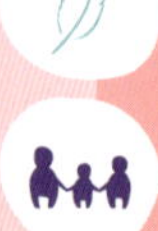

Variante 2

1. Zwei legen sich hin und einer rollt darüber, dann tauschen

Wirkung

- Verbindet
- Bringt Flexibilität und Beweglichkeit
- Beruhigt
- Fördert die Fantasie
- Macht so viel Spaß

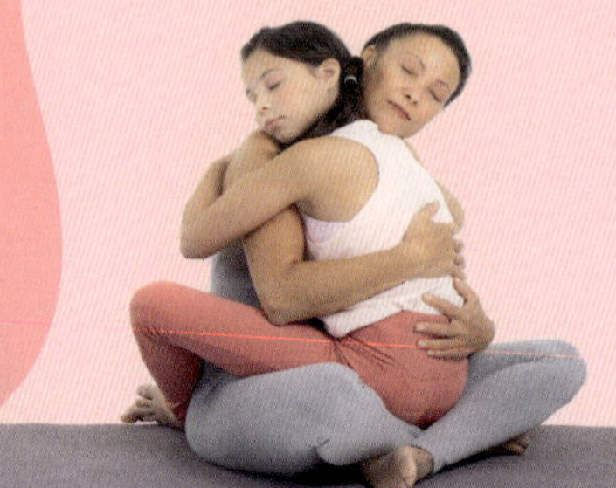

Hier gibt es kein Türenknallen.

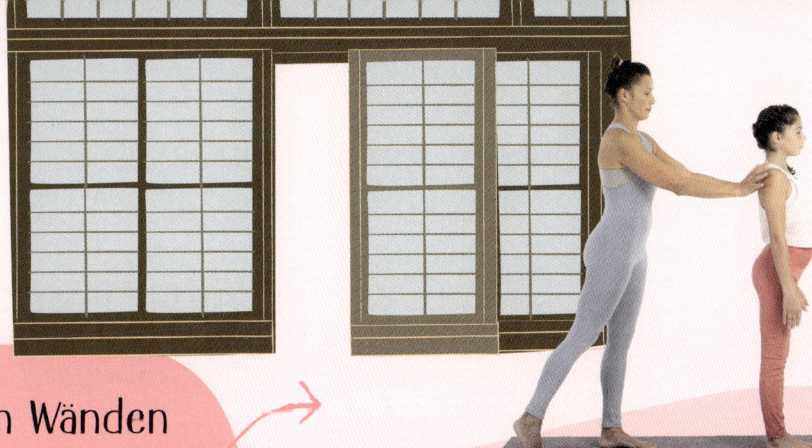

Übung: Haus mit verschiebbaren Wänden

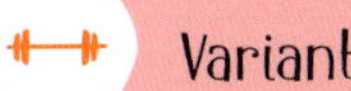

Variante 1

1. Partner steht in Schrittstellung hinter dem Kind
2. Kind steht fest wie ein Berg – vielmehr wie eine Papierwand –, Füße parallel, Hände ziehen nach unten
3. Das Kind ermutigen, sich vertrauensvoll fallen zu lassen
4. Immer Bescheid geben, wenn das Kind fallen darf
5. Beim ersten Fallen die Hände an den Schulterblättern halten und dann mit jedem Mal den Abstand zu den Schultern vergrößern
6. Das Kind bleibt fest und aufgerichtet, ohne im Körper abzuknicken, Füße bleiben beide am Boden
7. Bescheid geben, wenn die Übung beendet ist

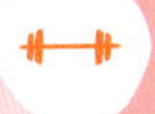

Variante 2

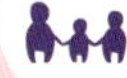

1. Kind steht zwischen Partnern mit dem Blick zu einem Partner
2. Hände des ersten Partners liegen vorn an den Schultern des Kindes, er hilft dem Kind mit einem sanften Schubs, nach hinten zu fallen
3. Der andere Partner fängt das Kind sofort mit den Händen an den Schulterblättern auf
4. Das Kind hin- und herpendeln lassen

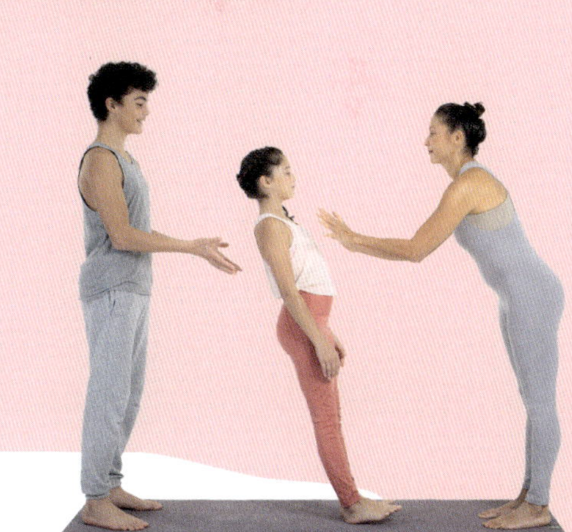

Wirkung

- Fördert Selbst- und Fremdvertrauen
- Bringt Körperspannung
- Macht Spaß und gute Laune

Die Teezeremonie ist ein achtsames Ritual.
Seid daher vorsichtig und bedächtig.

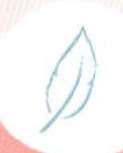

Übung: Teezeremonie

1. Beide Partner liegen zunächst mit den Händen auf den angezogenen Knien rücklings auf der Matte und rühren das Teepulver
2. Knie achtsam um die Hüfte kreisen lassen, erst in die eine, dann in die andere Richtung
3. Dann Rücken an Rücken setzen
4. Einander rücklings an den Händen fassen, Arme strecken und ausbreiten
5. Erst zur einen Seite neigen und „Tee eingießen", dann die Seite wechseln

Wirkung

- Lockert die Hüftgelenke
- Komprimiert die Bauchorgane und regt so den Stoffwechsel an
- Dehnt Arme und Taille

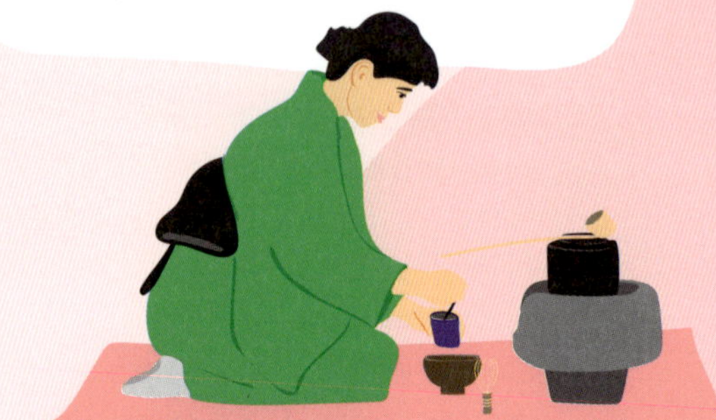

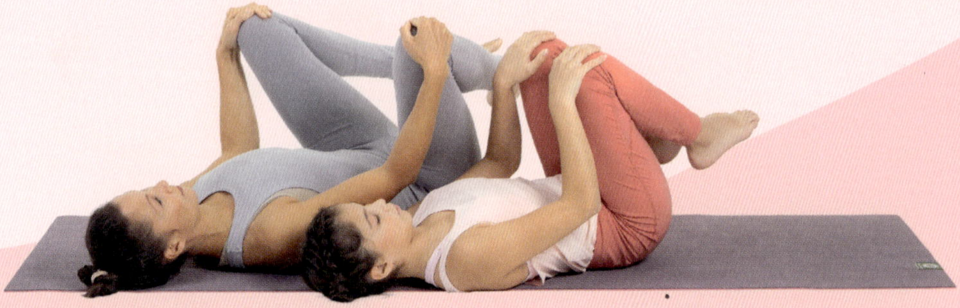

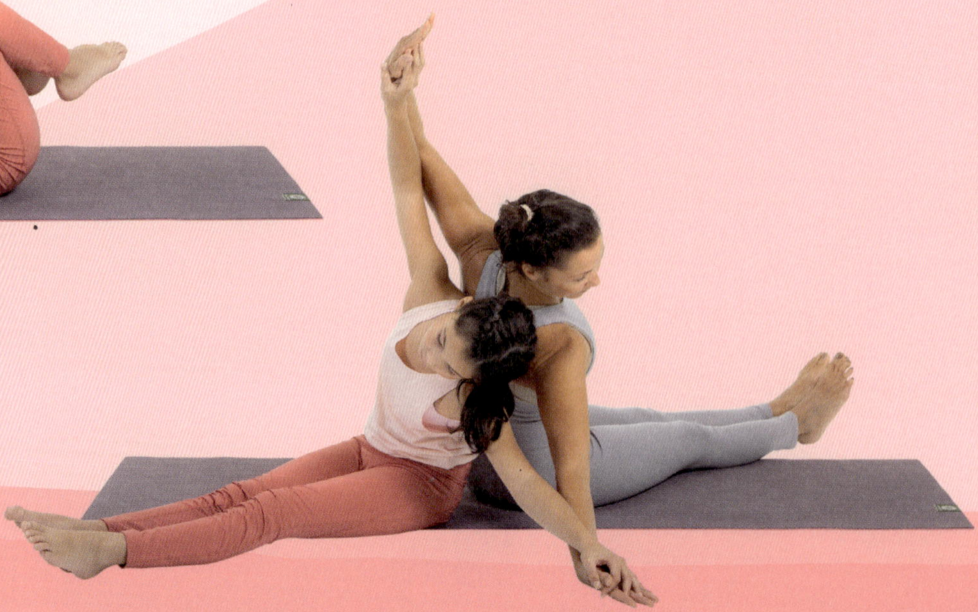

Judo ist ein aufmerksames Kämpfen, achtsame Hingabe ist dabei wichtig.

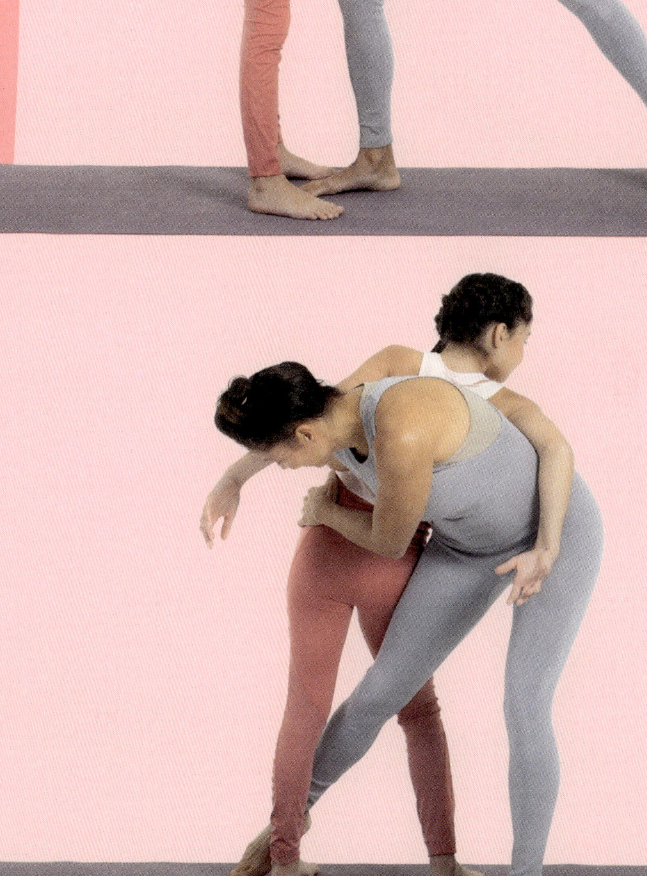

Übung: Judo

1. Beide Partner stehen voreinander und verhakeln sich
2. Sanft miteinander ringen
3. Vorsichtig versuchen, den Partner zu Boden zu bringen, zum Beispiel achtsam versuchen, ein Bein zu stellen
4. Probiert die Bewegungen auch im Sitzen und im Liegen

Wirkung

- Liebevolles, kämpferisches Miteinander
- Fördert das Gleichgewicht
- Es macht Spaß, zu ringen und sich auszutoben

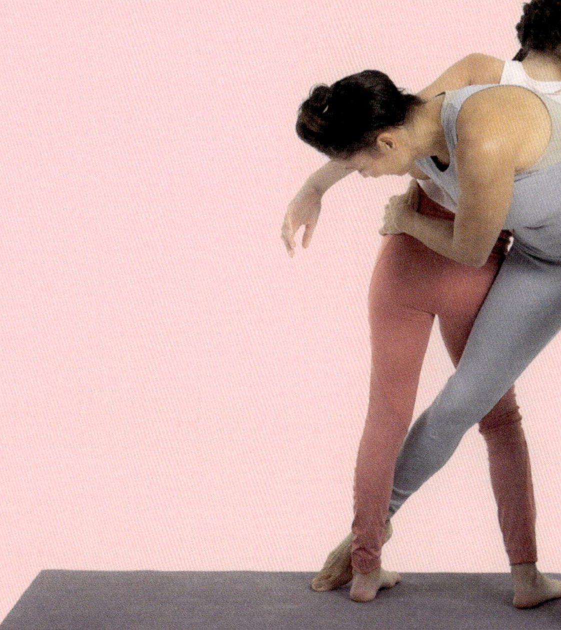

Zauberhafte Fabelwesen wandern bei den Matsuri-Umzügen durch die Nacht.

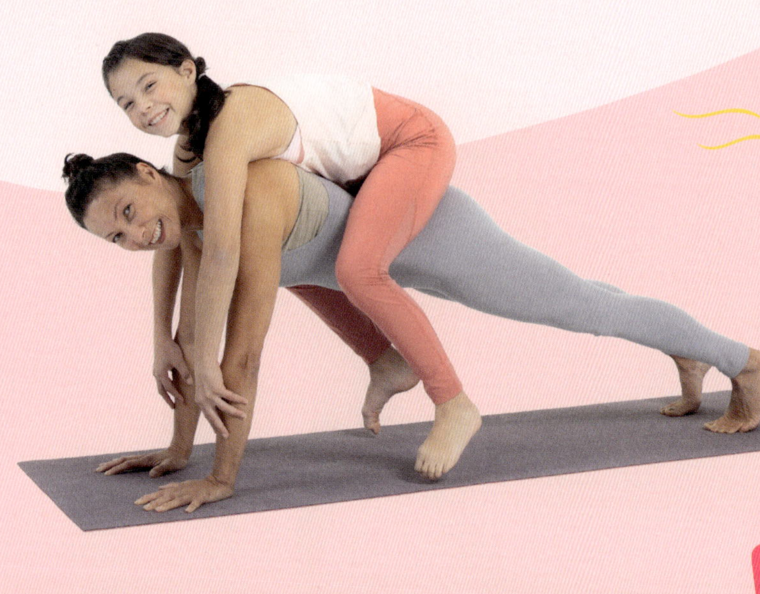

Übung: Drachenzeremonie

1. Partner geht auf der Matte in die „Haltung des Kindes", die Arme nach vorn ausgestreckt, Stirn berührt den Boden
2. Kind legt sich vorsichtig auf den Rücken des Partners in die gleiche Haltung
3. Tief ein- und ausatmen
4. Sanftmütig kommt der Partner dann einatmend hoch auf die Hände und Füße und macht sich groß wie ein ehrfürchtiger Drache
5. Gern 2- bis 3-mal wiederholen

Wirkung

- Kräftigt Arme und Beine
- Fördert Nähe und Vertrauen

Die Fantasiereise zum blühenden Kirschbaum

Jetzt wird wieder gekuschelt und entspannt! Hört euch dafür die Geschichte unter www.suedwest-verlag.de/yogaweltreise an oder erzählt sie euch anhand der folgenden Stichworte selbst. Denkt wieder daran, dass ihr alles mit eurer eigenen Fantasie ausschmücken dürft. Damit ihr auch wirklich zur Ruhe kommt, lest bzw. erzählt schön langsam und ruhig und macht ausreichend Pausen. Genießt die wunderbare Blütenpracht und erholt euch gut!

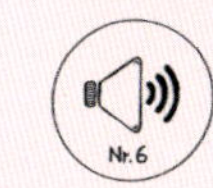

- Sich den Frühling vorstellen
- Die ersten Sonnenstrahlen spüren – wärmende und wohltuende Strahlen auf der Haut
- Alles scheint zu neuem Leben zu erwachen
- Die Knospen an den Büschen und Pflanzen beobachten
- Das sanfte Grün, das immer satter wird
- Sich vorstellen, wie Frühlingsluft riecht
- Wie fühlt es sich an, nach langer Zeit wieder luftige Kleidung zu tragen?
- In Gedanken zu einer schönen, einsamen Wiese gehen
- Von Weitem einen Baum in voller rosa Blüte entdecken
- Die Blüten sind die Boten des Frühlings, sie zeigen seine immer wiederkehrende Kraft
- Den Baum von allen Seiten betrachten
- Den Baum berühren
- Sich unter den Baum legen und die Blüten beobachten
- Sich vorstellen, wie ein sanfter Wind aufkommt
- Einige der kleinen Blüten wirbeln leise durch den Wind
- Die tanzenden und schwebenden Blüten beobachten und die Arme ausbreiten
- Es sieht so aus, als ob es Blüten schneien würde
- Sich vorstellen, dass eine Blüte auf der Haut landet und schmilzt
- Die Haut nimmt die Blüte auf, als ob sie aus Öl oder Creme bestünde
- Sich vorstellen, dass ein Teil der Frühlingskraft mit der Blüte in den Körper einzieht
- Die Blüte steht für Erneuerung und Aufbruch
- Immer mehr Blüten berühren den Körper und schmelzen auf der Haut
- Wenn der Wind alle Blütenblätter weggeweht hat, in Gedanken langsam aufstehen
- Sich wie neugeboren fühlen
- Kraft, Energie und Tatendrang spüren
- Gut gelaunt auf der Matte ankommen
- Sich rekeln, drücken und strecken
- Sich miteinander austauschen, wie es euch gefallen hat und ergangen ist

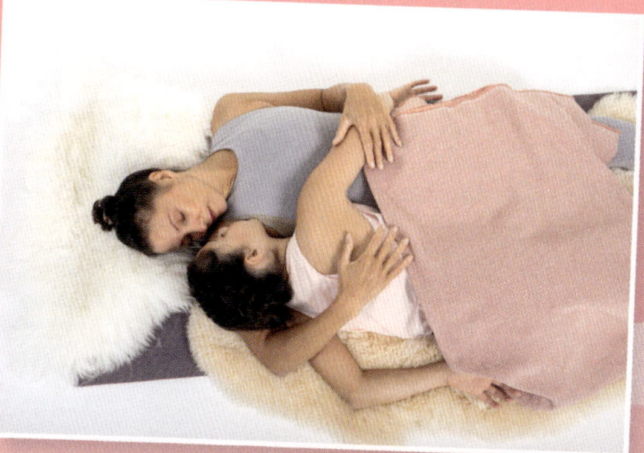

Kapitel 7: Australien

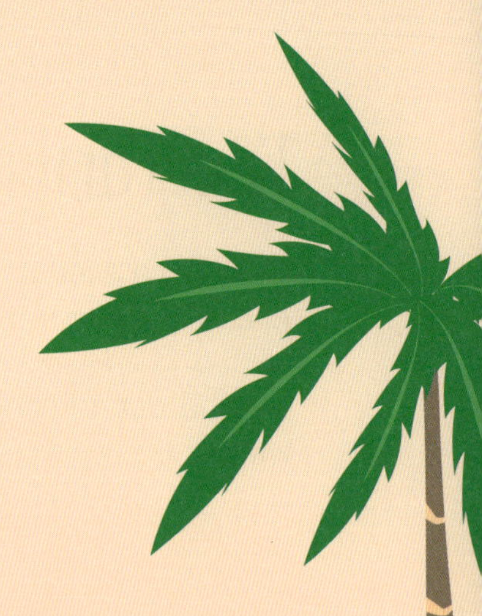

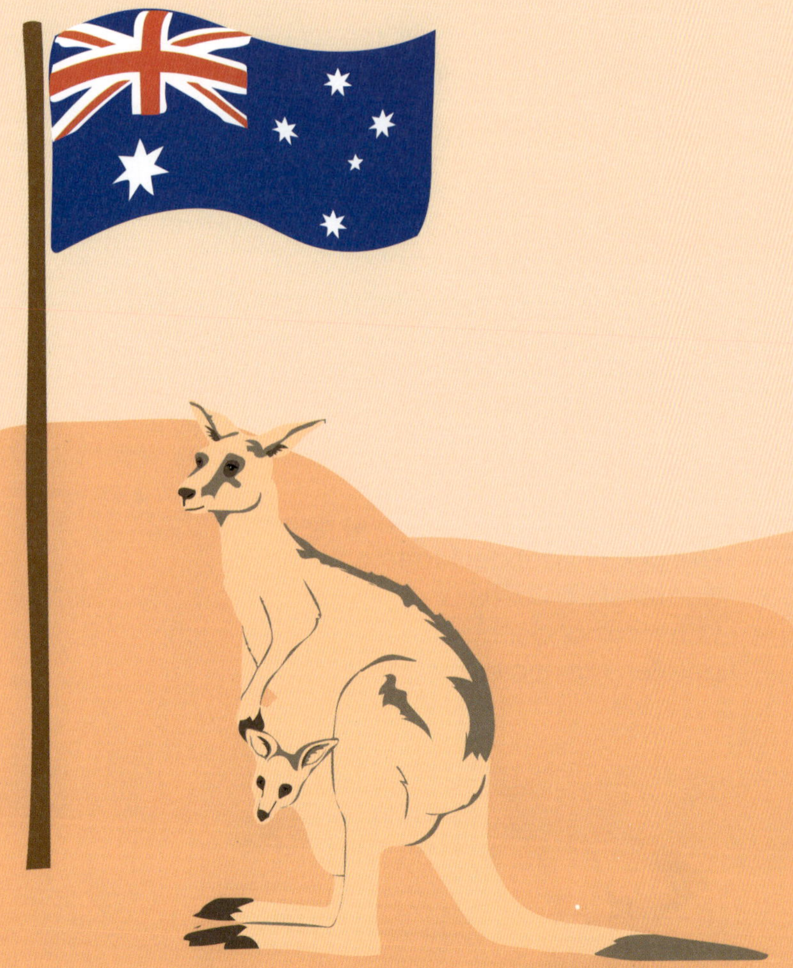

Meine Cousine Simone lebt seit 37 Jahren in Australien! Heute fliegen wir zu ihr nach Perth, das liegt im Südwesten und ist die Hauptstadt von Western Australia. Meine Tante, mein Onkel, Simone und ihre beiden Brüder sind damals dorthin ausgewandert. Sie leben sehr isoliert, etwas abseits der Stadt, in Forrestfield. Man kann hier stundenlang auf dem Highway fahren und niemandem begegnen. Wenn man aber jemanden trifft, begrüßt man sich mit einem herzlichen „How are you?" oder einfach mit „Hi!".

Die Natur auf dieser Seite der Erdkugel ist sehr vielfältig, man findet sowohl Wüste als auch Buschland und Küste. Es ist überall sehr warm. Im Norden von Australien ist das Wetter immer tropisch, aber auch im Süden wird es selbst im Winter immerhin noch 20 Grad warm, im Sommer sogar 40 Grad. Die wohl bekanntesten Tiere sind das Känguru, der Wombat und der Koala. Man findet aber auch Delfine und paradiesisch bunte Vogelarten.

Übrigens kommt das gesunde und gut riechende Eukalyptusöl aus Australien. Es gibt dort über

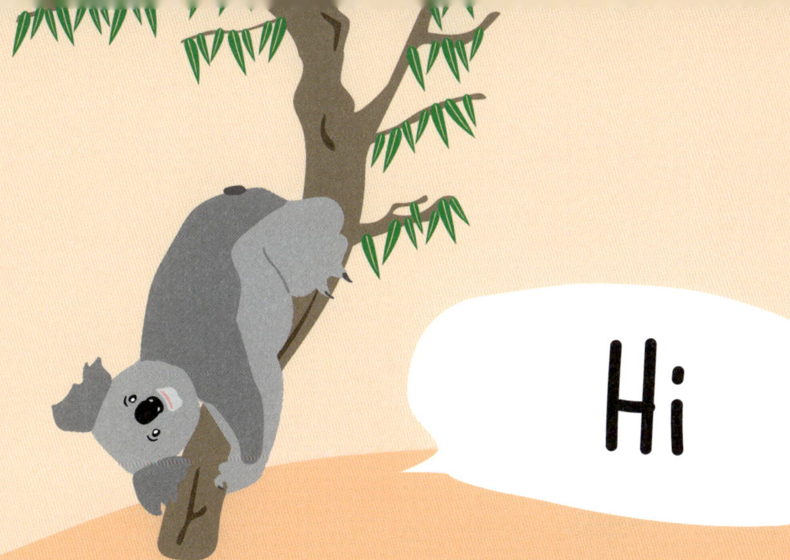

Name und Alter: Simone, 46 Jahre
Ort: Forrestfield/Perth, sehr isoliert
Simone lebt seit 37 Jahren in Australien.

700 Eukalyptusarten. Der Koala liebt die Blätter dieses Baumes – aber nur die alten Blätter, denn die anderen enthalten zu viel Öl, welches für die meisten Tiere sogar giftig ist!

Nicht nur der Eukalyptusbaum zählt zu den Ureinwohnern Australiens. Die sogenannten Aborigines leben seit mehr als 60 000 Jahren dort und haben ganz eigene Kulturtraditionen entwickelt. Sie ernährten sich stets von dem, was die Natur ihnen gab, und gingen sehr rücksichtsvoll mit Pflanzen und Tieren um. Über Jahrtausende hielten sie an dieser Lebensweise fest. Viele Aborigines haben sich mittlerweile mehr oder weniger an die moderne Lebensweise angepasst und die meisten wohnen fast wie die Australier mit eingewanderten Vorfahren in den Städten Australiens.

Während früher die Ureinwohner in Hütten und der freien Natur lebten und oft auch umherzogen, gibt es heute viele Bungalows in Leichtbauweise. Oft bestehen sie aus rotem oder braunem Backstein mit Dächern aus Blech. Viele frei stehende Häuser haben einen Swimmingpool. Die Menschen gehen in der Regel sehr fair, freundlich und respektvoll miteinander um, so beschreibt es meine Cousine.

In Australien gibt es übrigens eine äußerst leckere Süßspeise, die Lamingtons – ein gewürfelter Kokostraum.

Viele Mannschaftssportarten wie Football, Rugby und Cricket sind beliebt bei den Australiern, aber auch Schwimmen ist weitverbreitet.

Bestimmt kennt ihr schon das Didgeridoo. Dieses Blasinstrument stammt von den Aborigines im Norden Australiens und ist das Urmusikinstrument des Landes, wenn man das so nennen kann.

Wenn Simone von ihrer »neuen Heimat« spricht, dann erzählt sie von der unendlichen Weite, den atemberaubenden Sonnenuntergängen und von Weihnachten bei 40 Grad am Pool.

Wir fliegen über den großen Ozean von Japan nach Australien.

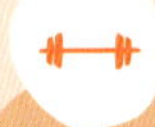 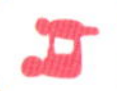

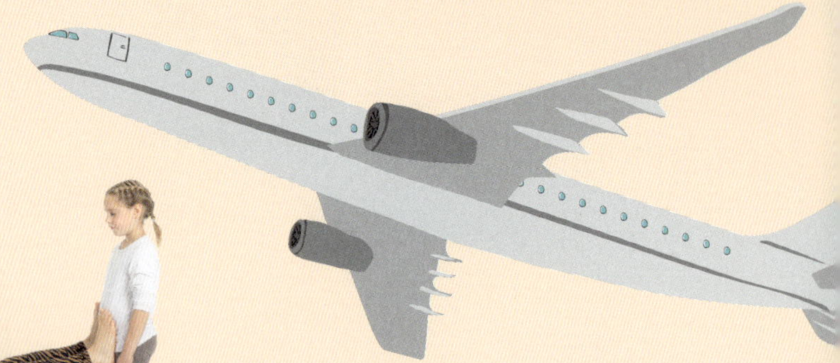

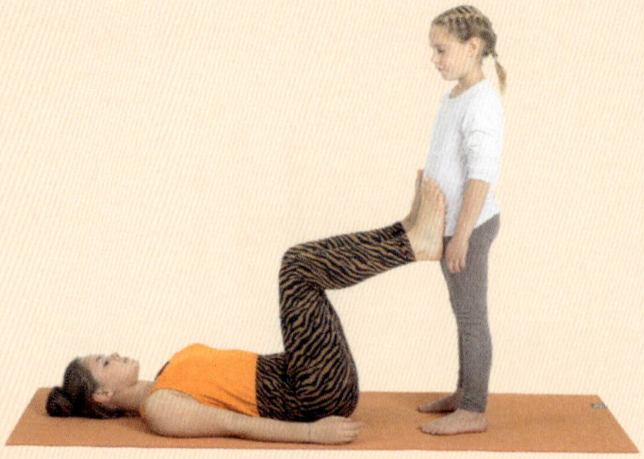

Übung: Flugzeug

1. Partner liegt in Rückenlage mit angezogenen Beinen auf der Matte
2. Kind stellt sich vor die Füße des Partners und hält Blickkontakt
3. Partner legt die Füße auf Höhe des Bauches/Beckens des Kindes
4. Beide fassen sich an den Händen, Partner zieht langsam die Knie zum Bauch, Kind lehnt sich möglichst gerade mit Körperspannung mit dem Bauch/Becken auf die Füße des Partners und hält die Arme dabei gestreckt
5. Partner streckt langsam die Arme und Beine senkrecht nach oben und lässt das Kind fliegen
6. Wenn das Vertrauen da ist, kann man auch die Beine nach links und rechts drehen oder versuchen, die Hände zu lösen

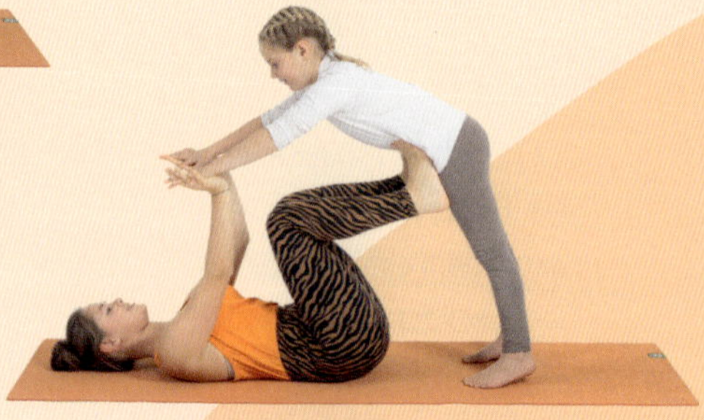

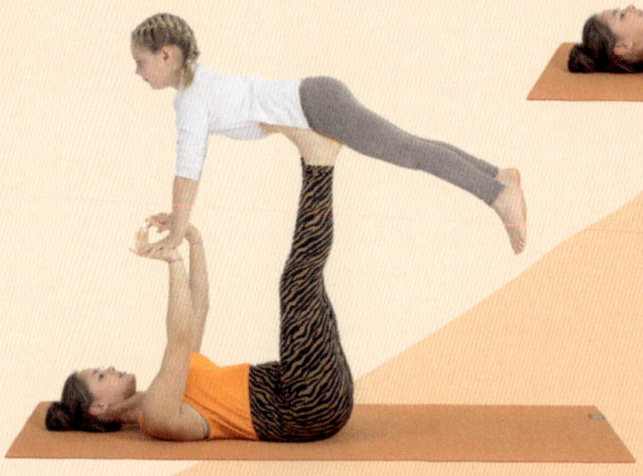

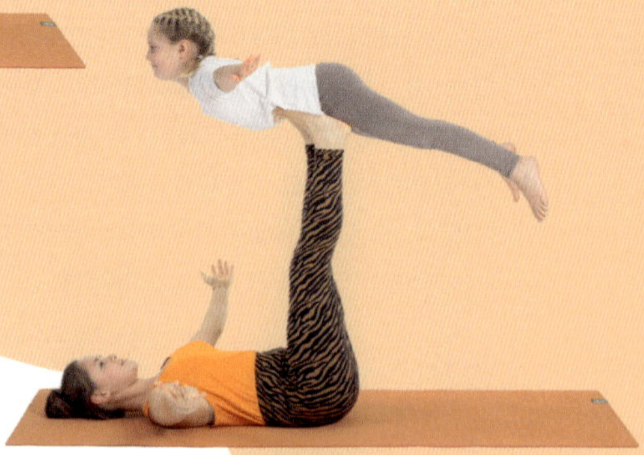

Wirkung

- Kräftigt die Beine des Partners
- Fördert Koordination und Gleichgewicht
- Stärkt das Selbstbewusstsein
- Schafft Vertrauen
- Macht Spaß und gute Laune

How are you?

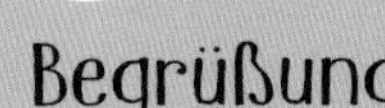

Begrüßung

1. Voreinanderstehen und sich zuwinken
2. „How are you?" rufen

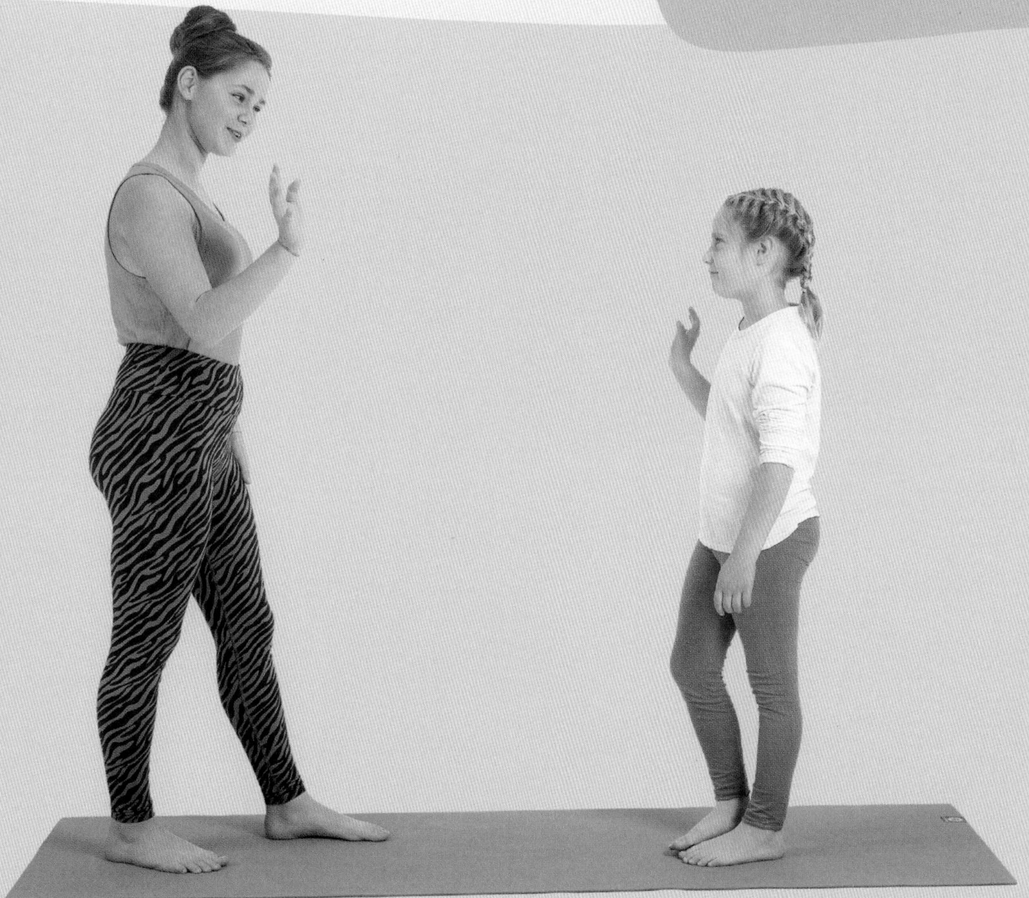

Models in diesem Land:

Jolina und Johanna

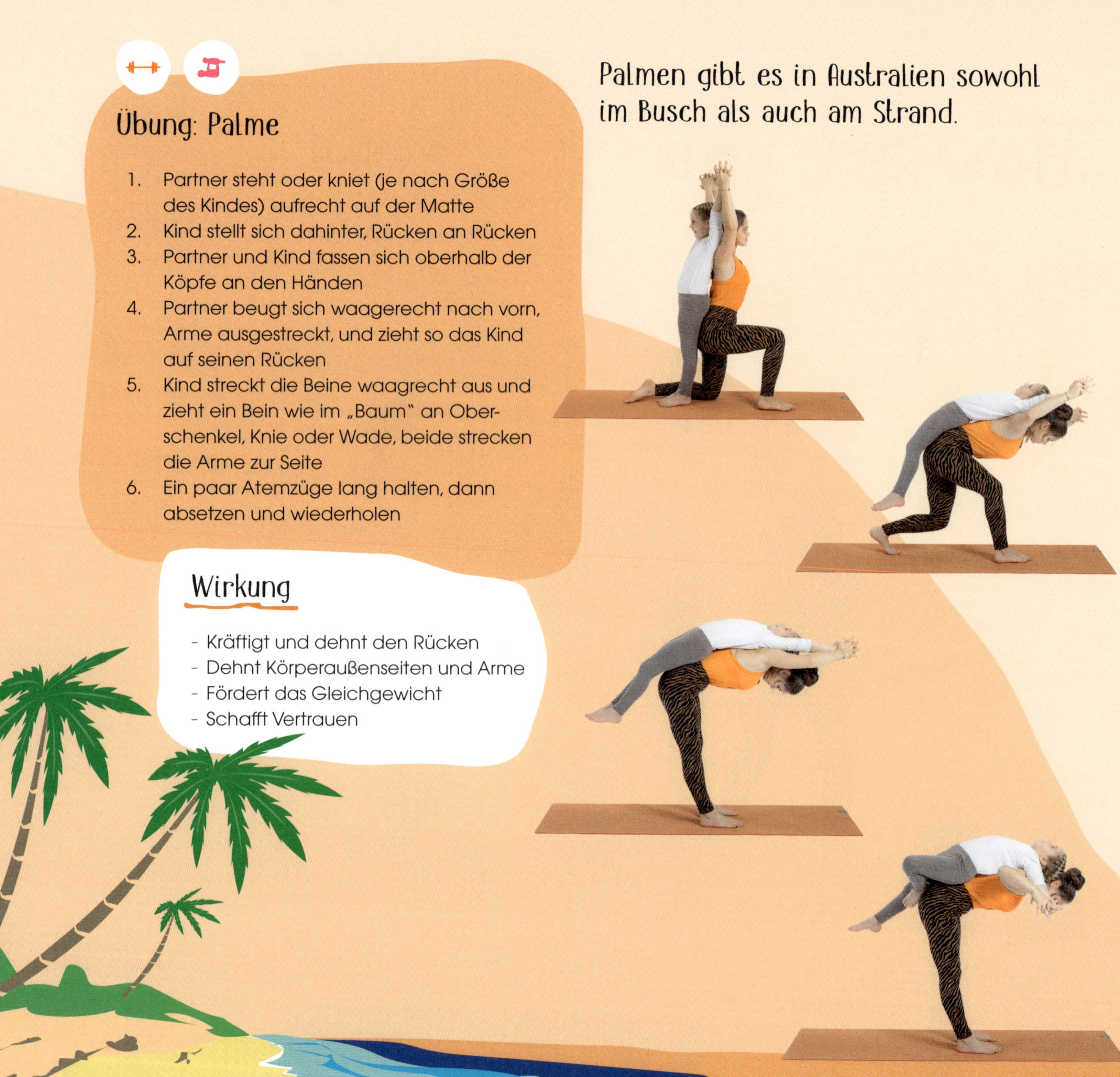

Übung: Palme

1. Partner steht oder kniet (je nach Größe des Kindes) aufrecht auf der Matte
2. Kind stellt sich dahinter, Rücken an Rücken
3. Partner und Kind fassen sich oberhalb der Köpfe an den Händen
4. Partner beugt sich waagerecht nach vorn, Arme ausgestreckt, und zieht so das Kind auf seinen Rücken
5. Kind streckt die Beine waagrecht aus und zieht ein Bein wie im „Baum" an Oberschenkel, Knie oder Wade, beide strecken die Arme zur Seite
6. Ein paar Atemzüge lang halten, dann absetzen und wiederholen

Wirkung

- Kräftigt und dehnt den Rücken
- Dehnt Körperaußenseiten und Arme
- Fördert das Gleichgewicht
- Schafft Vertrauen

Palmen gibt es in Australien sowohl im Busch als auch am Strand.

Diese Asana haben sich meine Kinder und ich im Zoo Hannover am lebenden Beispiel ausgedacht. Stell dir mal vor, wie ein Känguru aussieht, und dann hüpf einfach los!

Übung: Känguru

1. Nebeneinander auf die Matte stellen
2. Die Beine sind leicht gebeugt, der Oberkörper ein wenig nach vorn geneigt
3. Arme angezogen am Körper, Hände hängen nach unten
4. Dann loshüpfen: Wer macht die höchsten Sprünge? Und die weitesten?

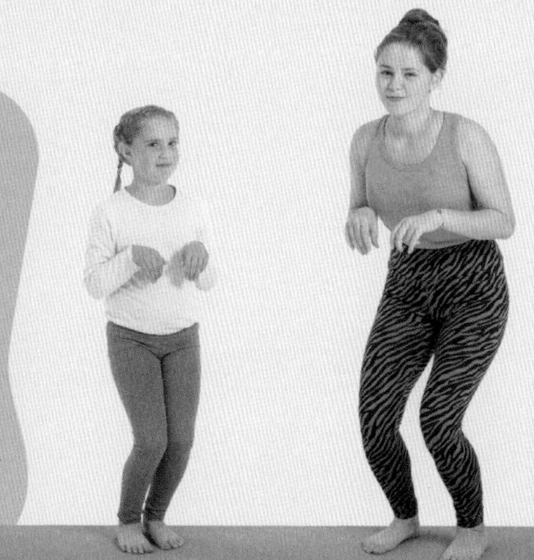

Wirkung

- Kräftigt die Beine
- Bringt gute Laune

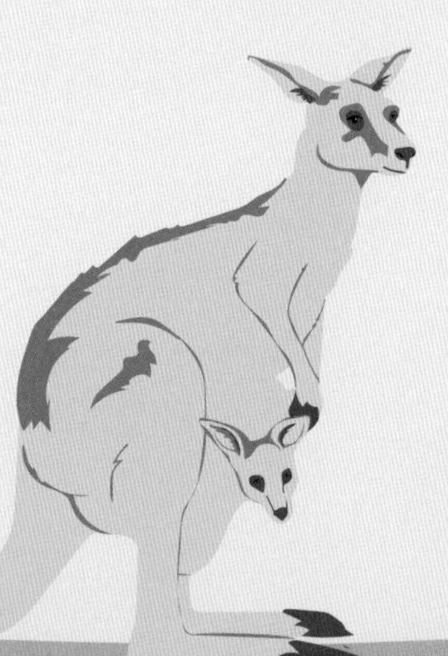

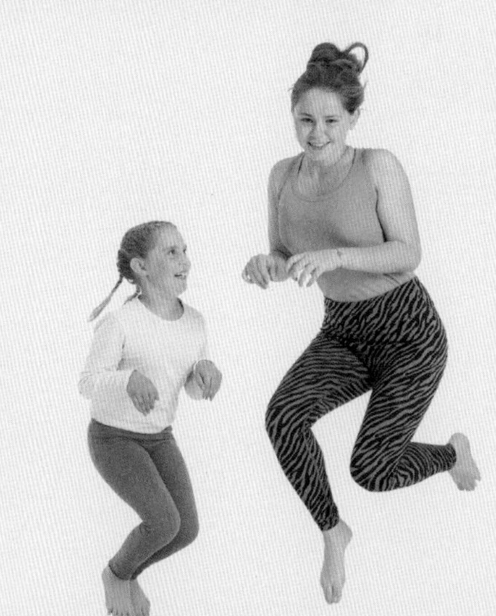

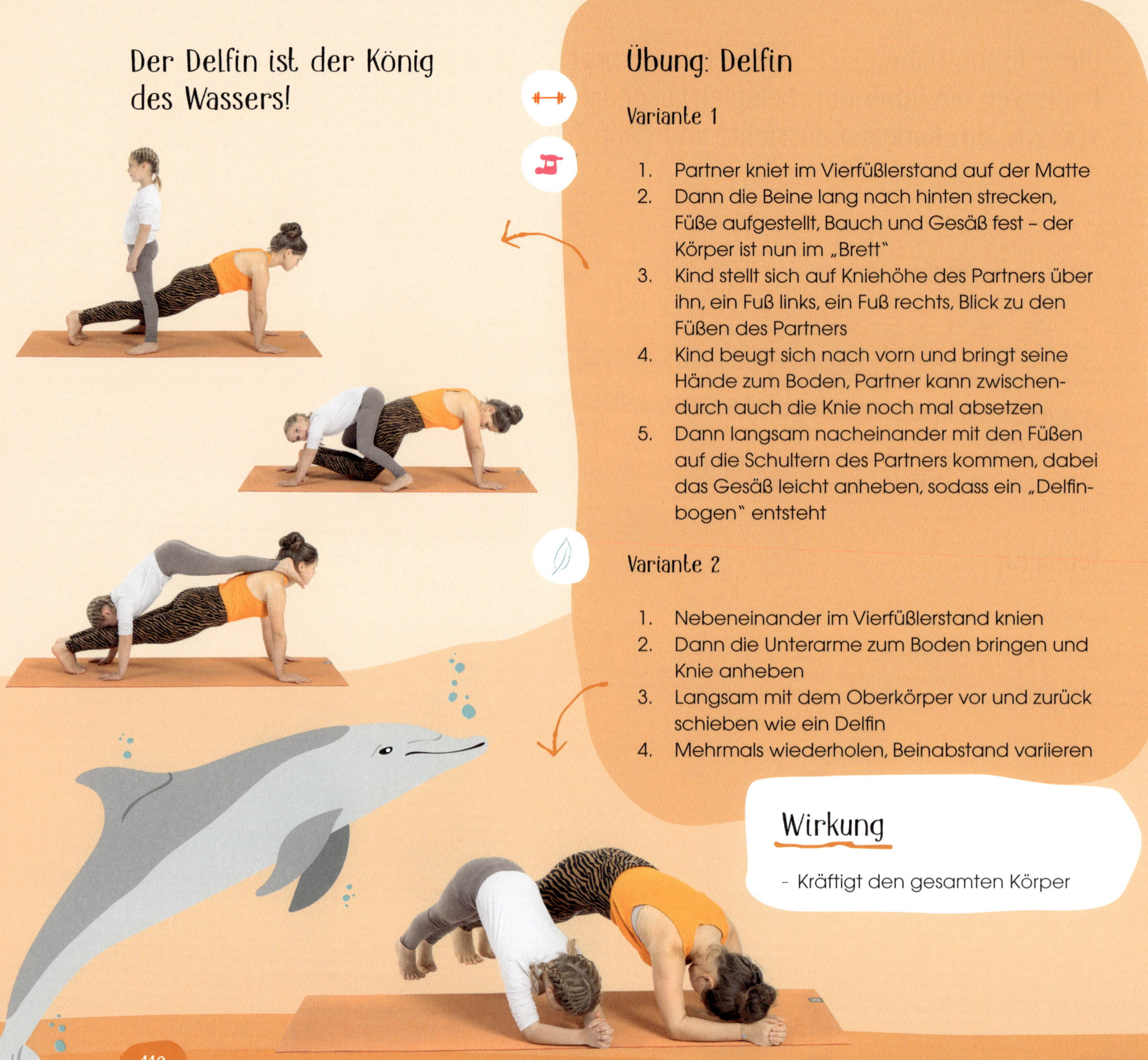

Der Delfin ist der König des Wassers!

Übung: Delfin

Variante 1

1. Partner kniet im Vierfüßlerstand auf der Matte
2. Dann die Beine lang nach hinten strecken, Füße aufgestellt, Bauch und Gesäß fest – der Körper ist nun im „Brett"
3. Kind stellt sich auf Kniehöhe des Partners über ihn, ein Fuß links, ein Fuß rechts, Blick zu den Füßen des Partners
4. Kind beugt sich nach vorn und bringt seine Hände zum Boden, Partner kann zwischendurch auch die Knie noch mal absetzen
5. Dann langsam nacheinander mit den Füßen auf die Schultern des Partners kommen, dabei das Gesäß leicht anheben, sodass ein „Delfinbogen" entsteht

Variante 2

1. Nebeneinander im Vierfüßlerstand knien
2. Dann die Unterarme zum Boden bringen und Knie anheben
3. Langsam mit dem Oberkörper vor und zurück schieben wie ein Delfin
4. Mehrmals wiederholen, Beinabstand variieren

Wirkung

- Kräftigt den gesamten Körper

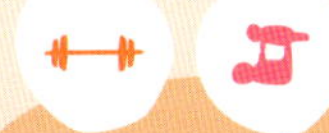

Übung: Eukalyptusbaum mit Koalabär

1. Partner liegt in Rückenlage auf der Matte, Beine angewinkelt
2. Kind stellt sich vor die Füße des Partners und hält Blickkontakt
3. Kind legt sich mit dem Becken über die Füße des Partners und greift dabei mit gestreckten Armen die Hände des Partners, der die Arme ebenfalls gestreckt hält
4. Partner streckt langsam die Beine und hält sie senkrecht nach oben, während das Kind die eigenen Beine und den Oberkörper hängen lässt und so ganz nah an den Beinen des Partners bleibt
5. Kind löst die Hände von denen des Partners, schlingt seine Arme um die Beine des Partners
6. Kopf seitlich an die Beine legen und wie ein Koala chillen
7. So lange, wie es angenehm ist, hängen bleiben, dann langsam wieder absetzen

Wirkung

- Kräftigt die Beine des Partners
- Fördert Gleichgewichtssinn und Selbstvertrauen des Kindes
- Gut für die Durchblutung
- Weckt auf

Es gibt viele Arten von Eukalypten: Bäume, Büsche und Sträucher. Wir machen heute den Baum, an dem gemütlich ein Koala hängt.

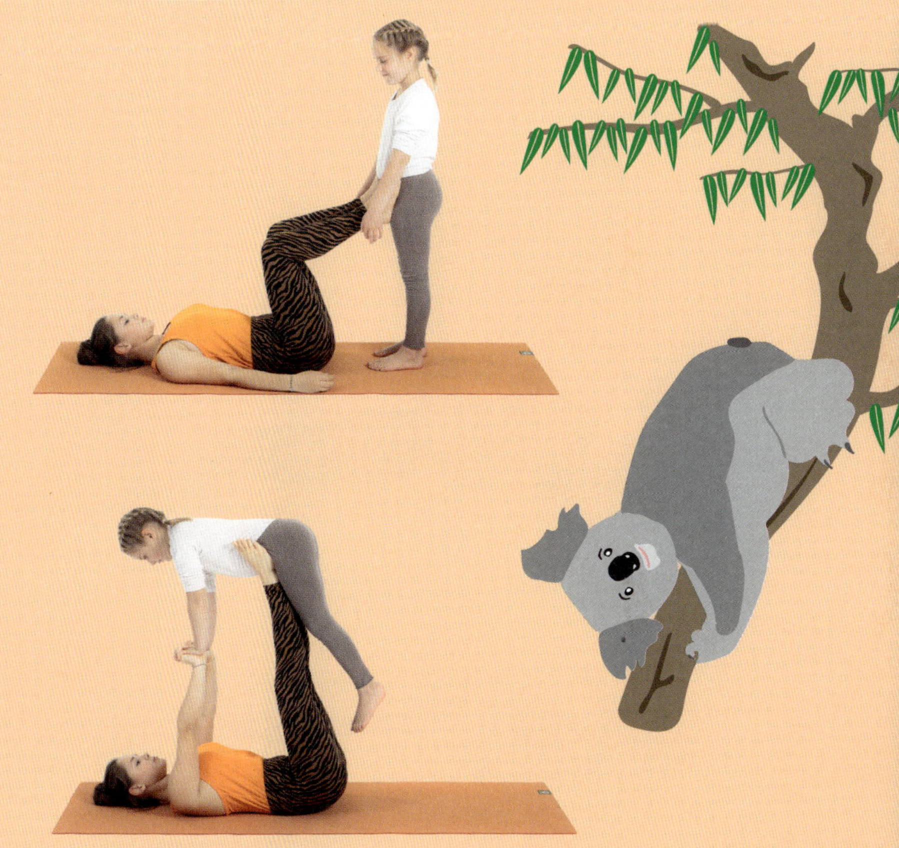

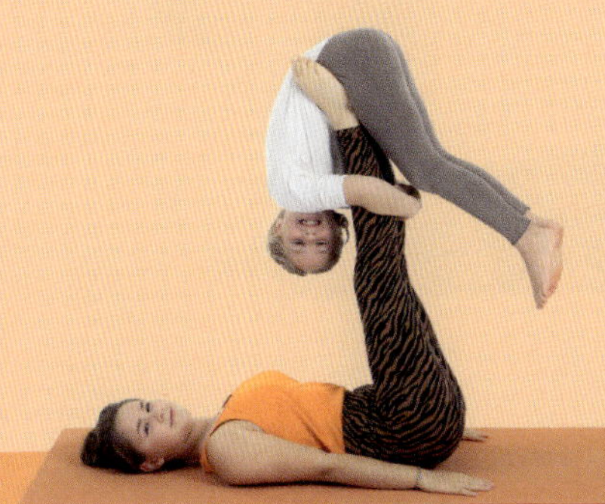

Kokoswürfel voller Zucker, mmmh ...

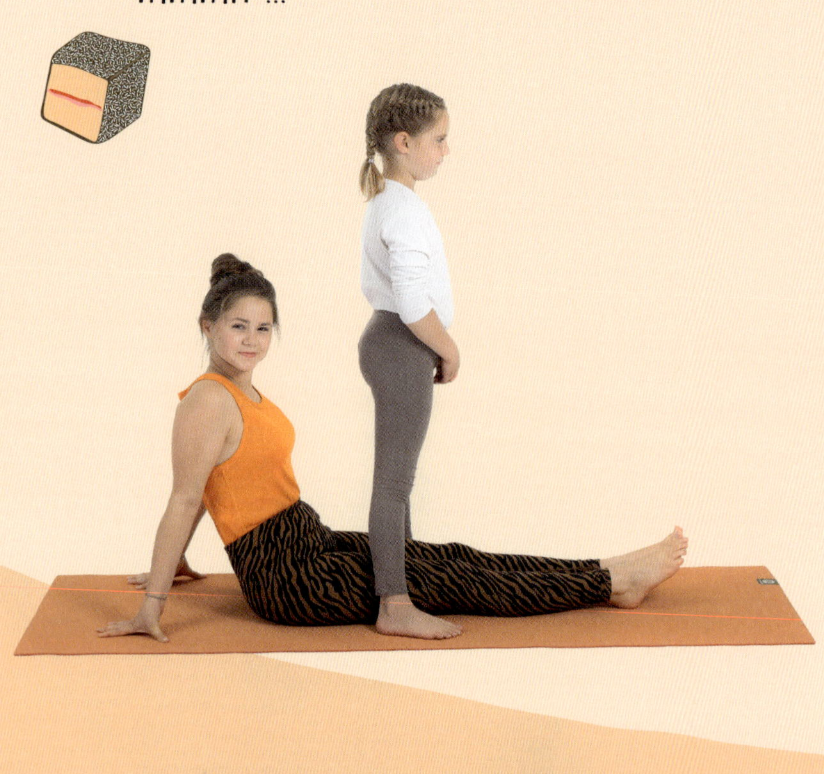

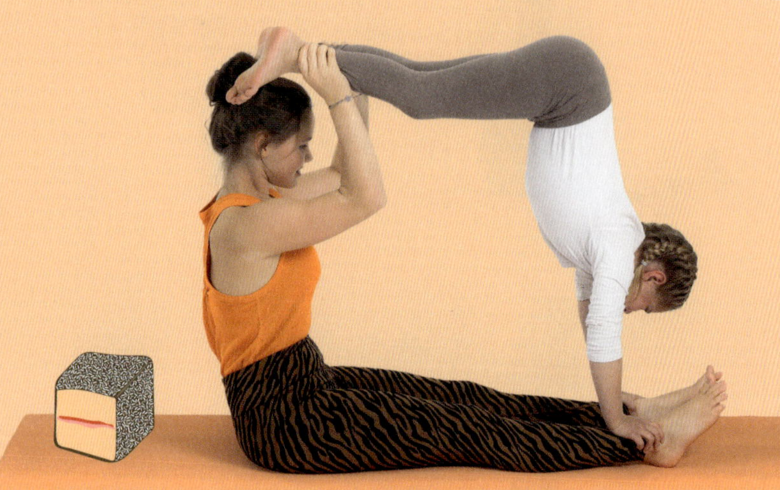

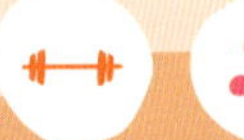
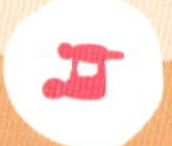
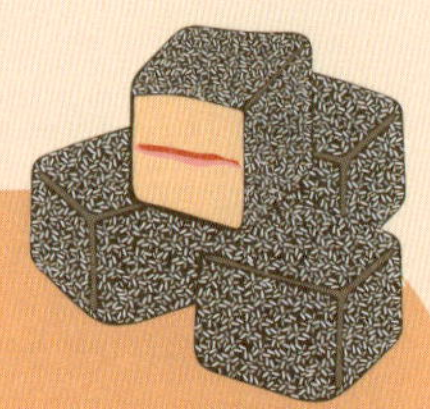

Übung: Lamingtons, ein Süßgebäck

1. Partner sitzt mit ausgestreckten Beinen auf der Matte
2. Kind stellt sich über die Beine des Partners, Blick auf die Füße des Partners
3. Kind beugt sich vor, legt die Hände links und rechts auf die Schienbeine des Partners
4. Partner greift die Beine des Kindes und bringt das Kind in den halben Handstand, sodass Partner und Kind zusammen einen „Würfel" bilden
5. Versuchen, einige Atemzüge lang zu halten
6. Langsam lösen
7. Danach abwechselnd gegenseitig den Rücken mit Kokosflocken „betupfen"

Wirkung

- Kräftigt Arme und Beine
- Regt den Stoffwechsel an

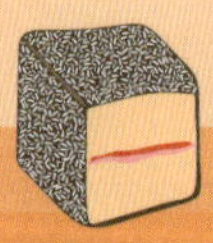
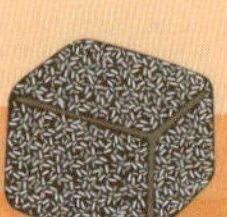

Fast alle frei stehenden Häuser in Australien haben einen Pool, und zu einem ordentlichen Pool gehört auch ein Sprungbrett! Außerdem ist Schwimmen Nationalsport in Australien.

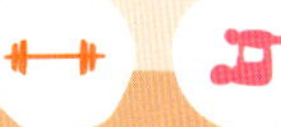

Übung: Swimmingpool mit Sprungbrett

1. Partner liegt mit aufgestellten Beinen rücklings auf der Matte
2. Kind kniet sich vorsichtig auf den Bauch des Partners, Blick zu den Knien/Füßen
3. Kind hängt sich über die Knie des Partners, streckt die Arme wie ein Sprungbrett aus (im Idealfall im rechten Winkel) und springt danach in den Pool

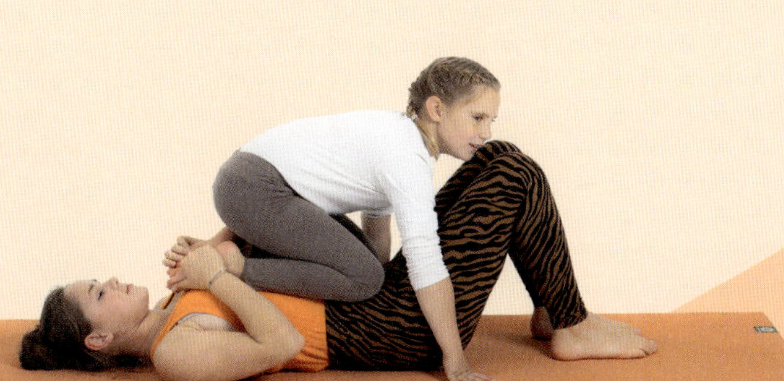

Wirkung

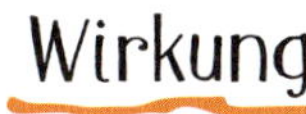

- Kräftigt Rücken und Arme
- Komprimiert die Bauchorgane und regt Stoffwechsel und Verdauung an

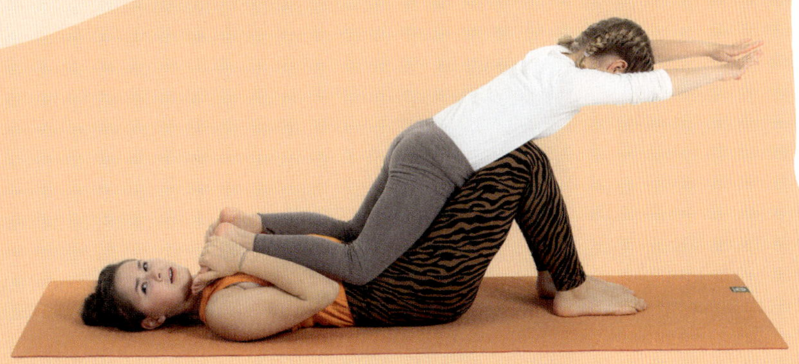

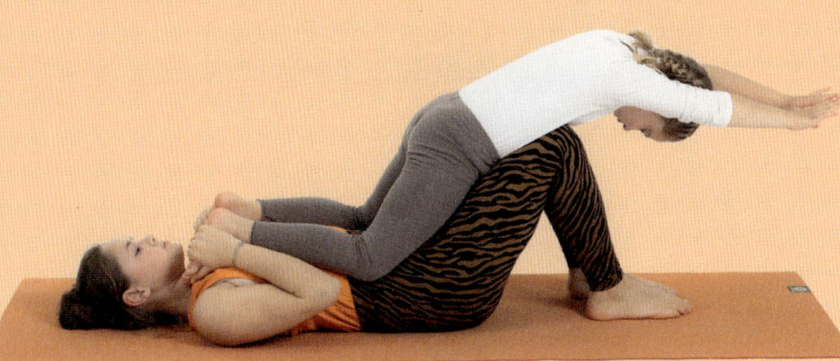

Übung: Didgeridoo

1. Kind und Partner liegen beliebig in Bauchlage auf der Matte
2. Kraftvoll Arme und Beine nach vorn und hinten ausstrecken und anheben, dabei Bauch und Schambein in die Matte drücken
3. Jeweils Hände und Füße aneinanderdrücken
4. Einige Atemzüge lang halten
5. Wenn man mag, tiefe Töne entstehen lassen

Dieses Musikinstrument ist unvergleichlich, die Töne sind erdend und sehr beruhigend.

Wirkung

- Kräftigt unteren Rücken und Gesäß
- Wirkt gegen Verstopfung

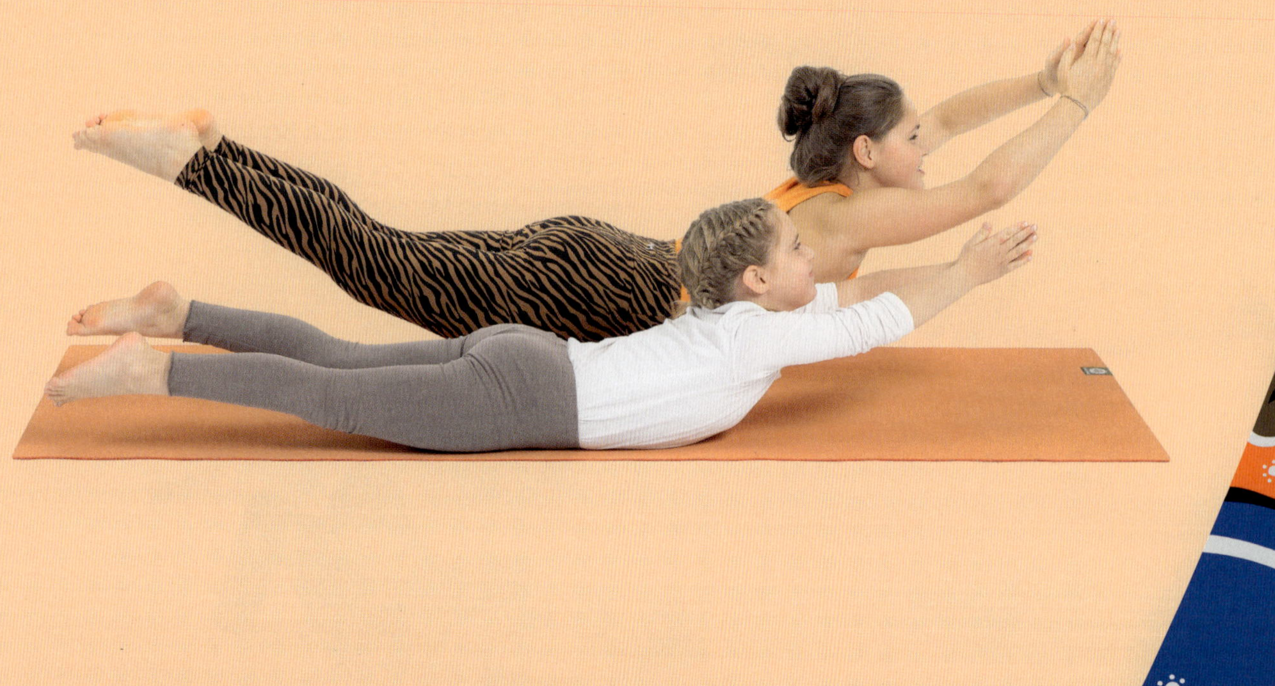

Die Didgeridoo-Meditation

Die folgende angeleitete Meditation gibt es unter www.suedwest-verlag.de/yogaweltreise. Wenn ihr sie selbst anleiten möchtet, findet ihr hier Stichpunkte dazu. Die Meditation dauert insgesamt etwa 10 Minuten.

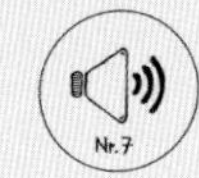

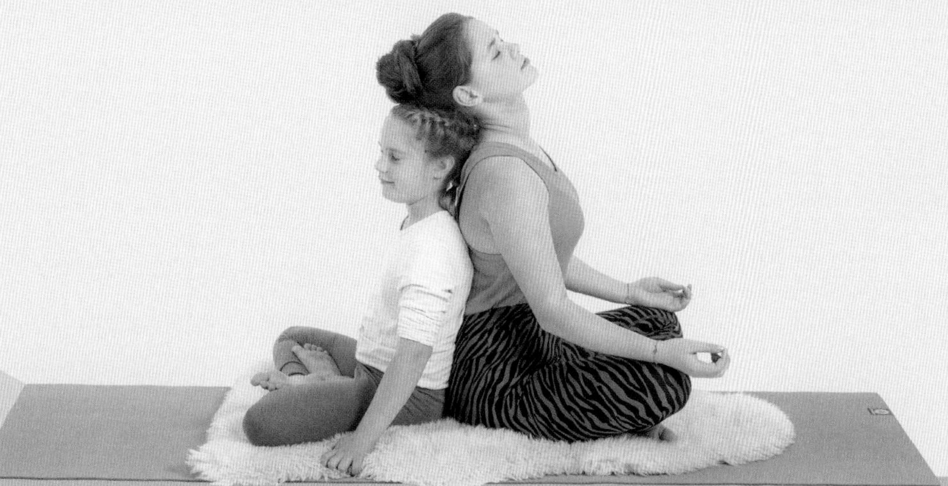

- Vor dem Start ein Zeichen vereinbaren oder einen (leisen) Wecker stellen
- Bequem in den Schneidersitz auf ein Fell, Kissen oder den Boden setzen, Rücken an Rücken, gegebenenfalls zudecken
- Hände geöffnet oder geschlossen auf die Knie legen
- Augen schließen
- Gesicht entspannen
- Einige tiefe Atemzüge durch die Nase nehmen
- Die Wärme des Gegenübers am Rücken spüren
- Ruhig und tief in den Bauch atmen
- Erst die Bewegungen des eigenen Atems im Bauch und dann die des Gegenübers am Rücken spüren
- An etwas Schönes denken
- Mit jedem Einatmen Ruhe einatmen, mit jedem Ausatmen gedanklich auch dem Gegenüber diese Ruhe „durch den Rücken" schicken
- Die Ruhe genießen, nicht sprechen und sich vorstellen, wie das Didgeridoo klingt
- Dabei möglichst ruhig und bequem sitzen
- Sich Zeit lassen, wieder „wach" zu werden, nicht gleich sprechen, sondern erst umarmen und dann beim Kuscheln erzählen, wie es sich angefühlt hat

Kapitel 8: Indien

Name und Alter: Satish, 65 Jahre
Ort: Rurka Kalan und Nepal
Satish hat einmal 18 Jahre und dann nochmals 2 Jahre in Indien gelebt, er ist seit 40 Jahren in Deutschland.

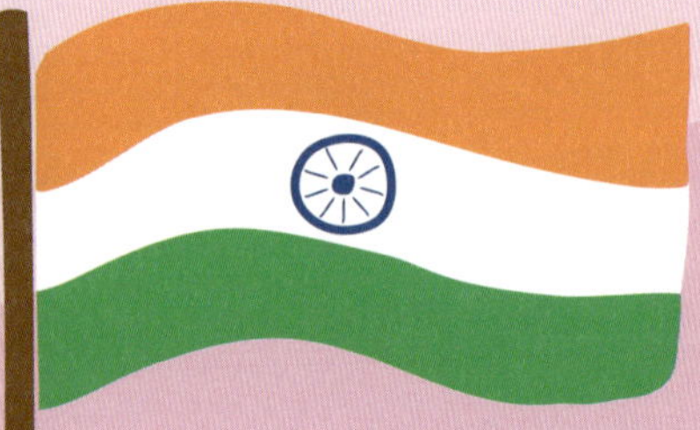

Und jetzt treten wir noch einmal den Wasserweg zu unserem vorletzten Reiseziel an. Nehmen wir uns ein Kanu und danach eine lustige Autorikscha, auch Tuk Tuk genannt. Wir fahren in das gefühlt lauteste Land der Welt, nach Indien, zur Geburtsstätte meines treuen Freundes Satish, der mittlerweile schon 40 Jahre in Deutschland lebt. Er hat so viele schöne Erinnerungen an sein Heimatland, aus dem auch unser geliebtes Yoga kommt! Das Wort „Yoga" bedeutet übrigens „Verbindung".

In Indien sagt man: „Namasté", das heißt so viel wie „Das Göttliche in mir grüßt das Göttliche in dir". Dazu legen wir die Hände aneinander und verbeugen uns.

Über Indien kann man so viel erzählen! Das Land ist wahnsinnig abwechslungsreich und man verbindet allerlei typische Bilder mit ihm, die ihr möglicherweise schon aus Erzählungen kennt. Und wenn man selbst einmal dort war, ist alles wieder ganz anders …

Hier stehen die höchsten Berge der Welt: Das ehrfürchtige Himalaja-Gebirge erreicht Höhen von über 8000 Metern! Man könnte meinen, die Gipfel reichten bis ins Universum. Im Himalaja entspringt auch der längste Fluss Indiens, der heilige Ganges. Er ist für die meisten Inder der Ort, an dem ihre Sünden vergeben werden. Wenn man also mal etwas richtig Doofes gemacht hat, könnte dort alles wieder bereinigt werden. (Allerdings sollte man auch gegenüber den eigentlich Beteiligten dafür geradestehen!) Für die Inder ist es sogar eine Ehre, am Ganges zu sterben oder als Leichnam dort verbrannt zu werden.

Indiens Pflanzenwelt gehört zu den reichsten auf der ganzen Erde. Satish berichtet von Bananen-, Mango-, Feigen- und Gummibäumen, von Pappeln, von Sandel- und Rosenholz und von dem „medizinischen" Neembaum mit seiner heilenden Wirkung.

Außerdem leben hier ganz unterschiedliche Tiere. Es gibt heilige Kühe, Pfauen und viele Schlangenarten, darunter die Kobra. Wenn der Pfau durch die Reisfelder schreit, ist sein Echo laut zu hören. Auch Elefanten könnt ihr in Indien sehen. Bei Prozessionen und heiligen Festen werden sie mit bunten Blumen und Girlanden geschmückt und stehen als Tempelelefanten im Zentrum der Feier. Und in Indien gibt es sehr viele wunderschön geschmückte Tempel!

Wenn Satish von den vielen Gewürzen wie Kardamom, Kurkuma, Zimt und Kreuzkümmel erzählt, läuft mir schon beim Zuhören das Wasser im Mund zusammen! Und wer schon mal von Satish bekocht wurde, kann sich vorstellen, wo er diese Kunst erlernt hat. Seine Speisen schmecken göttlich! Probiert doch einmal selbst ein paar dieser Gewürze aus, riecht daran oder kocht etwas leckeres Indisches damit!

Wie schon erwähnt, stammt das mittlerweile auch im Westen viel praktizierte Yoga aus Indien. Die Inder sind übrigens sehr religiös und die meisten von ihnen sind Hindus. Man sagt aber, in Indien seien alle Religionen willkommen. Die Inder feiern viele heilige Feste, zum Beispiel Diwali, das Lichterfest. Viele Inderinnen und Inder haben stets einen (roten) Punkt auf der Stirn: Dieses sogenannte Tilaka wird an der Stelle des dritten Auges – auf der Mitte der Stirn, etwas höher als die Augenbrauen – angebracht und steht für die Erkenntnis des Göttlichen. Es soll auch beschützen und Glück bringen.

In Indien gibt es unzählige Tempel, und nach hinduistischem Glauben berühren sich dort die Welt der Götter und die Welt der Menschen. Inder beten und singen nicht nur zu den heiligen Festen, sondern Gebete gehören zum Alltag. Auch die traditionellen Mantras – heilige Silben, Worte oder Verse – singt man, je nach Bedarf, mehrmals täglich. Jedes Mantra hat dabei seine eigene Bedeutung und Kraft. Satishs Lieblingsmantra ist „Lokah Samastah Sukhino Bhavantu". Das heißt: „Mögen alle Wesen auf allen Planeten Glückseligkeit erfahren."

Neben Yoga sorgen auch andere Sportarten in Indien für Bewegung, Gesundheit und Freude. Die Inder sind verrückt nach Cricket, das man mit dem amerikanischen Baseball vergleichen kann. Außerdem lieben sie Hockey und Kabaddi, eine der ältesten Mannschaftssportarten in Asien, bei der man während mancher Spielzüge sogar den Atem anhalten muss.

Entspannender ist es da, den unterschiedlichen Tönen der Klangschalen zuzuhören, die ebenfalls typisch für Indien und das Himalaja-Gebiet sind. Man schlägt sie mit einem Schlägel oder reibt mit einem Reibholz am Rand entlang – das gibt wunderbare Klänge!

Die schönste Erinnerung von Satish ist, dass er immer mit Tieren gekuschelt hat. So hat er einmal sogar auf einem Büffel gelegen und gelesen.

Wenn er als Kind ins Bett ging, hat er gebetet und an Hanuman gedacht, das ist ein Gott in Affengestalt, der die Menschen beschützt. So wurde Satish immer vor schlechten Träumen bewahrt.

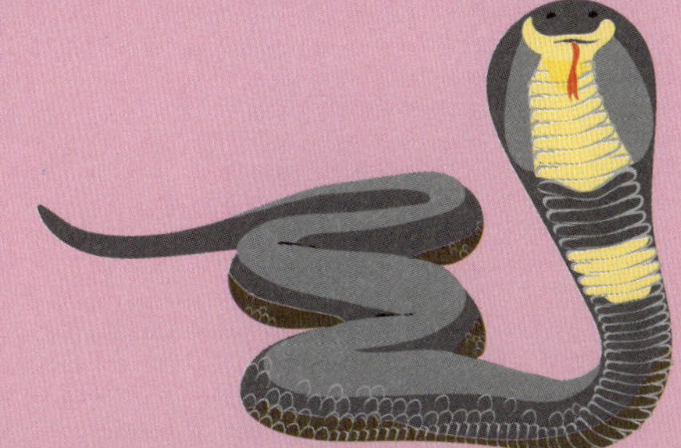

Dieses beliebte Transportmittel ist eine Art „Autorikscha“. Sie wird mit den Füßen oder auch mit einem Motor betrieben.

Übung: Tuk Tuk

1. Kind kniet im Vierfüßlerstand auf der Matte
2. Partner steht an den Füßen des Kindes und nimmt erst einen, dann beide Füße in die Hände (am Spann anfassen und gut festhalten)
3. Kind bewegt sich langsam mal vorwärts, mal seitwärts oder rückwärts
4. Lustige Motoren- und Hupgeräusche machen und kreuz und quer bewegen, denn in Indien geht es auf den Straßen sehr laut und chaotisch zu

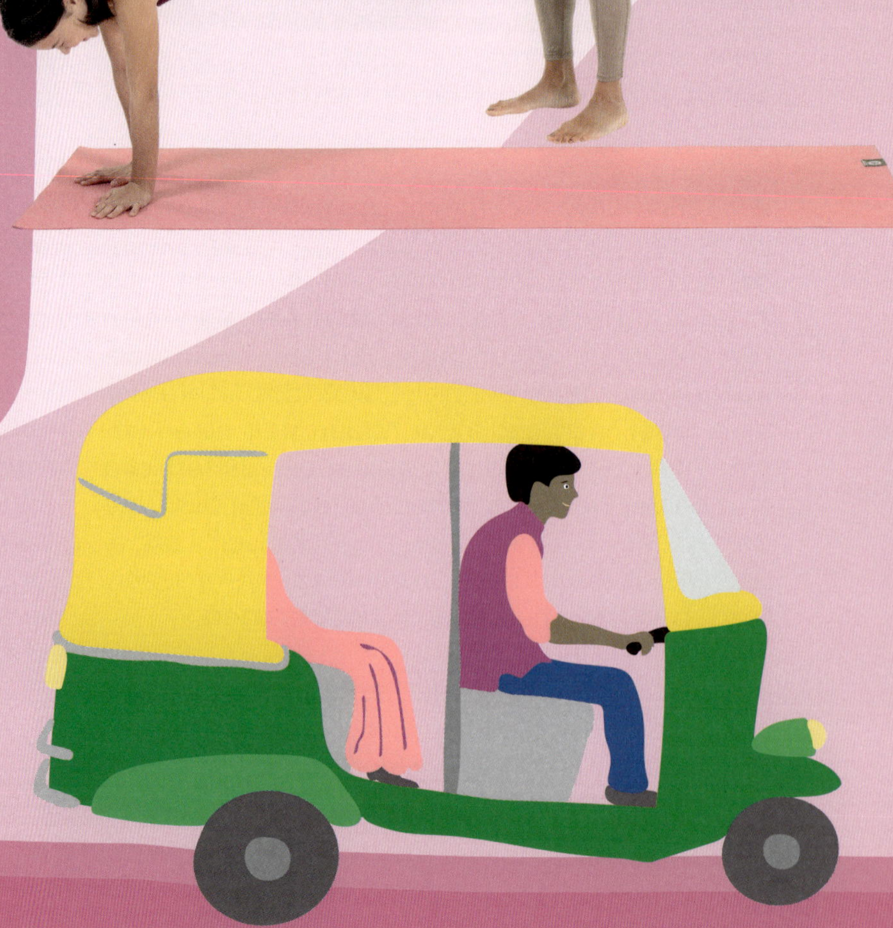

Wirkung

- Kräftigt die Arme
- Fördert das Miteinander und die gegenseitige Achtsamkeit

Namasté

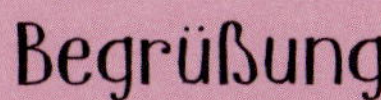

Begrüßung

1. Voreinanderstehen, Hände aneinanderlegen und verbeugen
2. Sich mit „Namasté" begrüßen

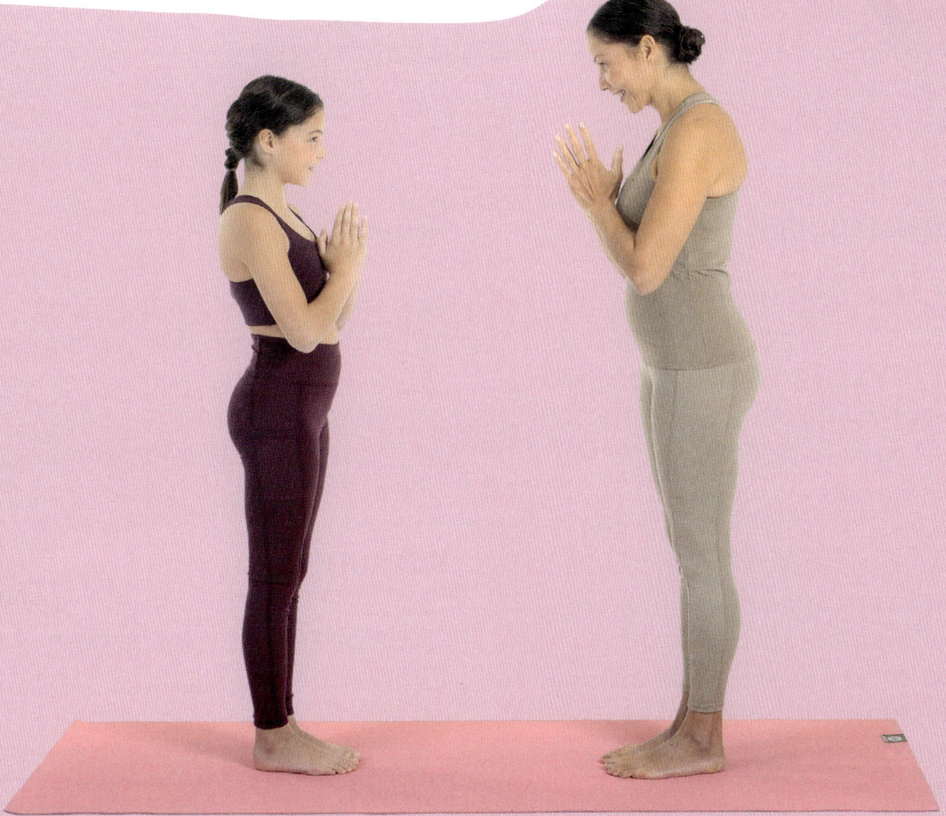

Models in diesem Land:

Monique und Leslie (sowie Margarete und Katharina in den Varianten)

Heute wachsen wir über uns hinaus und meditieren hoch in der Luft.

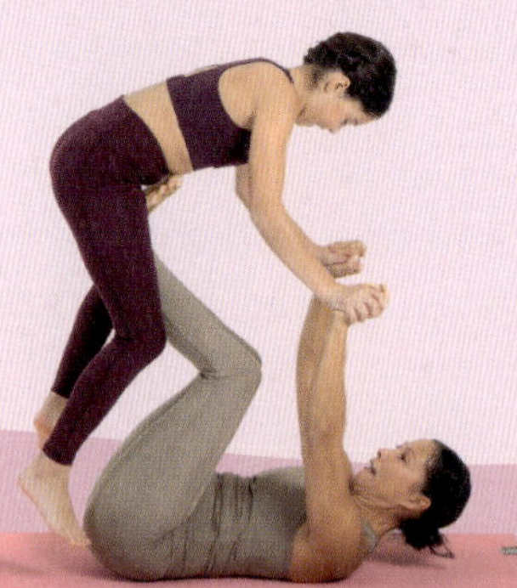

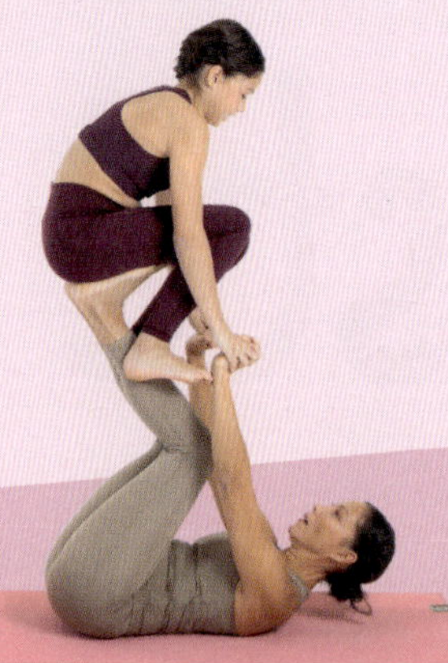

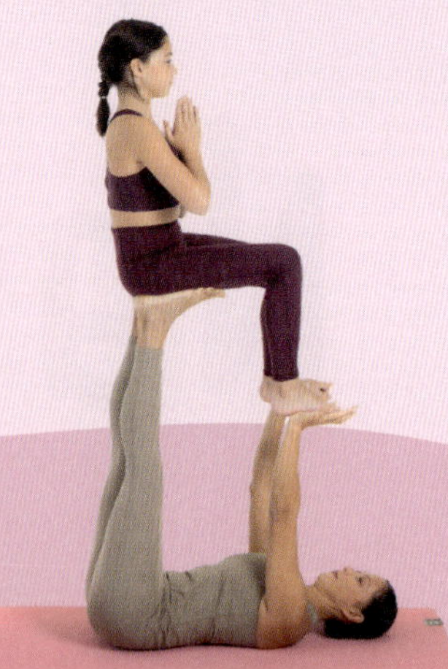

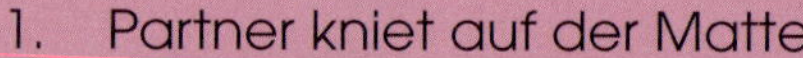

Übung: Himalaja-Meditation

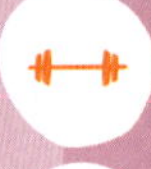

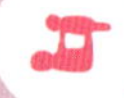

Variante 1

1. Partner liegt in Rückenlage und mit angezogenen Beinen auf der Matte (eventuell in der Nähe eines Sofas oder mithilfe eines dritten Partners üben)
2. Kind steht mit Blick zum Partner vor seinen Beinen, beide fassen sich an den Händen und der Partner setzt seine Füße an die Innenseite der Oberschenkel des Kindes
3. Partner streckt die Beine, Kind lehnt sich auf die Füße des Partners und hüpft in den Sitz
4. Kind legt die Hände aneinander und schließt die Augen (wenn möglich)
5. Beine anwinkeln, und das Kind vorsichtig zurück auf die Matte stellen

Variante 2

1. Partner kniet auf der Matte
2. Kind setzt sich auf die Schultern des Partners, Partner richtet sich immer mehr auf
3. Kind schließt die Augen und meditiert
4. Vorsichtig zurückkommen

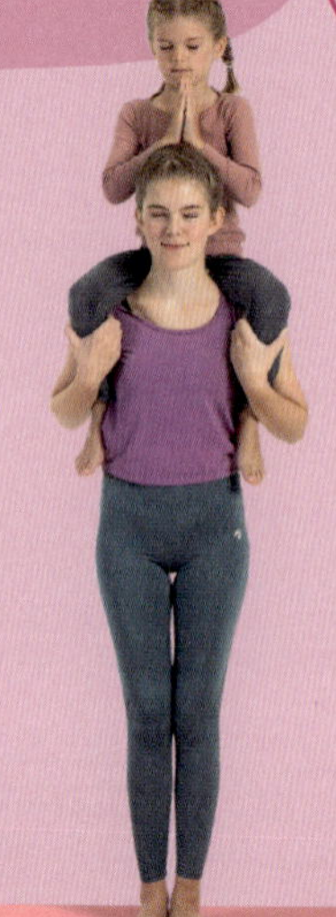

Wirkung

- Kräftigt Arme und Beine des Partners
- Fördert den Gleichgewichtssinn und das Selbstvertrauen des Kindes

Übung: Bananenbaum

In Indien wachsen so viele leckere Früchte an den Bäumen. Wir hängen hier wie eine Banane!

Variante 1

1. Partner liegt in Rückenlage mit stark angewinkelten Beinen auf der Matte
2. Füße des Kindes stehen links und rechts auf Kopfhöhe des Partners
3. Partner hebt die Unterschenkel an, Kind lehnt sich mit dem Rücken auf seine Füße
4. Partner hält die Füße oder Unterschenkel des Kindes, während sich das Kind nun weit zurücklehnt und sich, wenn möglich, vom Boden löst
5. Mit leichtem Schwung streckt der Partner die Beine ganz und das Kind lässt den Kopf vorsichtig nach hinten fallen

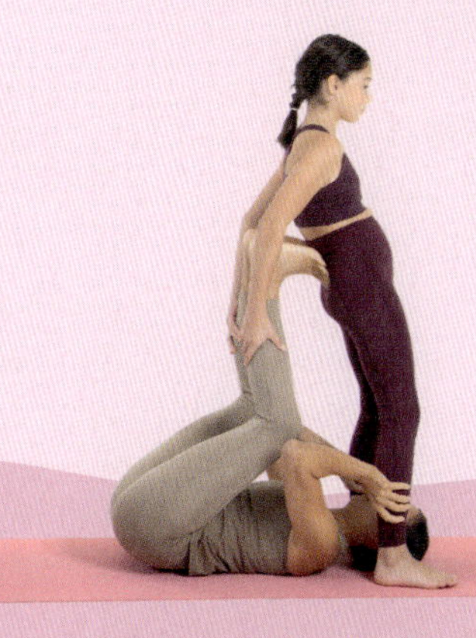

Variante 2

1. Partner sitzt mit nach vorn ausgestreckten Beinen und Armen auf der Matte
2. Kind steht mit dem Rücken zum Partner, Füße rechts und links etwa auf Höhe seiner Unterschenkel
3. Kind lehnt sich mit den Schulterblättern gegen die Hände des Partners
4. Vorsichtig Kopf nach hinten sinken lassen
5. Die Banane darf geküsst werden

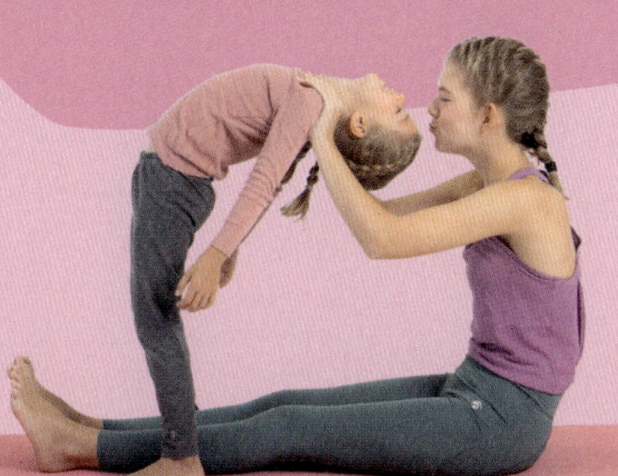

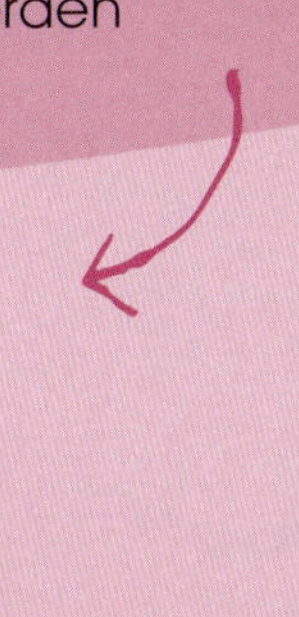

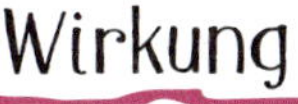

Wirkung

- Dehnt Körpervorderseite und Hals
- Fördert Vertrauen
- Stärkt in Variante 1 die Beine, in Variante 2 die Arme des Partners

Übung: Kobra

1. Bäuchlings nebeneinander auf die Matte legen
2. Arme angewinkelt eng am Körper halten, Stirn am Boden
3. Bauch und Schambein drücken auf die Matte
4. Gesäß anspannen
5. Einatmend den Oberkörper anheben
6. Entweder auf den Händen oder auf den Unterarmen abstützen, dabei unbedingt weiter den Bauch in den Boden gedrückt und Gesäß gespannt halten
7. Zueinanderdrehen und Zungen weit herausstrecken oder ein „ssssssssssssss" ausstoßen
8. Ausatmend wieder herunterkommen und Übung wiederholen

Die Kobra ist eine giftige, aber auch sehr elegante Schlange mit einem breiten Nacken. Sie kann bis zu zwei Meter lang werden, ssssssssssssss!!!

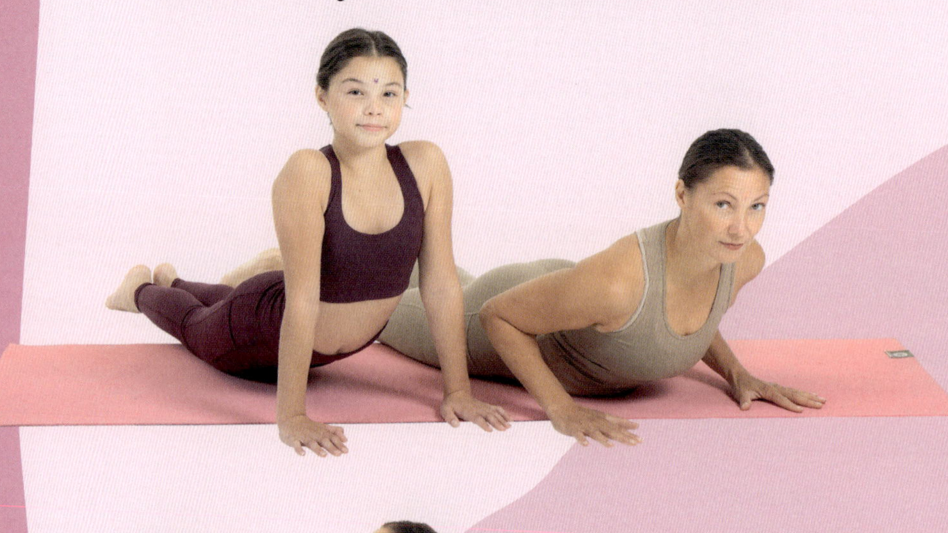

Wirkung

- Kräftigt den unteren Rücken
- Dehnt die Vorderseite
- Entlastet Schultern und Nacken
- Stärkt Stimme und Kehlkopf
- Vertieft den Atem

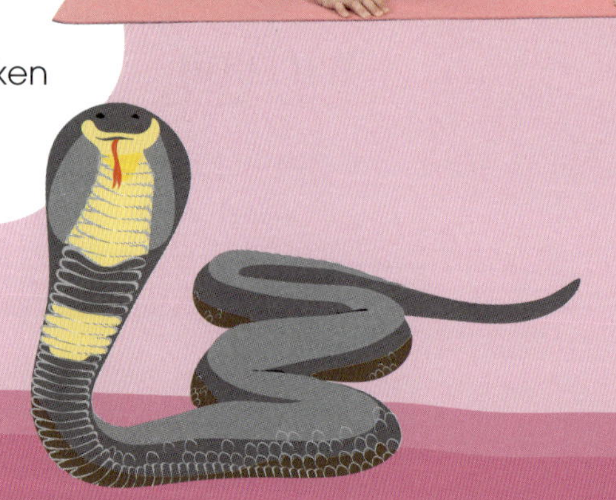

Der Pfau hat viele Gesichter. Besonders schön ist er, wenn er mit seinen wunderschönen Schmuckfedern ein Rad schlägt.

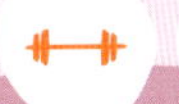

Übung: Pfau

1. Voreinander auf die Matte stellen, 2 Armlängen Abstand halten
2. Arme kreuzen und sich gegenseitig an den Handgelenken fassen, jeweils die rechte Hand oben und die linke Hand unten
3. Leicht in die Hocke gehen und jeweils den rechten Arm loslassen
4. Die Finger der rechten Hände wie Pfauenfedern weit aufspreizen
5. Gespreizt nach hinten führen, Blick folgt den Händen, gleichzeitig nach hinten lehnen und das Gleichgewicht in der Mitte finden
6. Sich während der ganzen Zeit gegenseitig gut festhalten
7. Auf Kommando wieder zurückkommen und die Seite wechseln

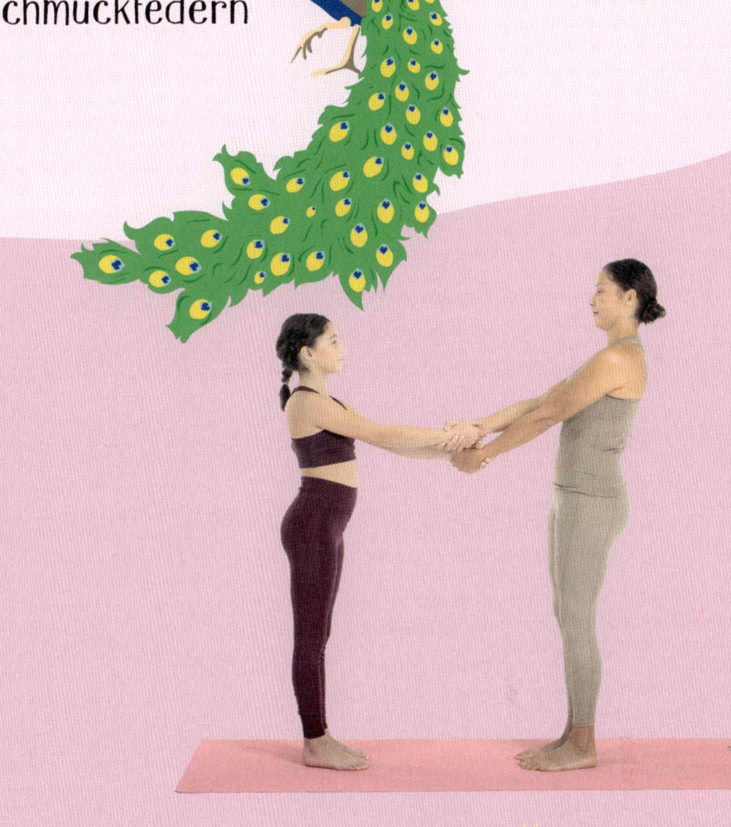

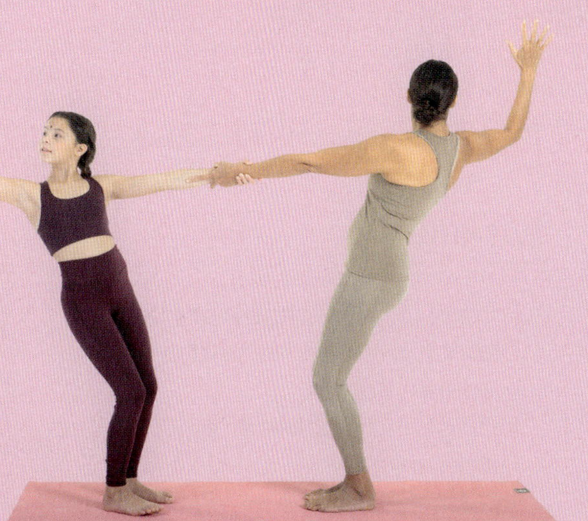

Wirkung

- Dehnt Arme und Brust
- Entlastet Schultern und Nacken
- Fördert das Miteinander und die gegenseitige Achtsamkeit

Es gibt so zahlreiche, unglaublich schöne Tempel in Indien – finde den schönsten!

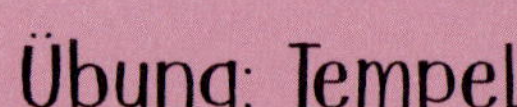

Übung: Tempel

1. Eine Armlänge voneinander entfernt auf die Matte stellen
2. Auf der einen Seite die gegenüberliegende Hand des Partners greifen, festhalten und sich gegenseitig stützen
3. Gewicht jeweils auf den Fuß dieser Seite verlagern, den anderen Fuß nach hinten anheben
4. Den angehobenen Fuß mit der freien Hand greifen und festhalten
5. Gesäß anspannen und Fuß fest gegen die Hand drücken, Oberschenkel anheben
6. Spannung im Körper halten und tief atmen, andere Hand- und Armvarianten finden
7. Seite wechseln

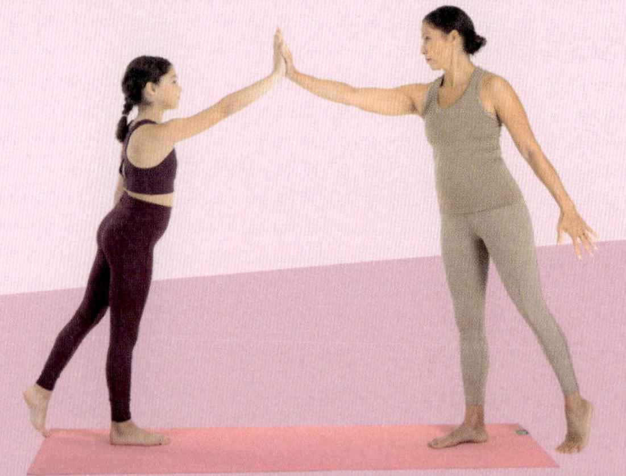

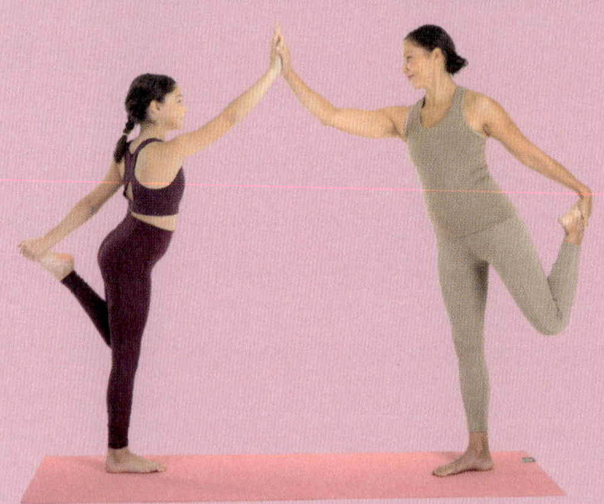

Wirkung

- Fördert das Gleichgewicht
- Dehnt Oberschenkel und vorderen Bogen
- Kräftigt und stabilisiert die Fußgelenke

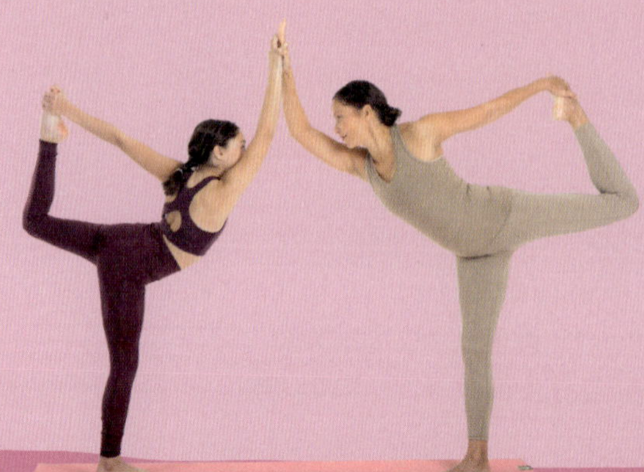

Yoga ist für viele Menschen ein wichtiger Bestandteil im Leben geworden, es hält gesund und beweglich. Welches ist eure Lieblingsübung?

Übung: Yoga

1. Setzt oder stellt euch gemeinsam auf die Matte
2. Jeder darf sich seine Lieblingsasana wünschen
3. Wie wird sie angesagt? Gar nicht so leicht, oder?
4. Probiert es einfach mal aus – es soll Spaß machen!

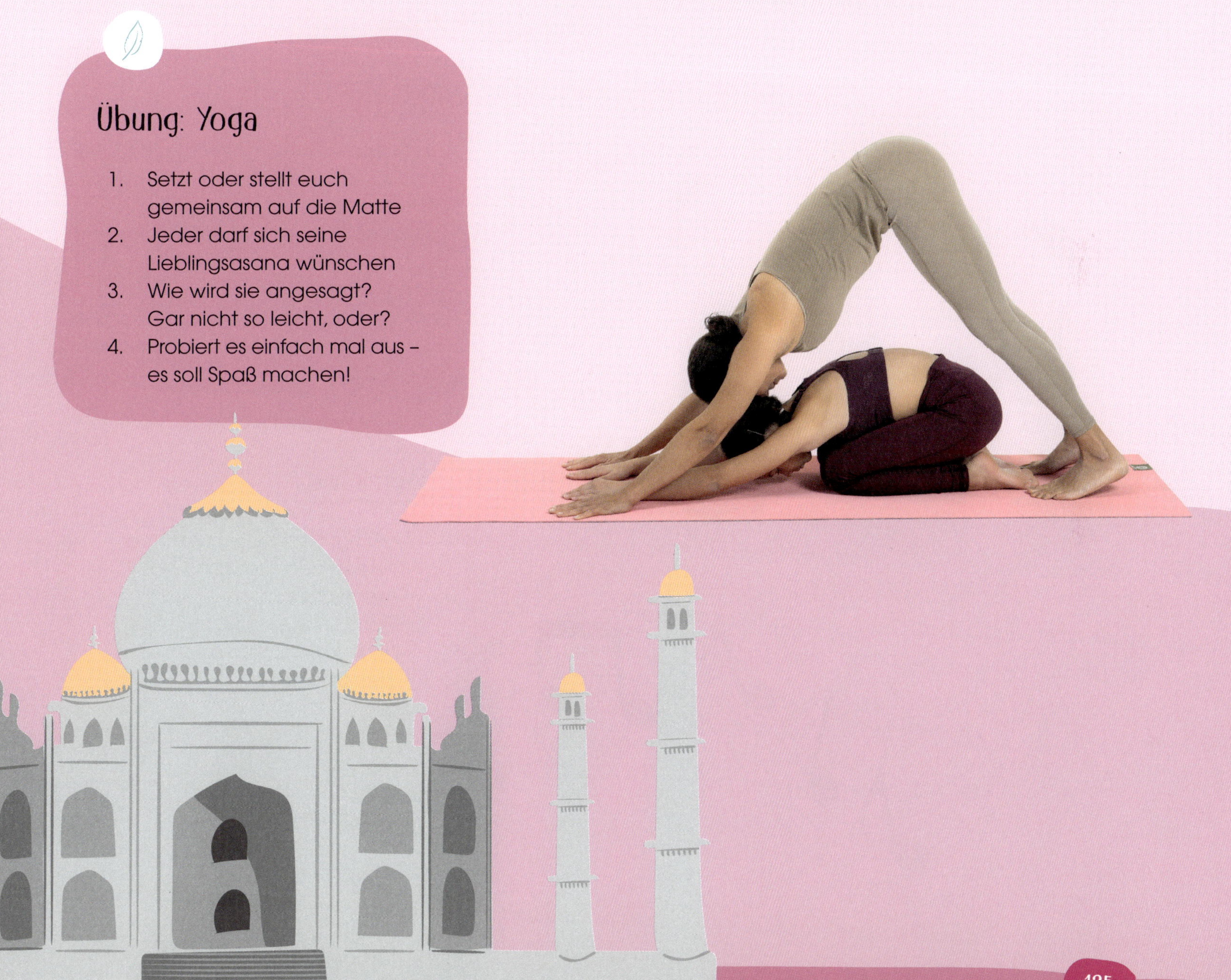

Wir singen das Lieblingsmantra von Satish. Jede Melodie ist möglich, werde kreativ und probiere es aus!

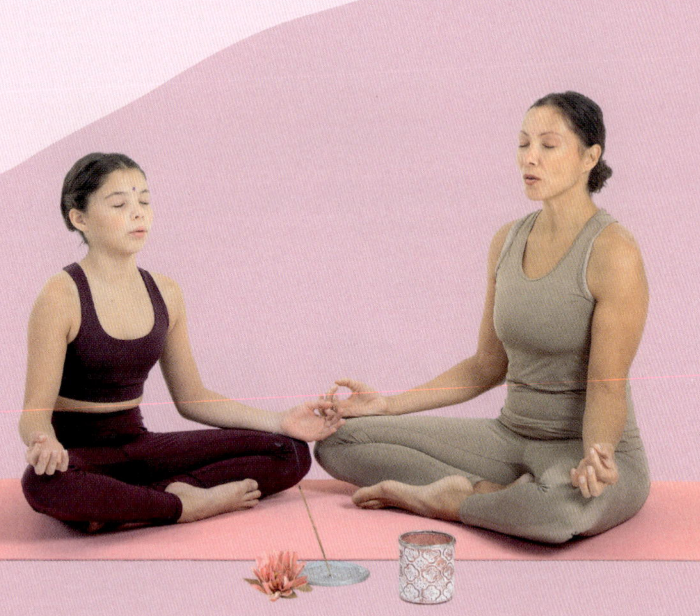

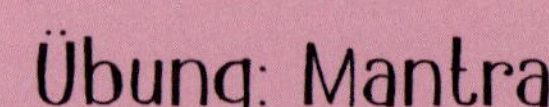

Übung: Mantra

1. Setzt euch gemeinsam auf die Matte und summt zuerst den Text, um einen Takt zu finden
2. Versucht dann eine Melodie zu kreieren
3. „Lokah Samastah Sukhino Bhavantu" 4-mal wiederholen
4. „Mögen alle Wesen auf allen Planeten Glückseligkeit erfahren" 2- bis 4-mal wiederholen

Wirkung

- Kräftigt Stimme und Kehlkopf
- Vertieft den Atem und das Atemvolumen
- Stärkt Lunge und Bronchien
- Nimmt dich mit in eine besondere Stimmung

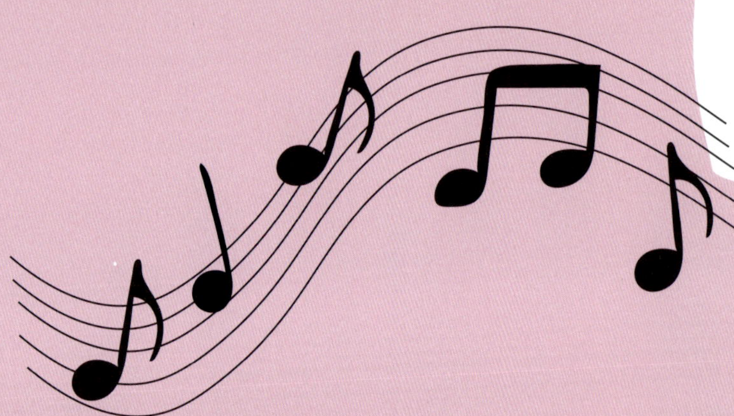

Die Mantra-Meditation

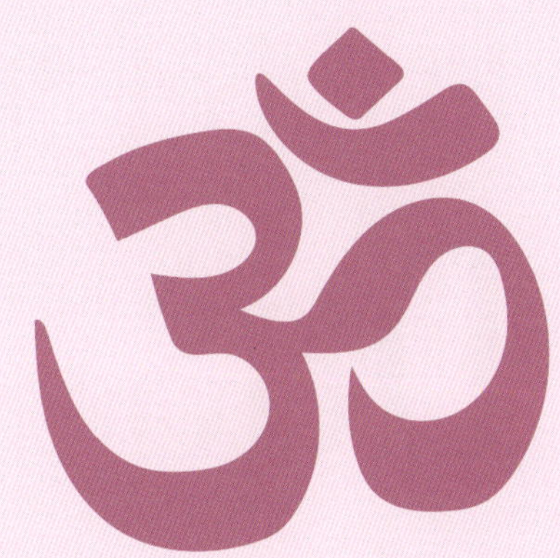

Kuschelt euch auf der Matte zusammen, zum Beispiel Rücken an Rücken im Schneidersitz oder liegend auf der Matte, und lauscht dem wundervollen Mantra von Janin Devi, das ihr unter www.suedwest-verlag.de/yogaweltreise herunterladen könnt. Ihr dürft auch gerne mitsummen oder mitsingen. Viel Vergnügen und behagliches Zur-Ruhe-Kommen!

Nr. 8

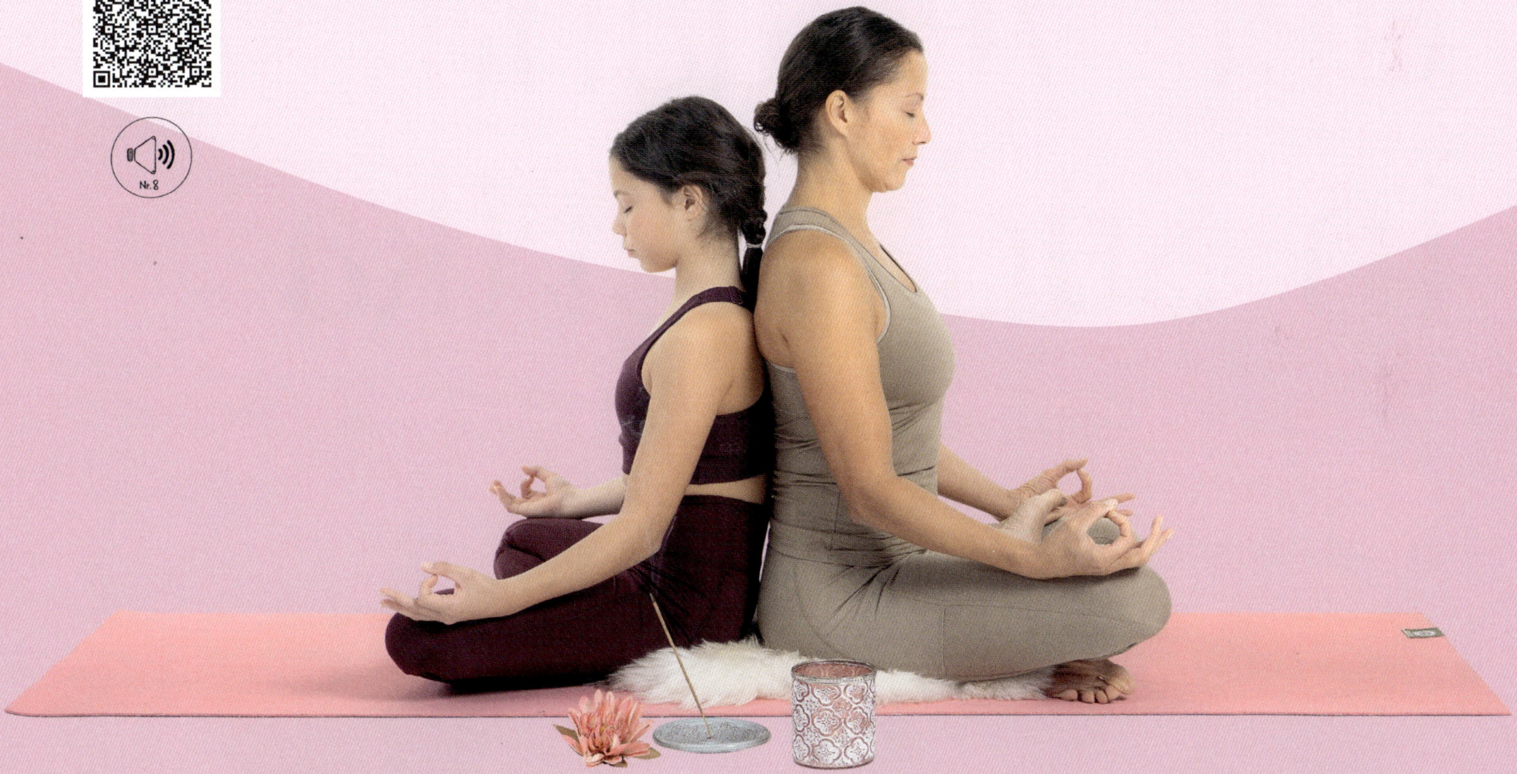

Kapitel 9:

Das Gebiet der Ye'kuana in Südamerika

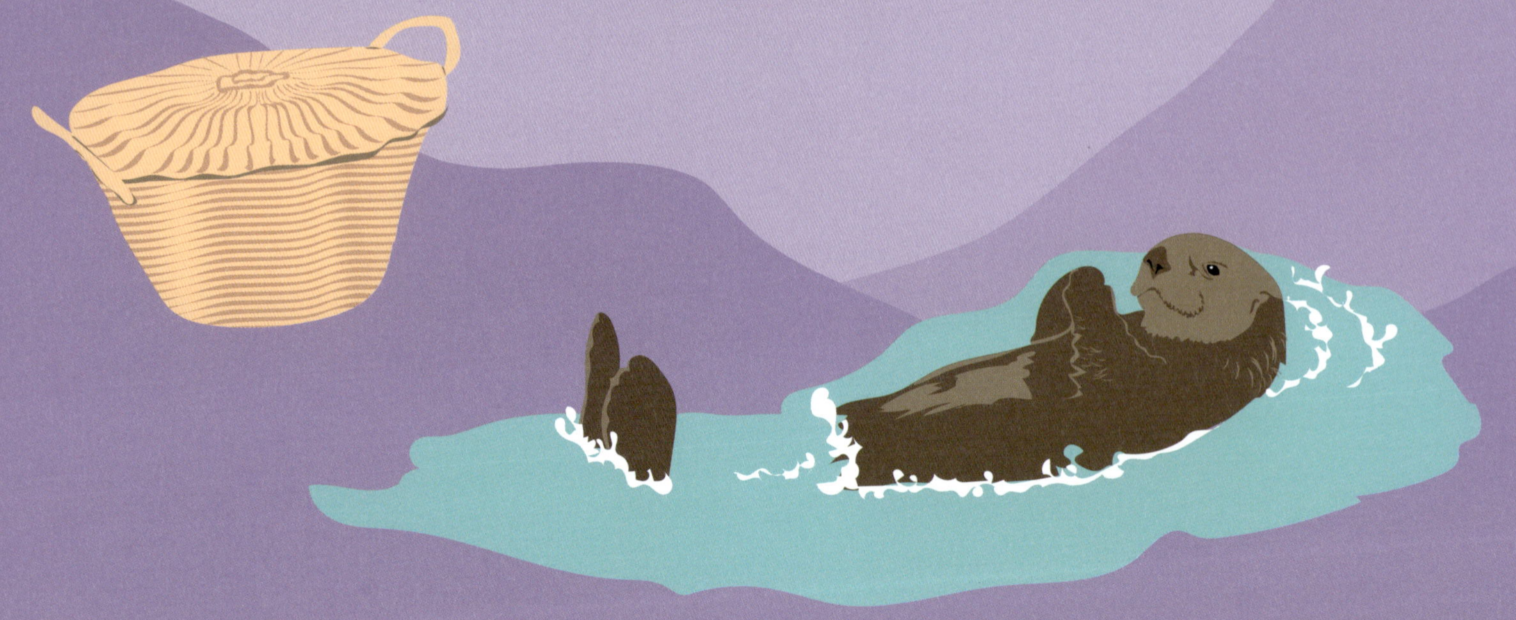

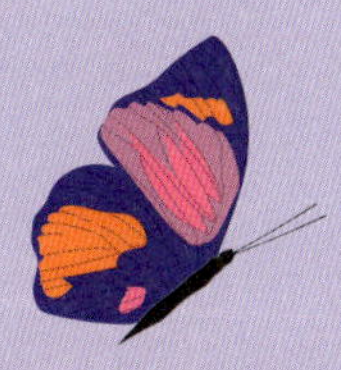

Name und Alter: Unmada (Manfred Kindel), 68 Jahre
Ort: Region der Ye'kuana im Regenwald Südamerikas
Unmada hat die Ye'kuana für einige Zeit besucht, hat für sich und uns Inspirationen für seine Lieder, das Leben und dieses Buch gesammelt und eine ganz besondere Verbindung zu den Ye'kuana aufgebaut.

Unsere Reise führt uns weiter mit dem Floß auf einen großen, breiten Fluss zu den Stromschnellen vor dem großen Regenwald. Dort steigen wir um in schmale Einbäume, das sind Boote, die aus einem einzigen Baumstamm gefertigt wurden. Wir fahren zum Volk der Ye'kuana. Dort leben 5000 bis 10 000 Menschen auf einem Gebiet, das so groß wie ganz Deutschland ist und über mehrere Ländergrenzen hinweggeht. Mein Freund, der Kinderliedermacher Unmada, wurde einmal eingeladen, die Lieder und Geschichten der Ye'kuana kennenzulernen, und bereiste dazu diese Gegend. Eines Abends sang ihm Nisia ein Schlaflied vor, mit dem die kleinen Kinder nicht ins Bett, sondern in die Hängematte gebracht werden. Aus diesem Gesang und aus den Erinnerungen an eine atemberaubende Naturlandschaft entstand sein Lied „Hinter uns die Berge". Es lädt uns ein, in die Welt des Regenwaldes einzutauchen. Dieses Wiegenlied der Ye'kuana singe ich seit vielen Jahren auch für meine Kinder zum Einschlafen. Die Fassung von Unmada berührt mich dabei Abend für Abend. Wir lieben dieses Lied und können gar nicht genug davon bekommen.

Unmada hat mir von seiner Reise ins südamerikanische Paradies erzählt. Es gibt dort Affen, Tapire, Papageien, Alligatoren, Flussdelfine, Otter, Piranhas, Ameisenbären, jede Menge Moskitos, Vogelspinnen und Jaguare – und den schönsten Schmetterling der Welt … Was für eine Vielfalt!

Die Leute wohnen meistens in kleinen, runden, mit Palmenblättern gedeckten Hütten. In der Mitte des Dorfes steht das Gemeinschaftshaus, die Churuata oder Atta. Es ist viel größer als die Hütten und stellt den unendlichen Kosmos dar, mit einem kräftigen Baumstamm, der in der Mitte aufgerichtet ist. Dieser steht für die Verbindung von Erde und Himmel und soll dafür sorgen, dass uns der Himmel nicht auf den Kopf fällt.

Die Frauen der Ye'kuana kümmern sich um die Ernährung und pflanzen vor allem Maniok an, eine Art Kartoffel. Die rohen Wurzelknollen sind allerdings hochgiftig und müssen zuerst verarbeitet werden, bevor man sie essen kann. Während der Arbeit und im Alltag tragen die Frauen ihre Kinder eng am Körper in einem Tragetuch. Die Männer bleiben daheim, schnitzen und flechten Körbe oder Bambusmatten für ein schönes Zuhause. So hat jeder seine Aufgabe und am Ende des Tages finden sich alle zusammen, schlafen in der Hängematte und sind glücklich.

Models in diesem Land:

Julie und Zindayah

Unsere Fahrt mit dem Einbaum geht über einen großen Fluss.

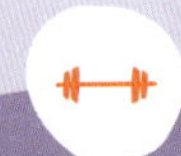

Übung: Einbaum

1. Partner sitzt mit ausgestreckten oder leicht angewinkelten Beinen vorn auf der Matte
2. Kind sitzt dahinter und legt nacheinander die Füße an die Schulterblätter (oder tiefer) des Partners
3. Partner greift nach hinten
4. Einander an den Händen fassen und die Arme vor und zurück bewegen bzw. gemeinsam Ruderbewegungen machen
5. Je nach Größe auch mal wechseln

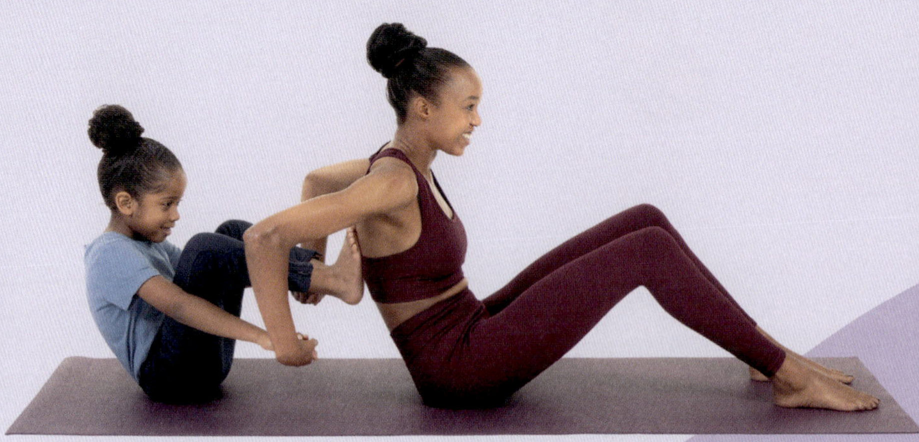

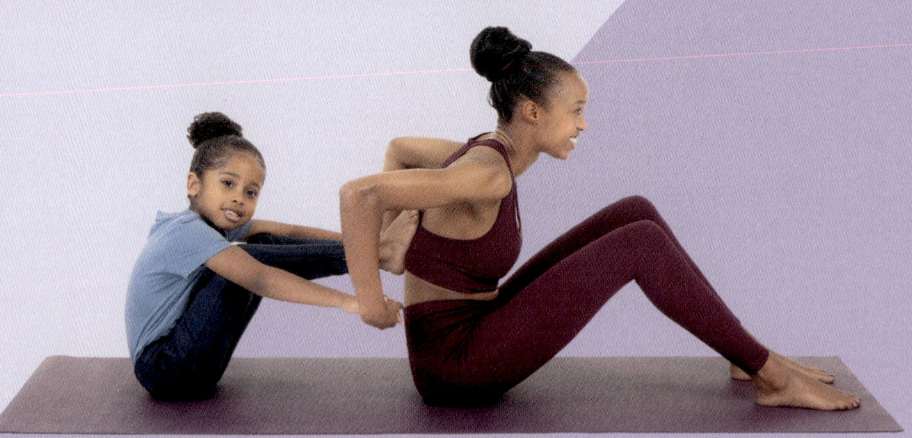

Wirkung

- Dehnt Arme und Brust
- Fördert die Beweglichkeit in den Schultern

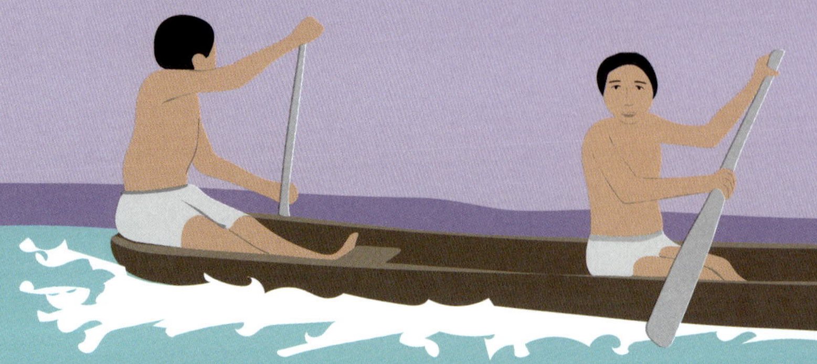

Die Affenmama trägt ihr Baby stets auf dem Rücken.

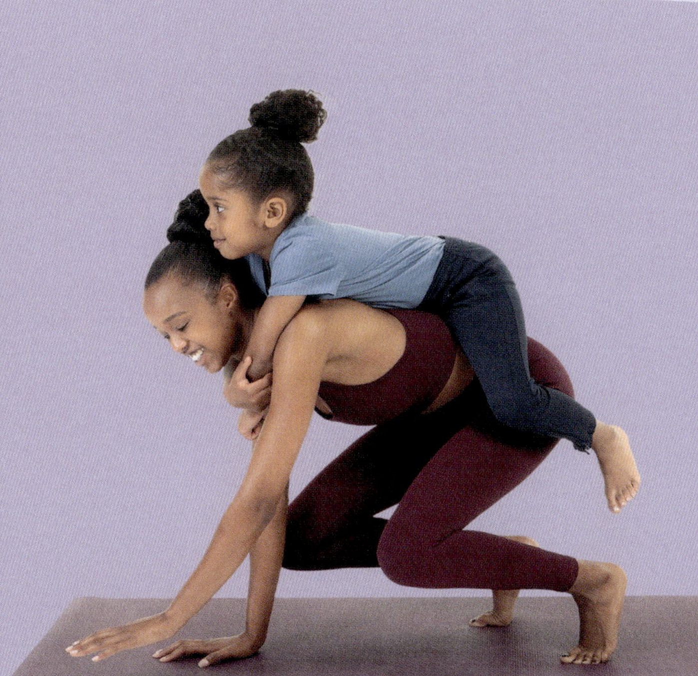

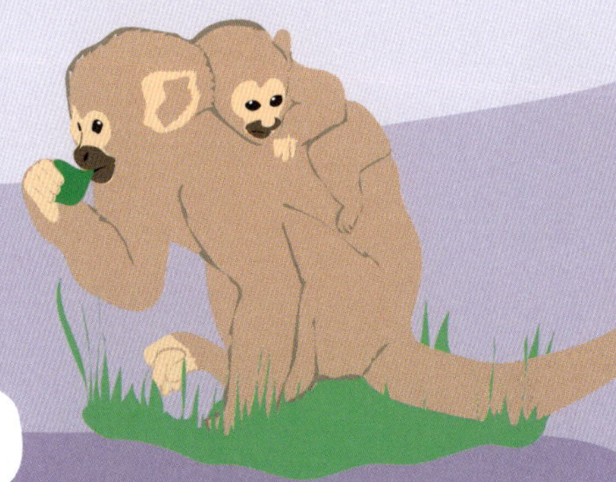

Übung: Affenmama mit Baby

1. Partner hockt sich auf die Matte, Hände am Boden
2. Kind hängt sich über den Rücken des Partners und klammert sich liebevoll fest
3. Versuchen, sich gemeinsam fortzubewegen

Wirkung

- Kräftigt und vitalisiert den gesamten Körper
- Erwärmt
- Macht Spaß und gute Laune

Im Regenwald gibt es Tausende paradiesischer Schmetterlinge!

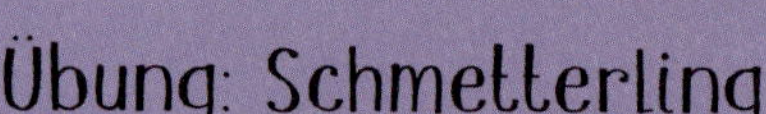

Übung: Schmetterling

1. Nebeneinander in Rückenlage auf die Matte legen
2. Beine anziehen und jeweils die Fußsohlen aneinanderlegen
3. Hände über dem Kopf am Boden ablegen, Handflächen berühren sich jeweils
4. Zart und langsam „die Flügel" (Arme und Beine) öffnen und schließen

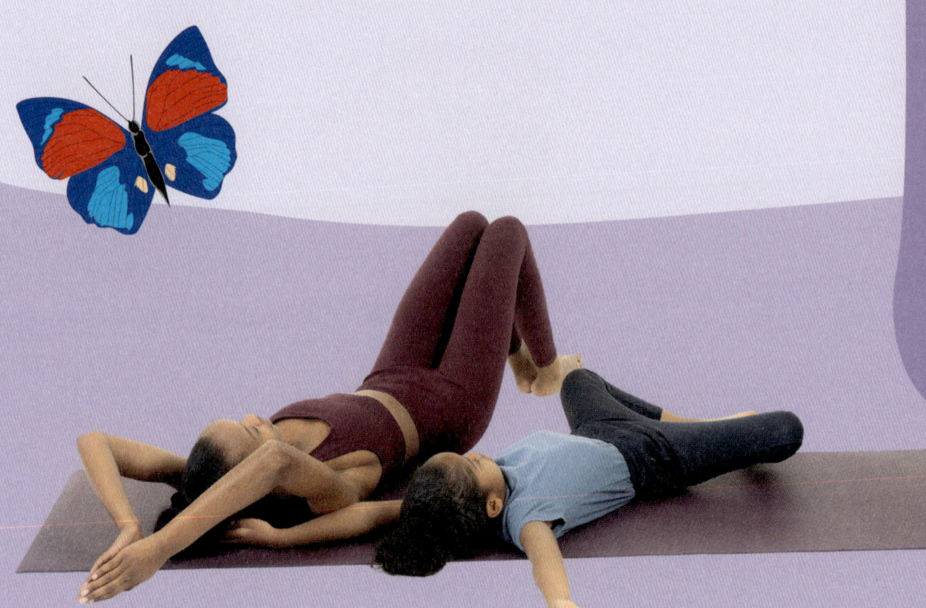

Wirkung

- Fördert die Beweglichkeit von Schultern und Hüftgelenken
- Achtsame Konzentration und Koordination

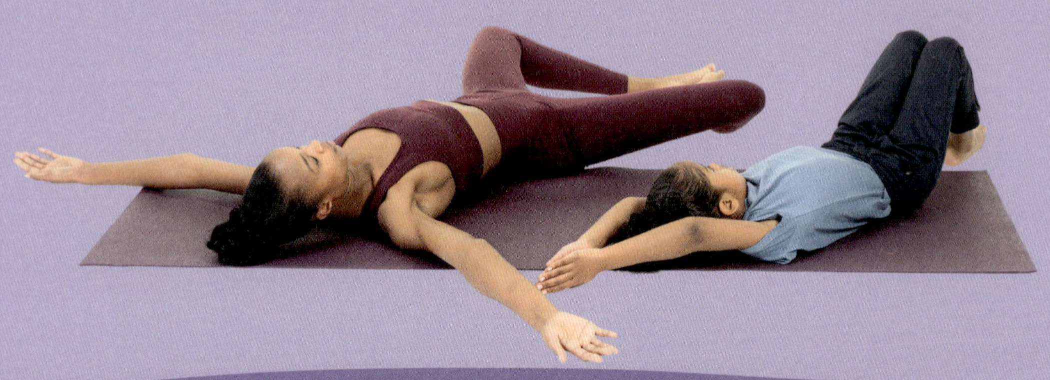

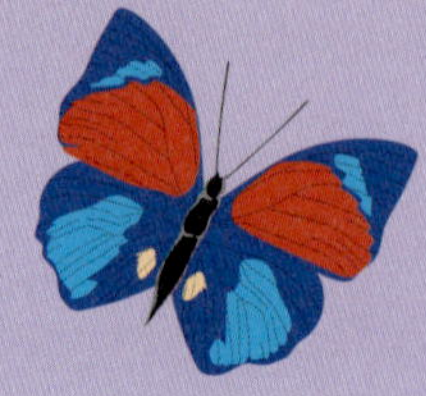

„Unter uns der Felsen, wo der Otter wohnt ..."

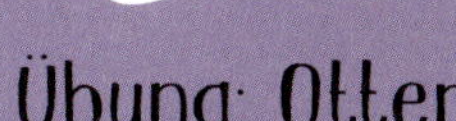

Übung: Otter

1. Nebeneinander im Kniestand auf die Matte kommen, Oberkörper bleibt aufgerichtet
2. Arme anwinkeln, Hände hängen nach unten
3. Füße hoch und wie mit einem Otterschwanz hin- und herwackeln
4. Otterzähne zeigen

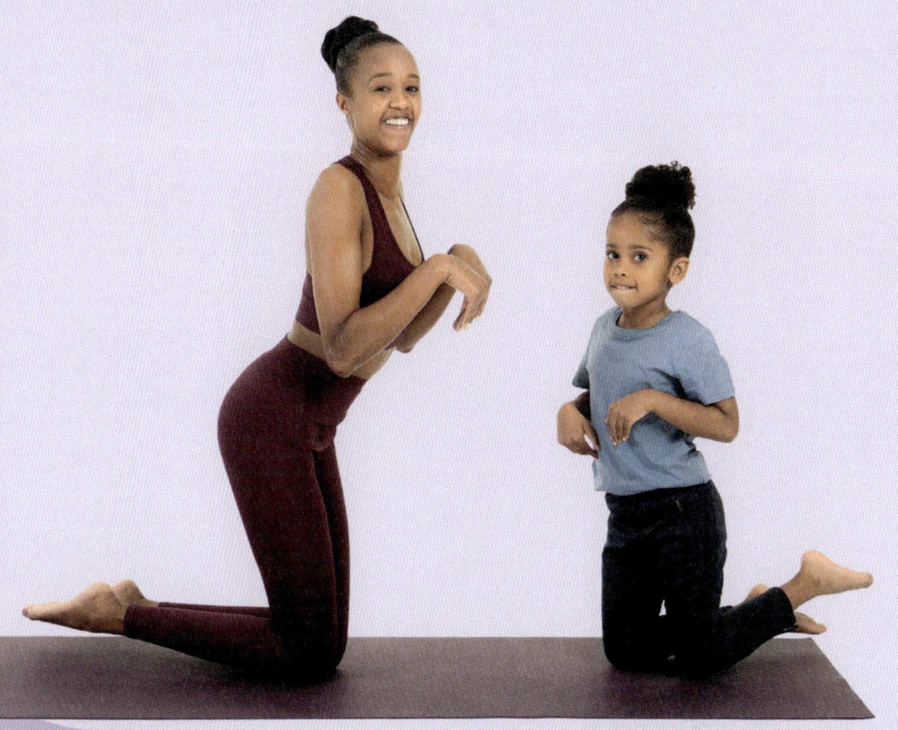

Wirkung

- Kräftigt Oberschenkel und Gesäß
- Zum Schlapplachen
- Erwärmt
- Macht Spaß und gute Laune

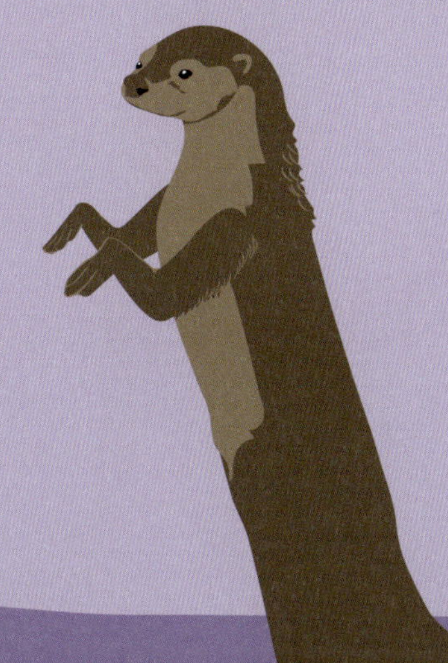

Die Mütter tragen bei der Ernte die Babys auf dem Rücken – gewusst, wie!

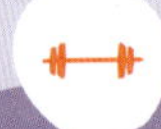

Übung: Maniokernte

1. Nebeneinander auf die Matte stellen, Beine gegrätscht und gestreckt
2. Hände hinter dem Rücken nach oben zeigend aneinanderlegen
3. Für die Ernte nach vorn beugen, eine Hand bleibt am Rücken, die andere Hand erntet
4. Seite wechseln

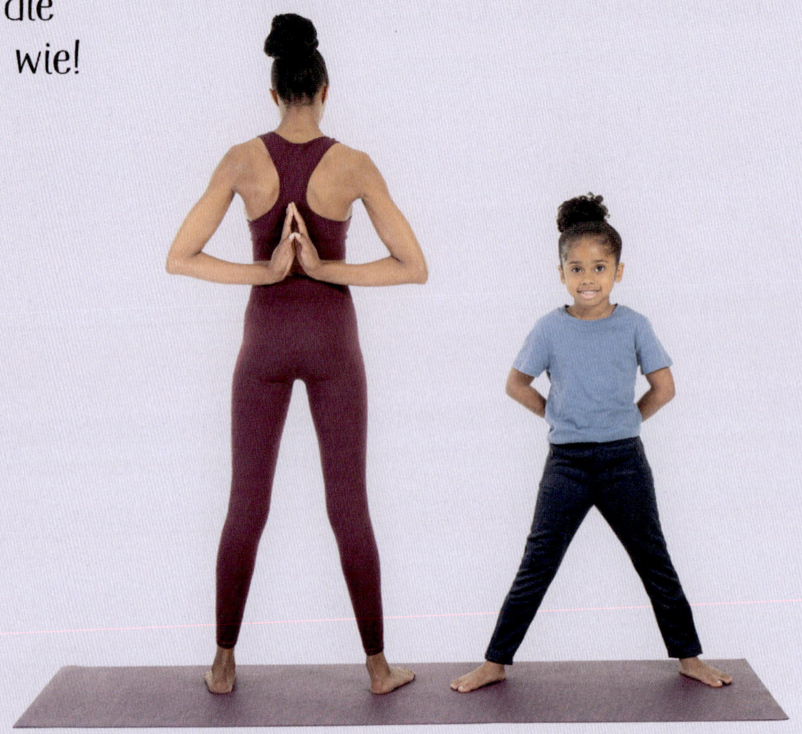

Wirkung

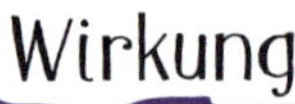

- Kräftigt und fördert die Beweglichkeit der Handgelenke
- Dehnt Beinrückseiten und Rücken

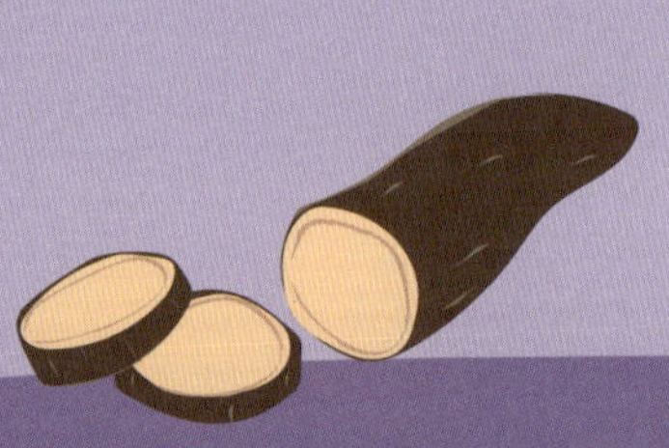

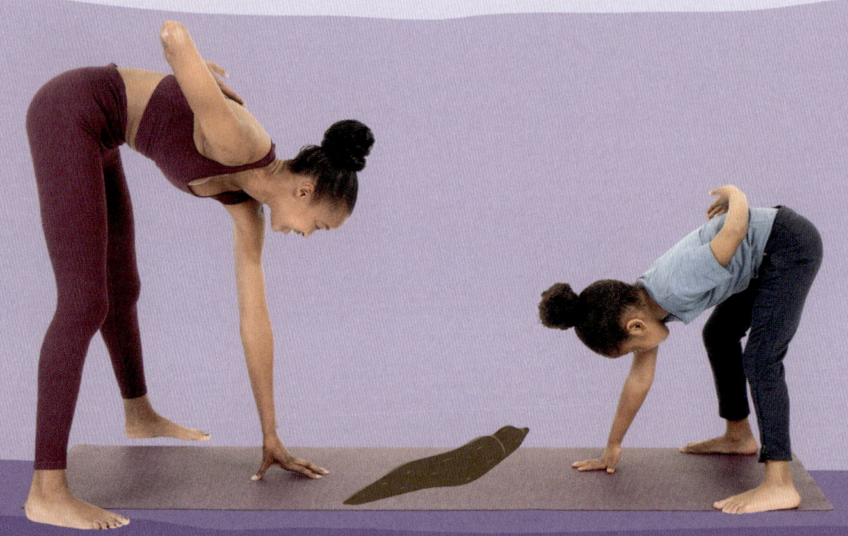

Der kräftige Baum in der Mitte der Churuata steht für die Verbindung von Himmel und Erde.

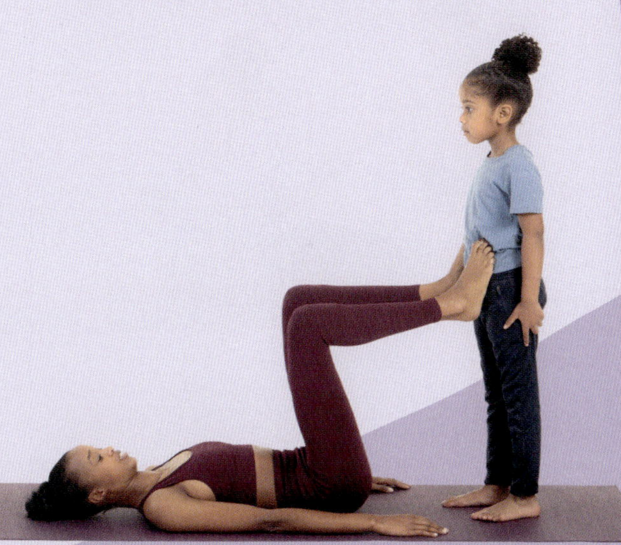

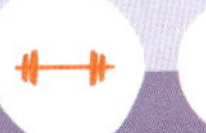

Übung: Churuata, das Gemeinschaftshaus

1. Partner liegt in Rückenlage auf der Matte, Beine angezogen
2. Kind legt sich bäuchlings auf die Füße des Partners
3. Handflächen des Kindes liegen aneinander, Partner hält die Hände des Kindes und stemmt das Kind nach oben, die Beine des Kindes sind dabei leicht geöffnet und bleiben unten hängen, die Beine des Partners sind gestreckt
4. So lange, wie es angenehm ist, in der Position bleiben, dann sanft zurücksetzen

Wirkung

- Kräftigt und vitalisiert den gesamten Körper
- Regt die Durchblutung an
- Stärkt die Beine des Partners
- Dehnt die Arme

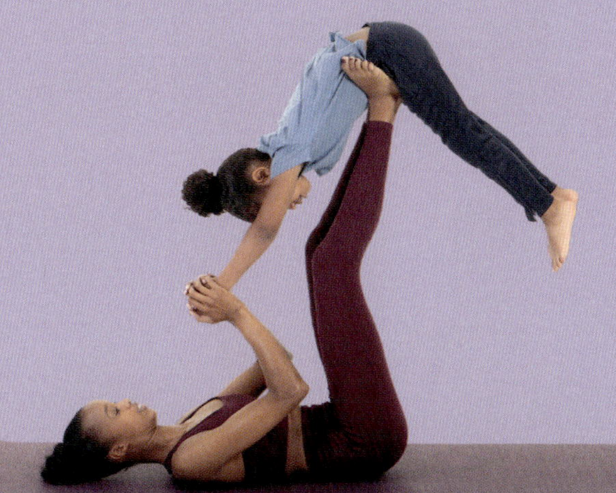

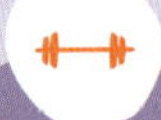

Übung: Körbe flechten

1. Voreinander in den Schneidersitz setzen, Knie berühren einander
2. Jeweils nach links drehen (voneinander weg)
3. Linke Hand greift hinter dem Rücken die rechte Hand des Partners, rechte Hand greift vorn herum die linke Hand des Partners
4. Ein- und ausatmen
5. Hände voneinander lösen, Arme nach oben und dann zur Seite ausstrecken
6. Seite wechseln

Während die Frauen ernten, flechten die Männer Korbwaren.

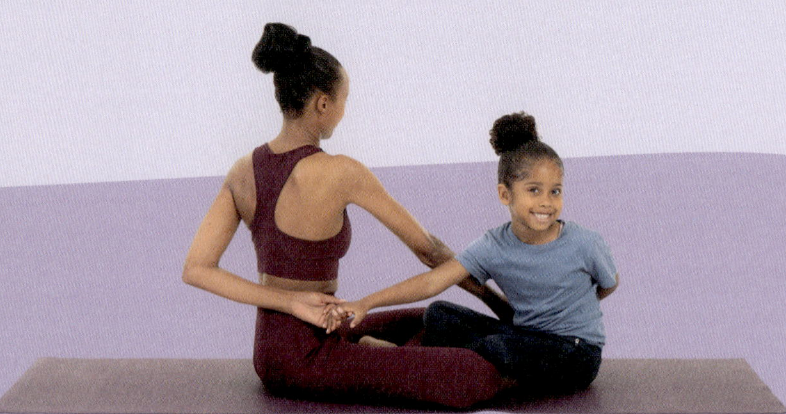

Wirkung

- Lindert Verspannungen und Schmerzen in Nacken und Schultern
- Fördert die Beweglichkeit der Wirbelsäule
- Gleicht Rundrücken, Hohlkreuz und Skoliose aus
- Dehnt die Beininnenseiten und öffnet die Hüfte

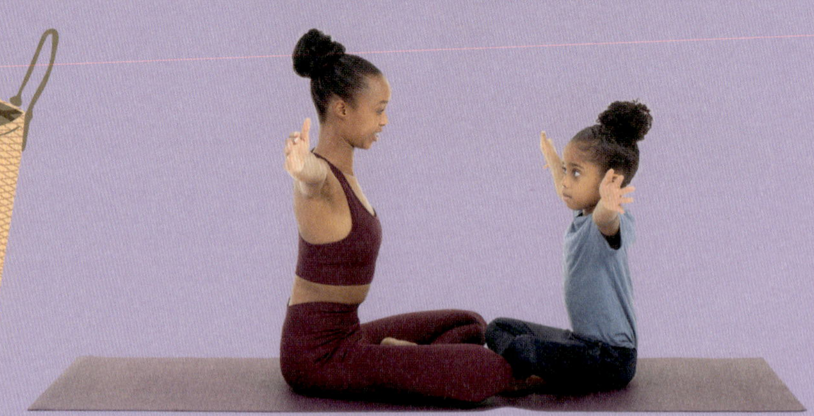

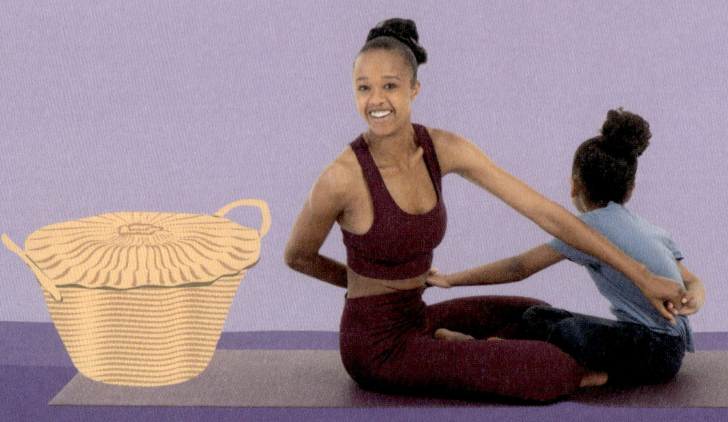

„Hinter uns die Berge" - Einschlaf-Flow

Und hier ist er, der Einschlaf-Flow für müde Ye'kuana!

Diesen Flow kann man nach einigem Üben auch mal im Atemrhythmus ausprobieren. Da dies aber relativ schwierig ist, könnt ihr erst einmal „normal" atmen – aber immer tief durch die Nase.

- Partner und Kind sitzen nebeneinander im Schneidersitz auf der Matte und schließen die Augen, dabei tief ein- und ausatmen, dann Augen öffnen

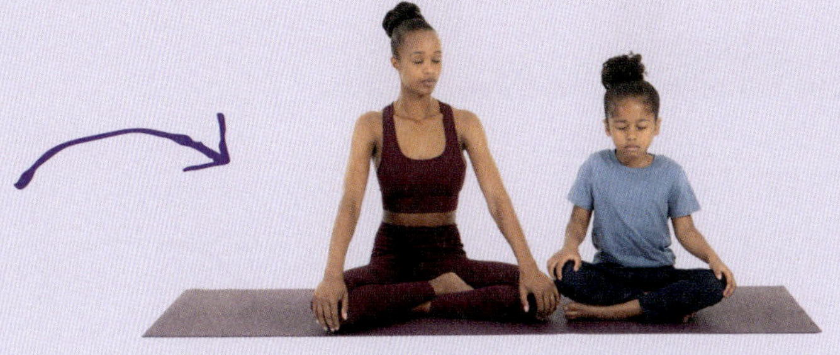

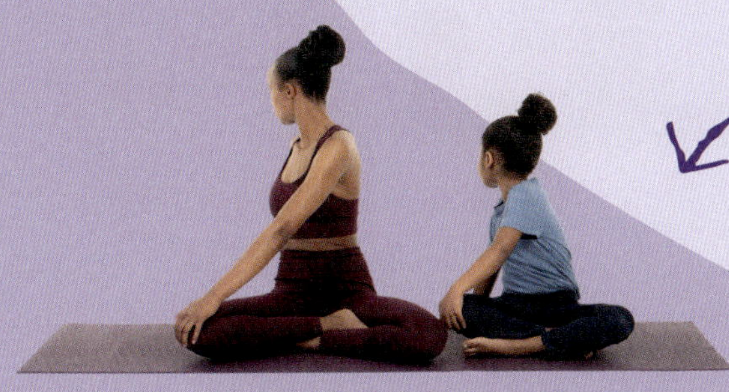

Hinter uns die Berge ...

- Rechten Arm über oben nach hinten strecken und absetzen, hinterherschauen, dabei die linke Hand auf dem rechten Knie ablegen

... über uns der Mond ...

- Beide Arme im großen Bogen zusammenbringen und mit den Armen einen Mond bilden, jetzt wieder nach vorn schauen

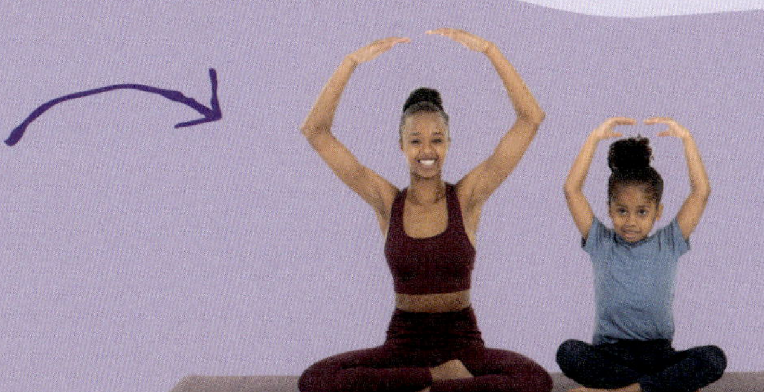

… unter uns der Felsen …

- Arme rund wie ein Felsen vor die Füße setzen und sich nach vorn beugen

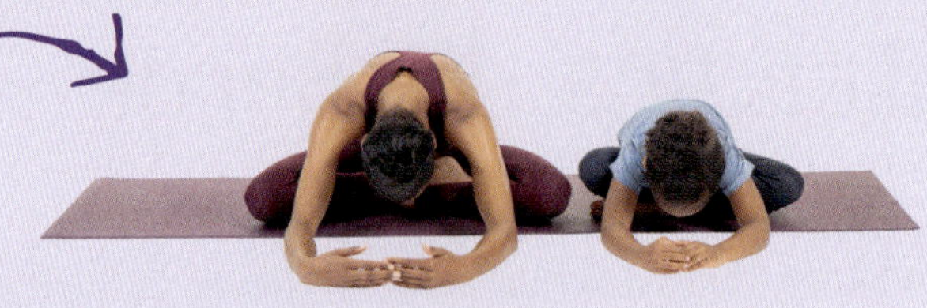

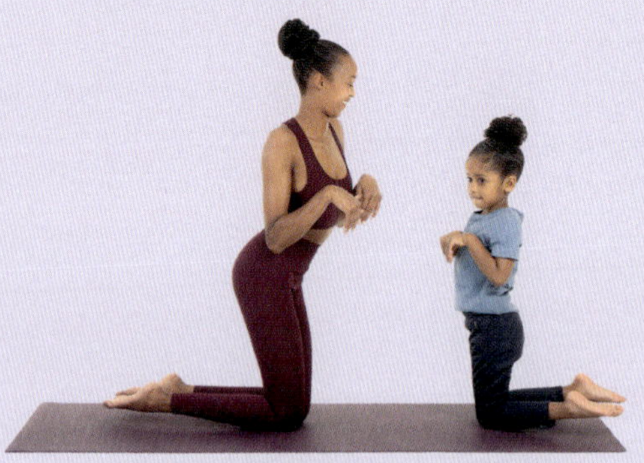

… wo der Otter wohnt.

- Aufrichten und Arme zu „Otterpfoten" heranziehen, Zähne zeigen

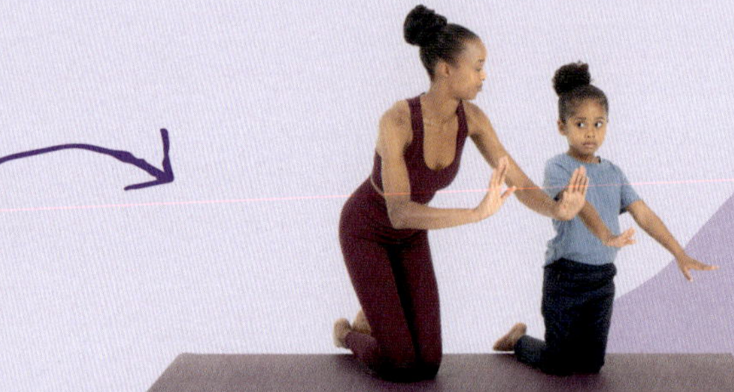

Vor uns liegt der Fluss und neben mir liegst du …

- In einer Wellenbewegung zuerst die Arme und Hände …

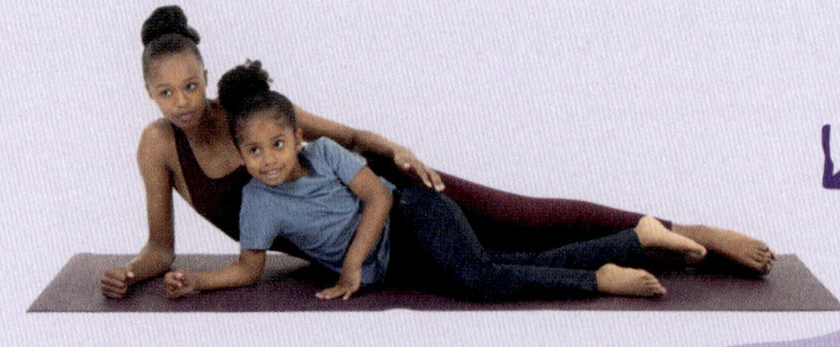

- … dann den Körper nach vorn bringen und auf die rechte Seite legen

… über uns die Sterne …

- Linken Arm und linkes Bein zum Stern nach oben strecken

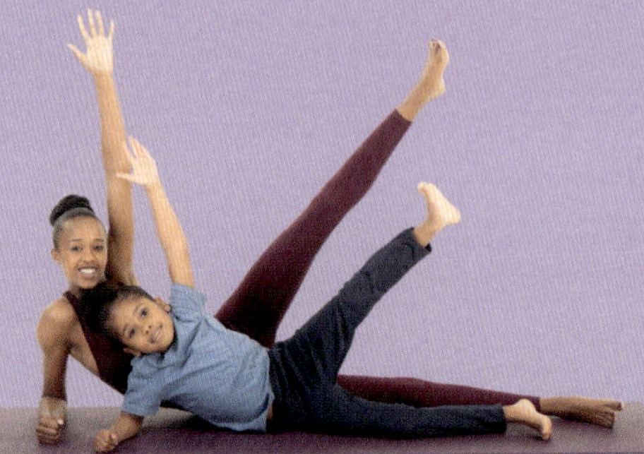

… hör'n dem Wasser zu.

- Arm und Bein zurücklegen und eine Hand lauschend ans Ohr legen
- Wenn ihr wollt, noch mal die Seite wechseln

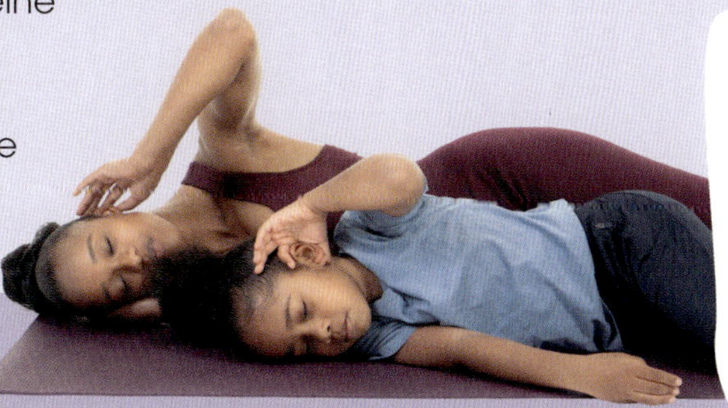

Wirkung

- Beruhigt Nervensystem und Kopf
- Entspannt und dehnt Rücken, Nacken und Schultern

Das ganze Lied geht so:

Erw.: Na, du freche Rübe,
bist du gar nicht müde?
Runter von da oben,
jetzt ist Schluss mit Toben.

Kind: Vom Jaguar die Zähne,
siehst du, wenn ich gähne?

Erw.: Pass auf, ich werd' dich reißen,
dir in den Hintern beißen.

Refrain: Hinter uns die Berge,
über uns der Mond,
unter uns der Felsen,
wo der Otter wohnt.
Vor uns liegt der Fluss
und neben mir liegst du,
über uns die Sterne
hör'n dem Wasser zu.

Kind: Du sollst mich nicht quälen,
vom Regenwald erzählen,
über die Indianer,
vom Leben der Ye'kuana.

Erw.: Na gut, wir singen leise,
das Lied von meiner Reise.
Die Fledermaus umfliegt uns,
die Hängematte wiegt uns.

Refrain: Hinter uns die Berge,
über uns der Mond,
unter uns der Felsen,
wo der Otter wohnt.
Vor uns liegt der Fluss
und neben mir schläfst du,
über uns die Sterne
hör'n dem Wasser zu.

Der Originaltext lautet:

Keta taje hima
Dschama rekomotai
Quasso tankaranje
Ragetta nenif hene
Keta taje hima
Dschama rekomotai
Quasso tankaranje
Ragetta nenif hene

Keta taje hima
Dschawa trankara
Njara nenn nakare
Njama hane dam
Keta taje hima
Dschawa trankara
Njara nenn nakare
Njama hane dam

Das ganze Lied findet ihr im Shop unter www.unikum-musik.de auf der CD „Hinter uns die Berge" oder zum Einzel-Download.

Idee zum Weitermachen: Die Welt ist so groß!

Nun haben wir unsere Weltreise beendet und viele wunderschöne, lustige und erstaunliche Dinge kennengelernt – Tiere und Menschen, Sportarten und Häuser, Landschaften und Traditionen. Sicher kennt ihr selbst noch ein paar andere Länder. Vielleicht fangt ihr einfach mit eurem Zuhause, mit Deutschland, an!? Dann geht's weiter: Wo wohnen Freunde und Verwandte von euch, wo wart ihr in den Ferien? Habt ihr schon einmal einen Schüleraustausch gemacht? Es gibt so viele Länder auf der Welt … schreibt einfach noch ein paar Kapitel mehr, findet interessante Sachen über diese Länder heraus, fragt Leute und denkt euch schöne Asanas dazu aus. Vergesst am Ende nicht die dazu passenden Entspannungen.

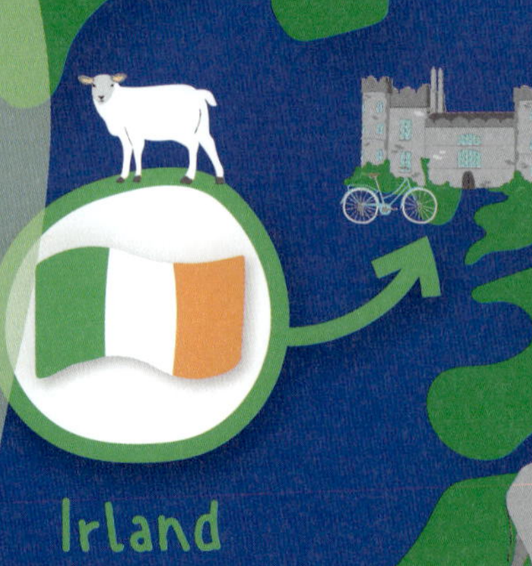

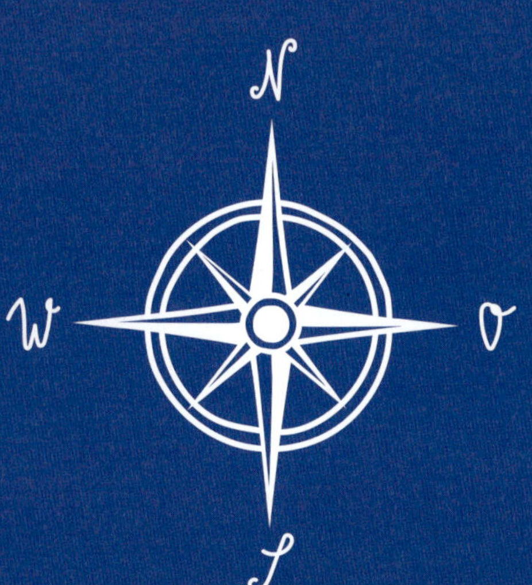

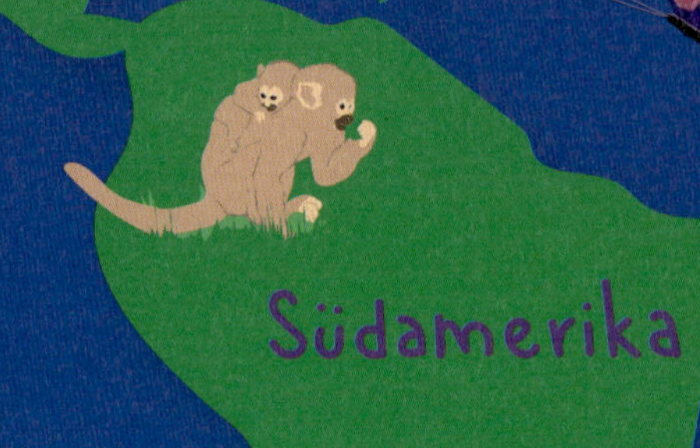

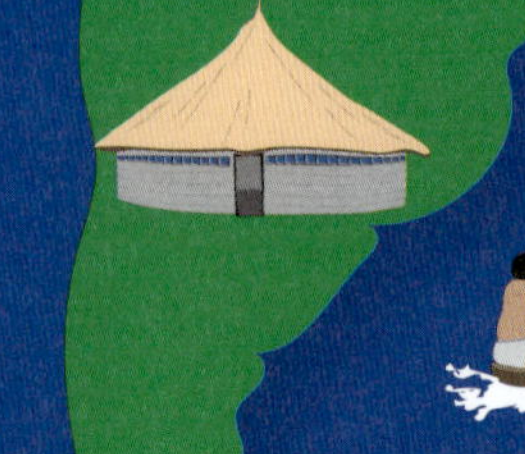

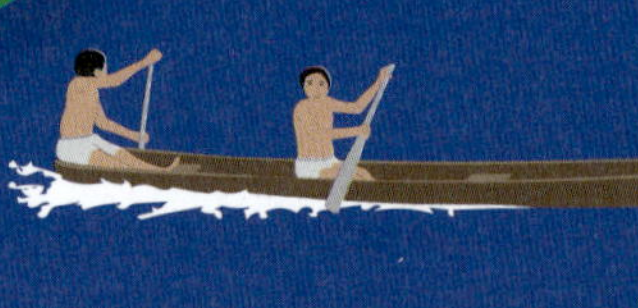

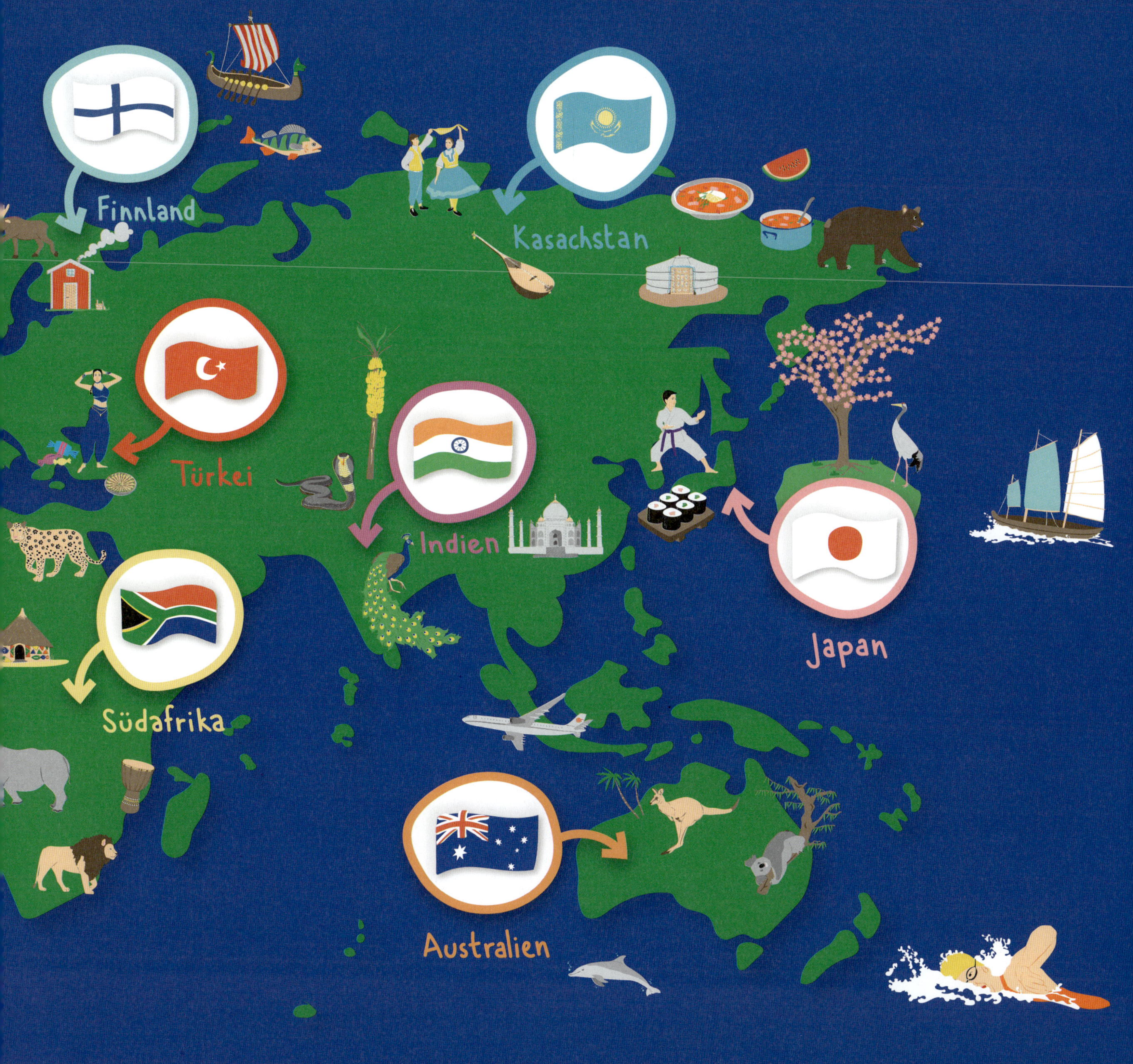
Finnland
Kasachstan
Türkei
Indien
Japan
Südafrika
Australien

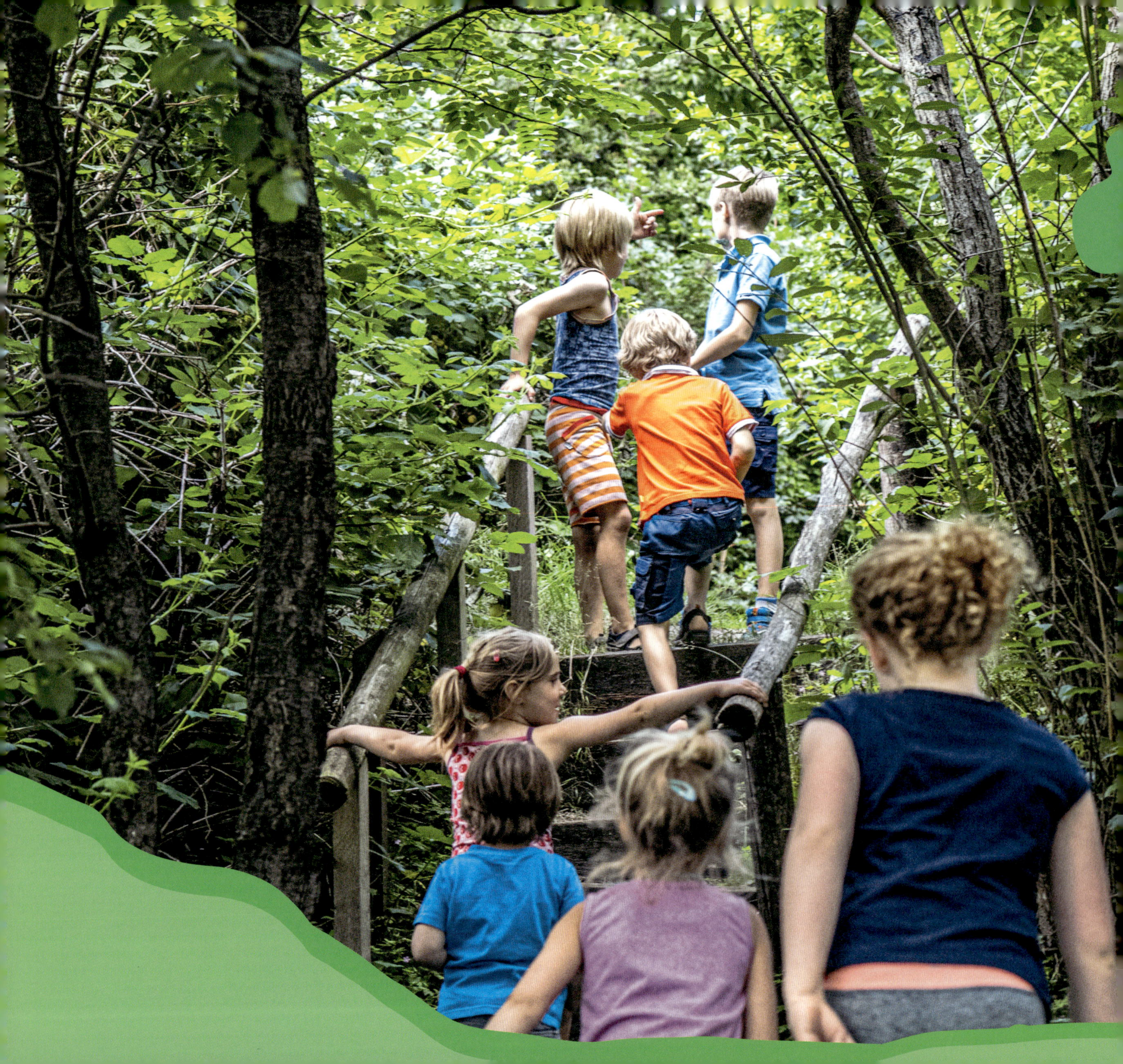

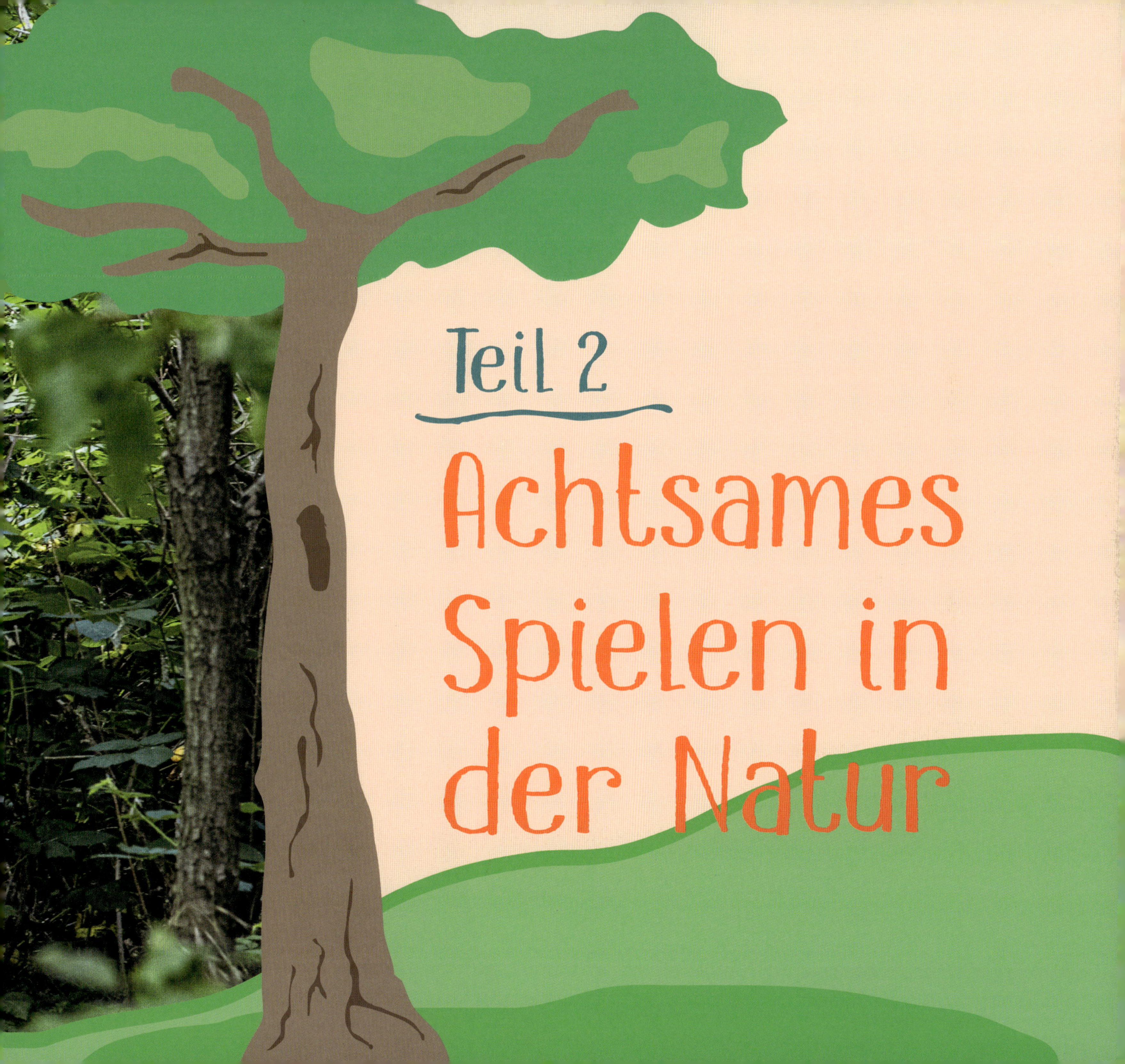

Teil 2

Achtsames Spielen in der Natur

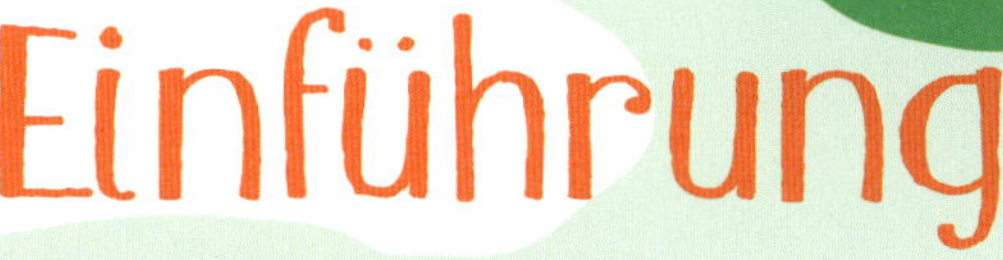

Einführung

In diesem zweiten Teil des Buches möchte ich Übungen und Spiele vorstellen, die Kinder draußen in der Natur machen können. Dort gibt es so viel zu entdecken! Wenn man die Kinder lässt, kommen sie sicherlich auf unzählige eigene Ideen. Hier stelle ich eine kleine Auswahl zur Verfügung, die man allein, zu zweit oder aber auch in der Gruppe (zum Beispiel im Kindergarten, in der Schule oder bei einem Geburtstag) ausprobieren kann.

Die nachfolgenden Ideen können von Eltern, Erziehern und Lehrern vorgeschlagen, aber auch von den Kindern selbstständig ausprobiert werden. Viele dieser Möglichkeiten sind altbekannt. Alle sind spielerisch und sollen vor allem Spaß machen. Auch in der Natur sollte möglichst ohne Druck und Korrektur gespielt werden, damit die Kinder die Verbindung positiv und mit einem guten Gefühl abspeichern können und Lust haben, sich immer wieder auszuprobieren. Und dann folgt bestimmt eine Idee der nächsten, da bin ich sicher.

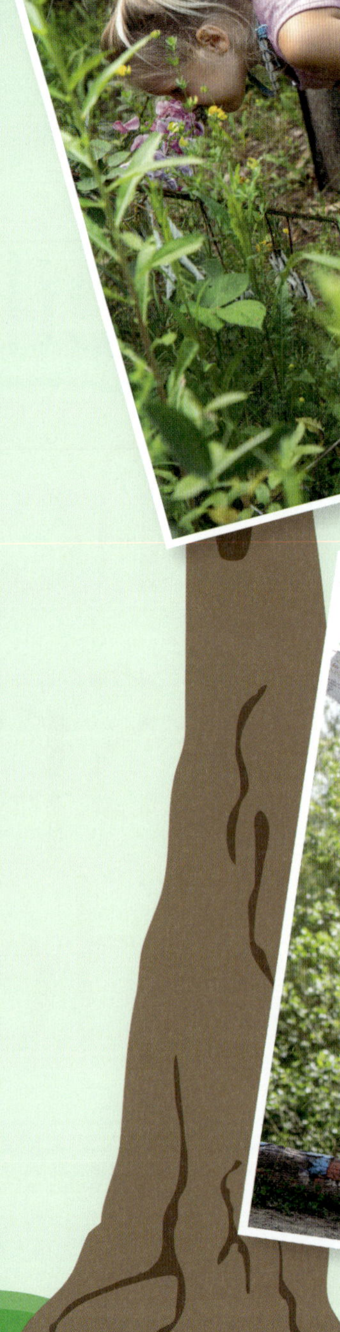

Komm, wir spielen in der Natur

Die Natur ist eine unerschöpfliche Quelle der Inspiration und fördert darüber hinaus auch noch die Gesundheit. Kinder sollten so oft wie möglich draußen sein, frei spielen und die Welt mit allen Sinnen entdecken können. Das hilft ihnen nicht nur, ihre Kreativität zu entfalten, sondern auch, nachhaltig zu lernen, und es stärkt sie in ihrer Persönlichkeit.

Wie fühlt sich das an, durch einen Sommerwald zu schlendern und den vielfältigen Klängen zuzuhören, während man das saftige Grün und das erdende Braun der Bäume und Sträucher sieht, den Gesängen der unzähligen Vögel, dem Summen der Insekten, dem Rauschen der Blätter und dem Plätschern des Baches lauscht? So erging es uns bei unserem Fotoshooting im Kinderwald bei Hannover. Wir waren überwältigt von den Eindrücken, die uns die in den letzten 20 Jahren gewachsene, lebendige Natur dort bescherte. Ein Motiv jagte das andere, und wir konnten uns nur ganz langsam fortbewegen, weil die Kinder immer wieder von neuen Dingen in den Bann gezogen wurden. Überall gab es etwas zu entdecken – und wenn man drei Monate später in den Wald ginge, würde es dort schon wieder ganz anders aussehen und man könnte zig neue Eindrücke in sich aufnehmen!

Die Natur wirkt wahre Wunder. Schlecht gelaunt oder antriebslos? Keine Chance: Kinder blühen in der Natur meistens auf. Bewegung, frische Luft und die Vielfalt der Möglichkeiten geben den Kindern ein gutes und sicheres Gefühl. Je vertrauter sie sich dort bewegen, desto heilsamer kann ein einfacher Spaziergang nach langweiligen Hausaufgaben, schlechter Laune, einem Streit mit den Eltern oder Freunden oder einer durchgemachten Erkältung sein. Alle Sinne werden angesprochen. Die Kinder dürfen ihren Bedürfnissen folgen und die Natur auf einfühlsame Weise entdecken.

So betonte der bekannte Neurobiologe Prof. Dr. Gerald Hüther einmal in einem Interview,[1] dass Kinder sich umso besser neue Erkenntnisse einprägen, je mehr Sinne beim Lernen angesprochen und je unmittelbarer die Kinder alles erleben würden. Wenn sie beispielsweise mit Blättern spielen, können sie deren Struktur fühlen, die Farben sehen, das Rascheln hören und ihren frischen oder erdigen Geruch wahrnehmen. Hinzu kommt das Erlebnis, die Blätter selbst verändern zu können, durch Falten, Zerreißen oder Ähnliches. Kein Umfeld bietet besseres Spielmaterial als die Natur selbst!

Die nachfolgenden Spielideen sind teilweise spontan im Kinderwald entstanden, andere standen bereits auf unserer Liste. Es war eine Freude, den Kindern im Shooting freien Lauf zu lassen, und es bedarf zum Nachmachen gar keiner langen Erläuterungen. Seht selbst!

[1] https://www.herder.de/kizz/kinderentwicklung-erziehung/kinder-lernen/einfach-lernen-lernen-muss-nicht-gelernt-werden/ (abgerufen am 08.02.2023)

Ein Baum für alle Fälle

Einen Baum umarmen

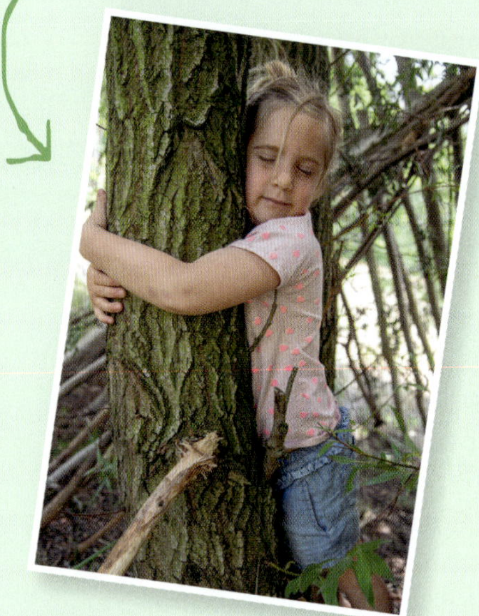

Auf einem Baumstamm balancieren

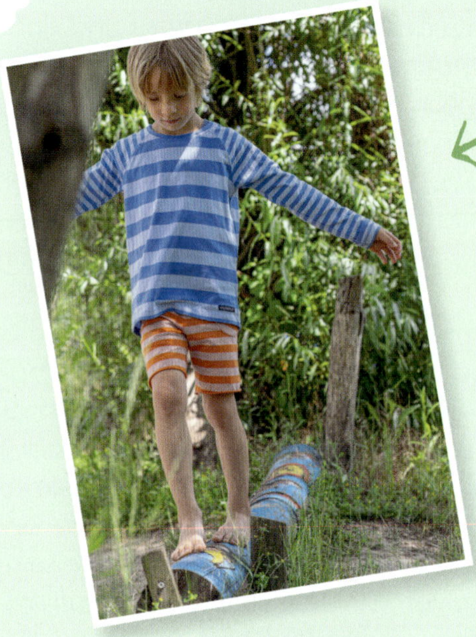

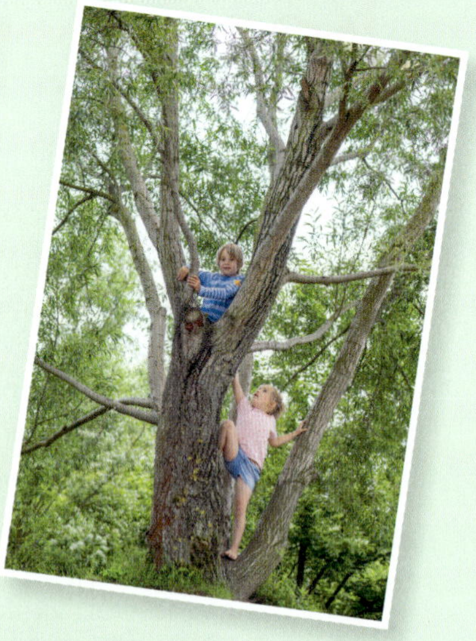

Klettern

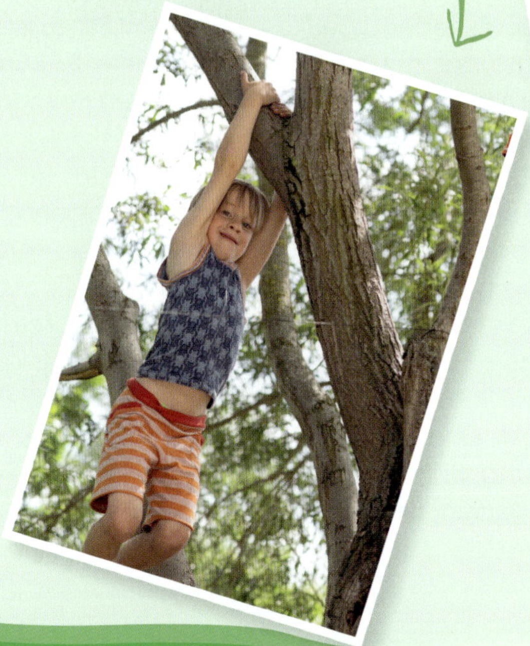

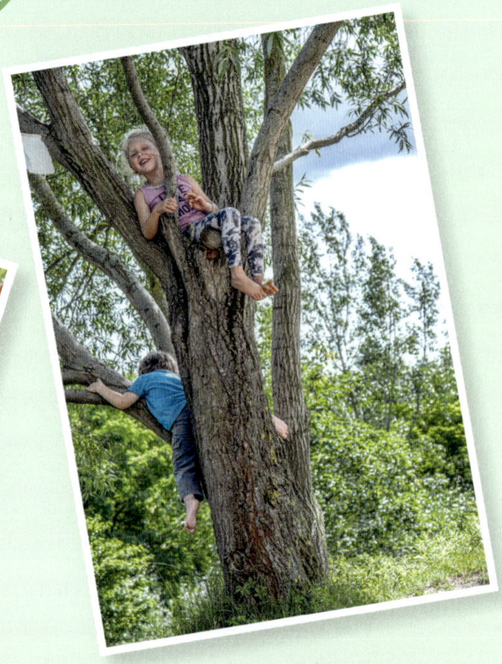

Wirkung

- Erdet und beruhigt
- Fördert das Gleichgewicht

Das Gras wachsen hören

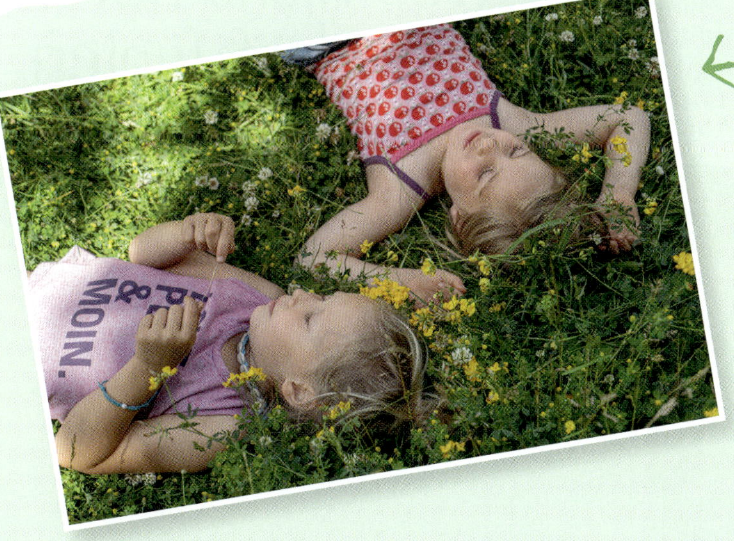

Im Gras liegen, die Augen schließen und versuchen, mehrere unterschiedliche Geräusche zu hören

An einen ruhigen Ort setzen, zum Beispiel Rücken an Rücken, oder an einen Baumstamm lehnen oder in die Nähe eines Baches setzen, die Musik der Natur aufnehmen und ganz ruhig werden

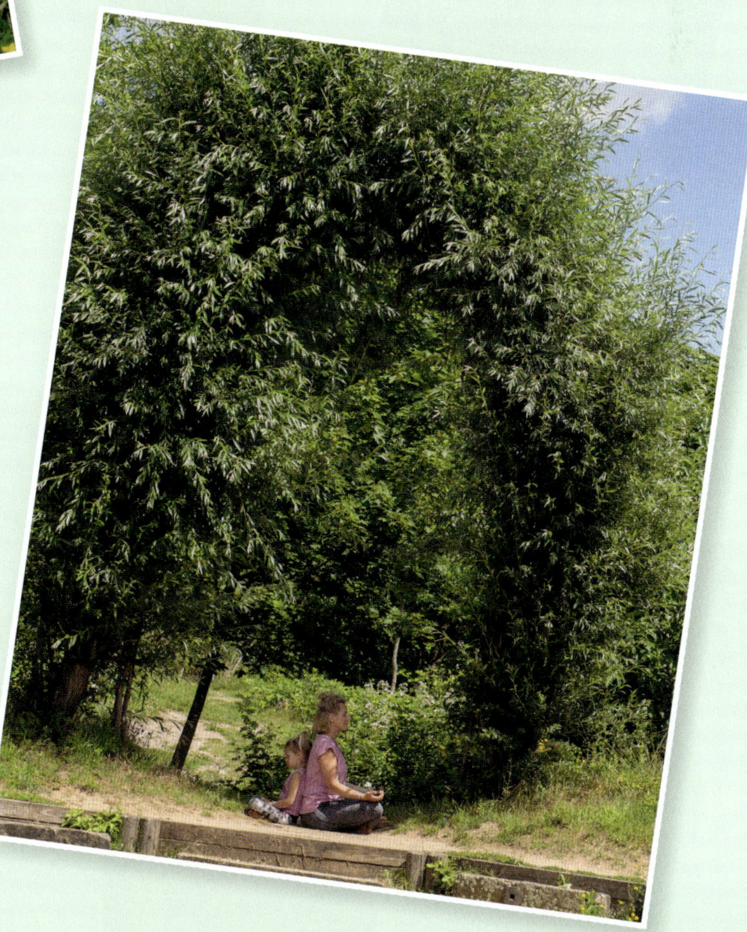

Wirkung

- Fördert die Achtsamkeit, Geduld und das auditive Gedächtnis
- Beruhigt
- Erdet
- Verbindet mit der Natur

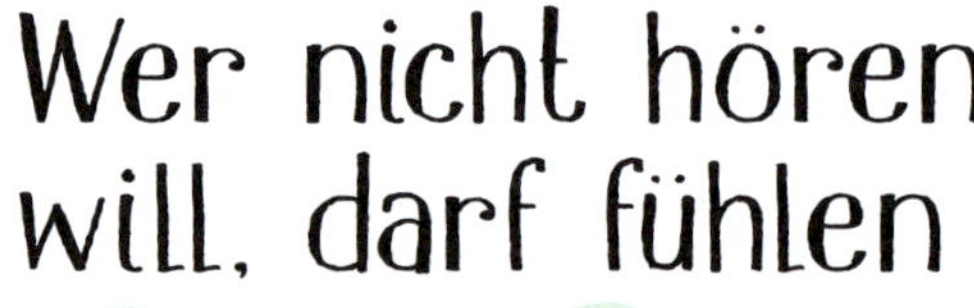

Barfußparcours: zum Beispiel Steine, Moos, Gras, Laub, Äste sammeln und in eine Reihe legen, barfuß darüberlaufen

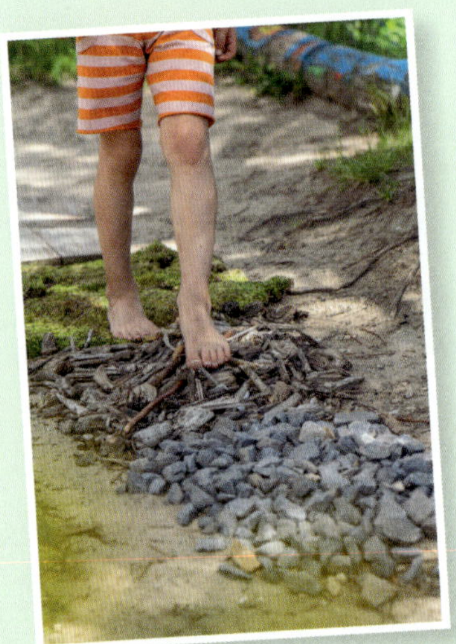

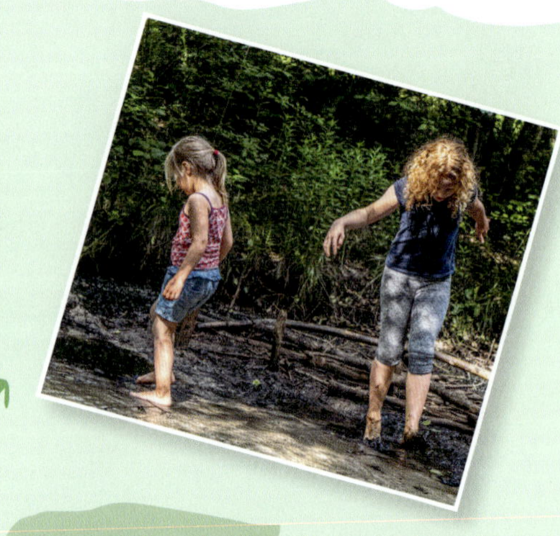

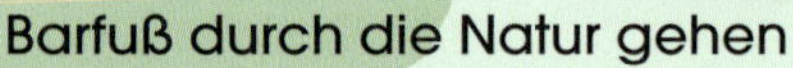

Gegenstände aus der Natur sammeln und mit geschlossenen Augen fühlen und riechen, dann erraten, was es ist

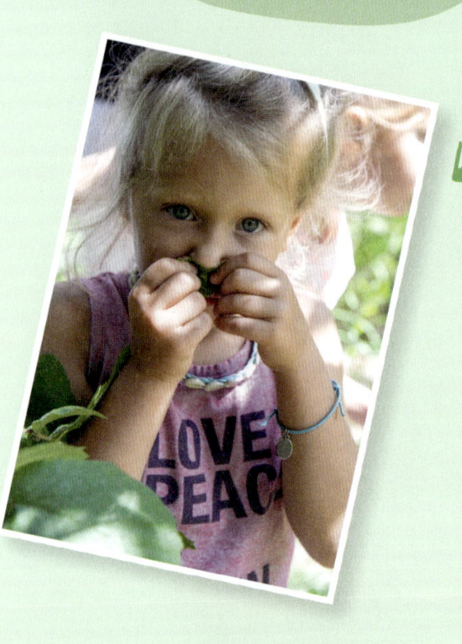

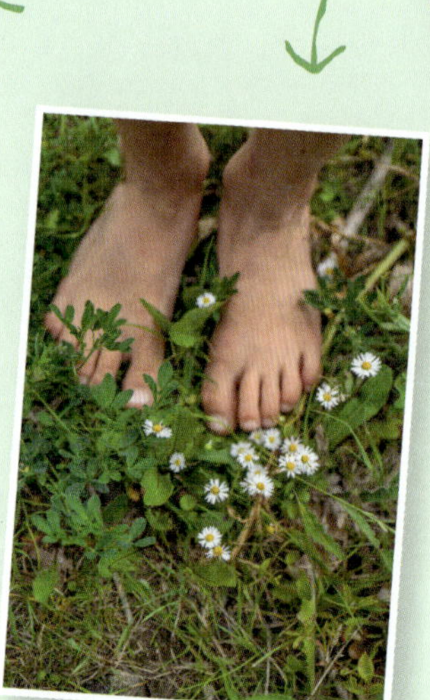

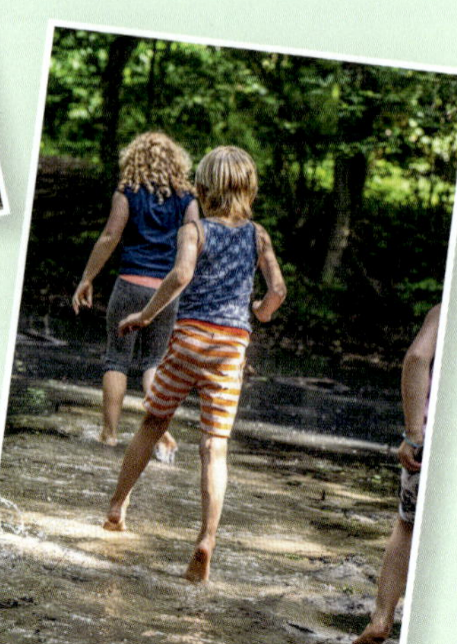

Bei einem Spaziergang als „Aufgabe“ verschiedene Dinge aus der Natur sammeln, zum Beispiel etwas Spitzes, Hartes, Weiches, Braunes, Rotes, Grünes, Weißes (bei größeren Kindern kann für die Aufgabe auch eine bestimmte Zeitvorgabe gesetzt werden)

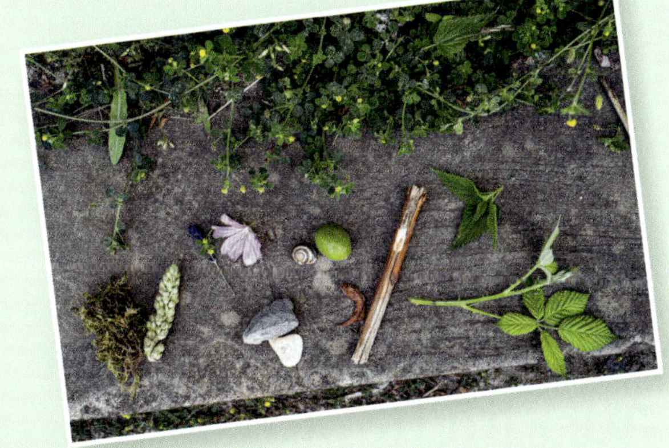

Ein schönes Waldbild oder Mandala aus Ästen, Gras, Steinen und Blumen „malen“, eventuell erraten, was es ist

Naturmemory: verschiedene Materialien aus der Natur sammeln und dann die dazugehörigen Pflanzen finden – die Dinge unterscheiden sich in Farbe, Form und Beschaffenheit, sodass das Kind viele neue Erkenntnisse über die Pflanzenwelt gewinnen wird

Wirkung

- Fördert die Kreativität und verbindet gleichzeitig mit der Natur
- Fördert taktile Wahrnehmung und Sensibilität, verschiedene Materialien mit Händen und Füßen zu berühren und zu ertasten, erweitert den Wahrnehmungshorizont

Mit geschlossenen Augen spazieren führen

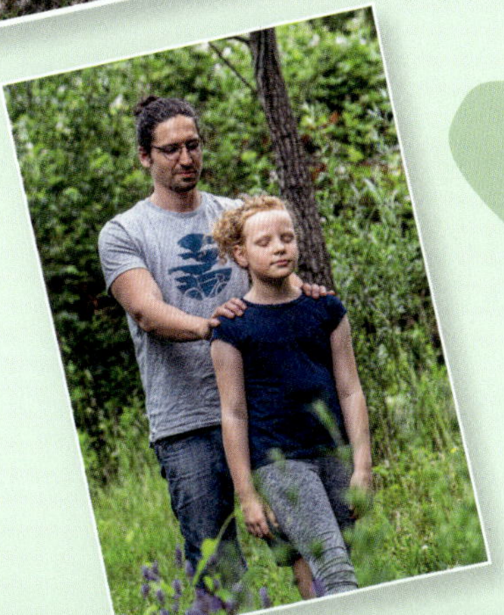

Spiele aus aller Welt

Aus **Australien**: „Känguruschwanz"

Spieler: mindestens 4 Spieler
Material: 1 Tuch

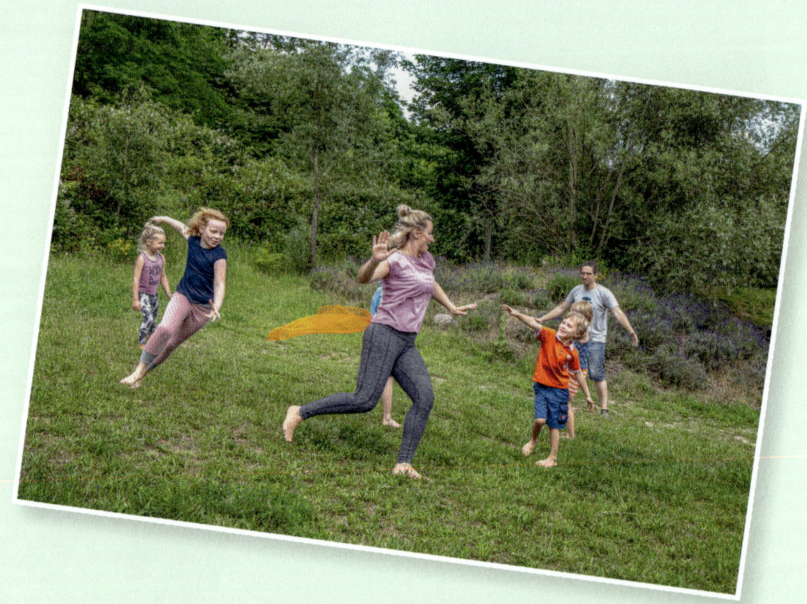

Wirkung

- Fördert Achtsamkeit und Geschicklichkeit

- Spielfeld festlegen oder abstecken, Tuch bereitlegen
- Zuerst wird je ein Spieler als Jäger und ein Spieler als Känguru bestimmt
- Das Känguru bekommt das Tuch als „Schwanz" hinten in den Hosenbund gesteckt
- Die restlichen Spieler sind der Dschungel, sie stehen mit ausgebreiteten Armen als Bäume da
- Der Jäger versucht, den Schwanz des Kängurus zu fangen
- Die Bäume dürfen dabei nicht berührt werden
- Die Bäume müssen zwar stehen bleiben, dürfen selbst aber die Arme bewegen und versuchen, Jäger oder Känguru zu berühren – wenn das passiert, darf getauscht werden
- Gelingt es dem Jäger, den Schwanz festzuhalten, darf er zwei Bäume wählen, die nun selbst zu Känguru und Jäger werden, und man kann von vorn beginnen

Aus **Afrika**: „Wie viele? Das Steinchenspiel"

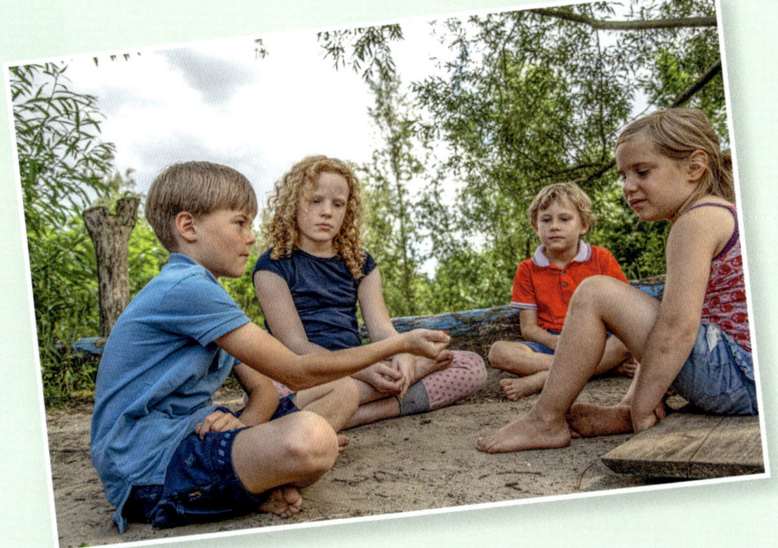

Spieler: ab 2 Spieler
Material: 10 Steinchen, hinter dem Rücken versteckt

Wirkung

- Fördert die Achtsamkeit (man braucht aber auch ein bisschen Glück und Geduld)

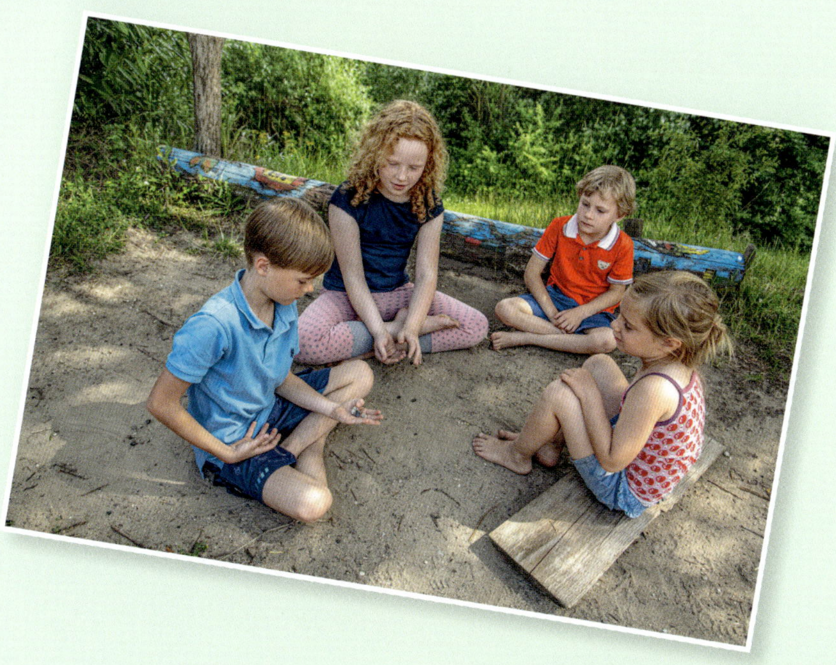

- Jeder versteckt eine bestimmte Anzahl an Steinen in seiner Hand
- Der Spieler, der direkt links neben dem jüngsten Spieler sitzt, errät nun die Anzahl seines Nachbarn
- Hat er recht, bekommt er alle Steine des Nachbarn, liegt er falsch, muss er dem Spieler einen Stein abgeben
- Im Uhrzeigersinn weiterspielen
- Wer keine Steine mehr hat, macht eine Pause
- Gewonnen hat am Ende der, der die meisten Steine besitzt

Aus der **Türkei**: „Steine"

Spieler: 1 bis 2 Spieler (oder mehr)
Material: 3 bis 5 kleine Steine

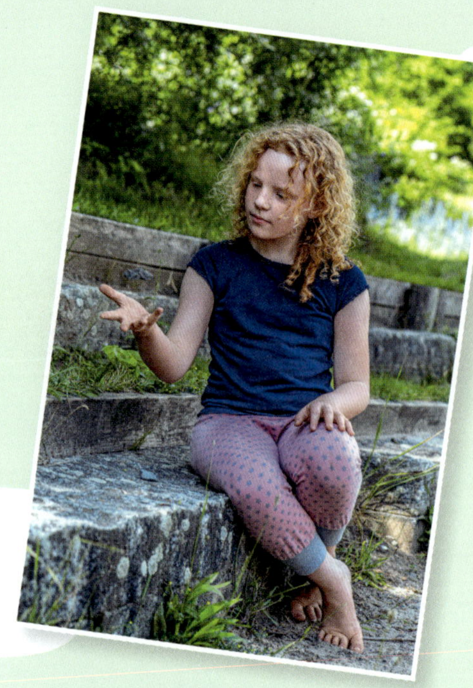

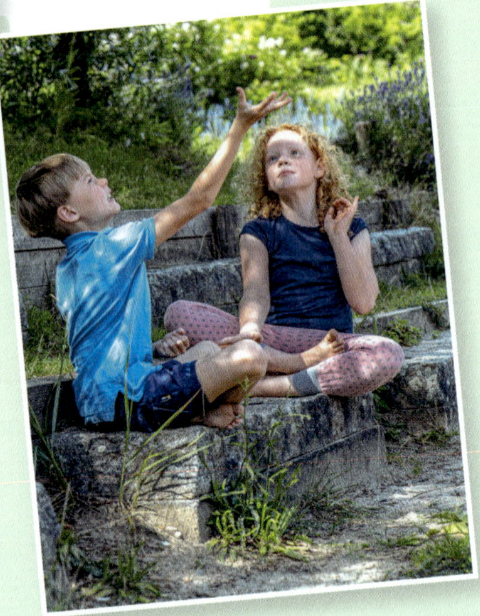

Wirkung

- Fördert Geschicklichkeit und Geduld

- Zuerst wird ein Stein in die Luft geworfen
- In der Zwischenzeit wird schnell ein zweiter Stein vom Boden aufgehoben und der fliegende Stein wieder aufgefangen – alles mit der gleichen Hand
- Den Schwierigkeitsgrad erhöhen: während der erste Stein in der Luft ist, versuchen, zwei Steine aufzuheben, und den ersten wieder fangen

Je nach Alter und Geschicklichkeit folgendermaßen weiterspielen:

- Während der erste Stein in der Luft ist, drei Steine aufheben
- Während der erste Stein in der Luft ist, vier Steine aufheben
- Alle Steine in die Hand nehmen, einen hochwerfen, die anderen vier auf dem Boden ablegen
- Einen Stein nach oben werfen und versuchen, ihn mit dem Handrücken wieder aufzufangen, anschließend mit zwei, drei, vier und sogar fünf Steinen ausprobieren

Aus **Brasilien**: „Triff die Münze"

Spieler: mindestens 2 Spieler
Material: 1 dicker Stock, 2 Münzen (oder 2 Steine)
Das Spiel wird auf sandigem Boden gespielt.

Wirkung

- Fördert Geschicklichkeit und Geduld

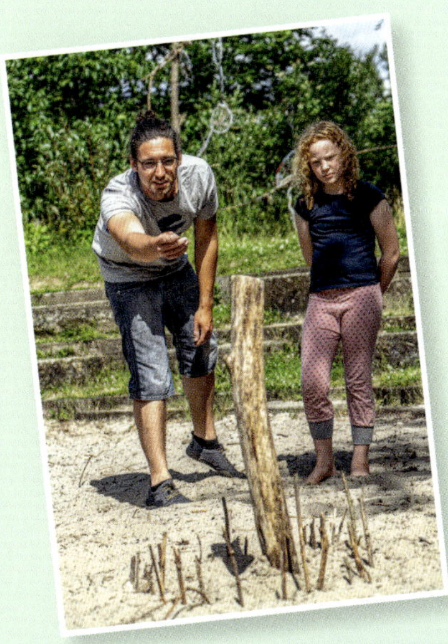

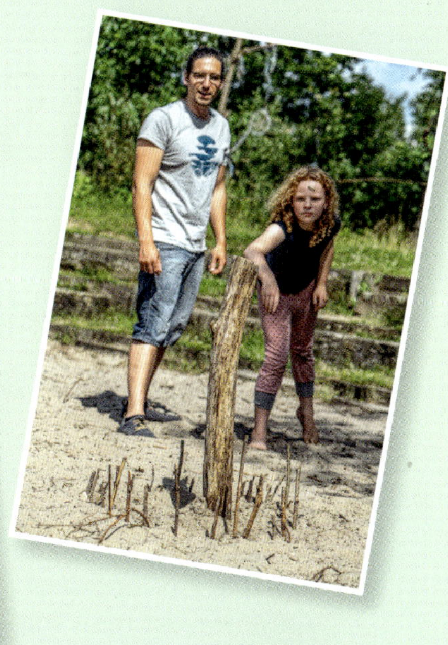

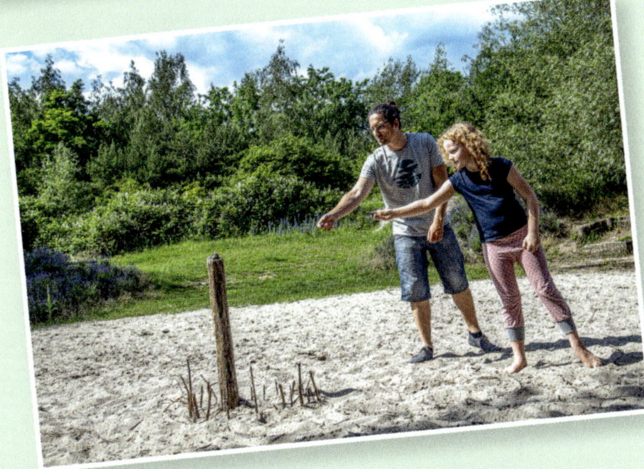

- Einen dicken Stock fest in den Sand stecken und einen runden Kreis mit circa ½ Meter Durchmesser um den Stock herum ziehen (je nach Alter und Größe des Kindes)
- Dann etwa drei Schritte entfernt eine Wurflinie zeichnen
- Die Münze oben auf den dicken Stock legen
- Versuchen, mit der zweiten Münze die Münze auf dem Stock zu treffen, die heruntergeschubste Münze soll dadurch außerhalb des Kreises landen
- Jeder Treffer ergibt einen Punkt, wer nicht trifft oder wessen Münze innerhalb des Kreises landet, gibt an den nächsten Spieler ab
- Wer zuerst fünf Punkte hat, hat gewonnen
- Abwandlungen für kleinere Kinder: nur die Treffsicherheit belohnen – gewonnen hat, wer die Münze überhaupt trifft, oder zur Vereinfachung die Münzen durch Steine ersetzen

BONUS

Handmassage

Für die Massage braucht ihr je nach Ausdauer des Kindes etwa 20 bis 60 Minuten. Da insgesamt vier Hände und Arme massiert werden, teilt euch die Zeit gut ein, um auch alles zu schaffen. In der Regel massieren die Kinder ihre Eltern eher kürzer und die Eltern ihre Kinder danach etwas länger. Pro Hand und Arm rechnet man mit rund 5 bis 15 Minuten. Wenn die Kinder massiert werden, rechnet damit, dass sie dabei manchmal einschlafen. Sucht euch eine Zeit aus, zu der das nichts ausmacht und das Kind sich wirklich ausruhen kann, ohne seinen Tagesrhythmus durcheinanderzubringen.

Wenn ihr mögt, könnt ihr eine schöne Entspannungsmusik im Hintergrund laufen lassen. Das beruhigt und unterstützt die angenehme, ruhige Stimmung bei der Massage. Lasst euch pro Bewegung viel Zeit – die Bewegungen werden ganz in Ruhe und rhythmisch ausgeführt. Jede der folgenden Bewegungen kann von 1 Minute bis zu 5 Minuten dauern.

Zunächst legt sich der Partner gemütlich auf die Matte. Diese Reihenfolge hat sich in allen meinen Eltern-Kind-Kursen sehr bewährt, da das Kind nach der Massage meistens sehr müde ist und keine Lust mehr hat, den Partner zu massieren. Oder man vereinbart von vornherein, dass nur einer von beiden massiert und das nächste Mal der andere, das geht auch. Damit der Rücken entspannt ist, kann man sich ein Kissen unter den Kopf und die Knie legen. Deckt euch auch gerne gemütlich zu. Stellt euch ein gutes Massageöl an einen sicheren Ort, damit es nicht umfällt oder schmiert. Ich benutze am liebsten ein festes Öl, zum Beispiel aus Bienenwachs mit Olivenöl und einem schönen Duft. Es eignet sich aber auch jedes andere Massageöl. Legt euch ein Handtuch sowohl unter das Ölfläschchen als auch unter die zu massierende Hand.

Wirkung

- Fördert die Durchblutung
- Beruhigt das Nervensystem
- Belebt und entspannt die Gelenke
- Entspannt auch bei Kopf-, Nacken- und Schulterschmerzen
- Entspannt den gesamten Körper
- Lindert dadurch Stress, Angst und Nervosität

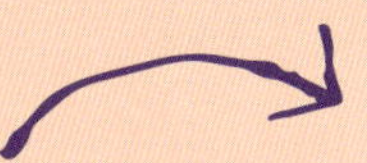

- Kind sitzt mit ausgestreckten Beinen oder im Schneidersitz auf der rechten Seite des Partners, auf Höhe der Knie des Partners und mit Blick zu ihm
- Kind verteilt etwas Öl in seinen eigenen Händen

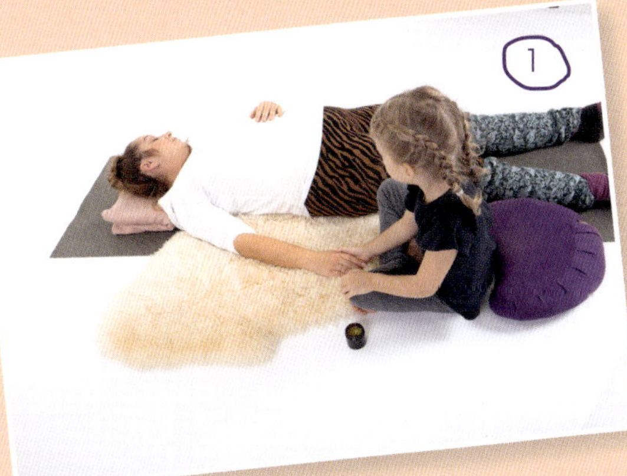

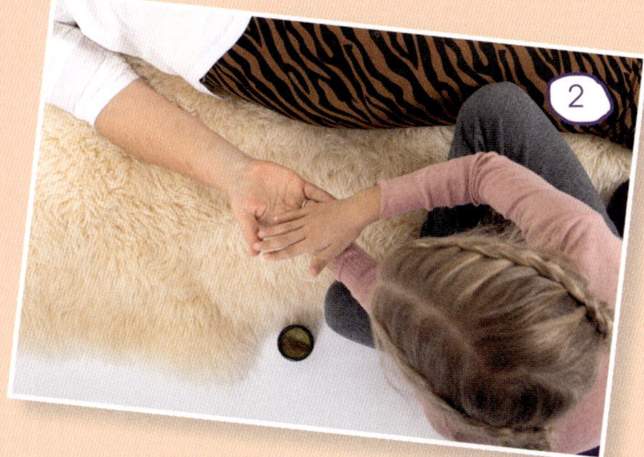

- Hand des Partners ergreifen und das Öl auf dessen Hand und Unterarm verteilen
- Eine Hand immer unter der Hand des Partners belassen und die ganze Zeit diese Hand festhalten, ohne loszulassen, mit der anderen Hand massieren
- Das „Herz der Hand" massieren, also die Mitte der Handinnenfläche, mit dem eigenen „Herz der Hand", die Finger dabei ganz entspannt lassen, diese Bewegung rhythmisch in einer Geradeausbewegung von den Fingern zum Handgelenk ausführen

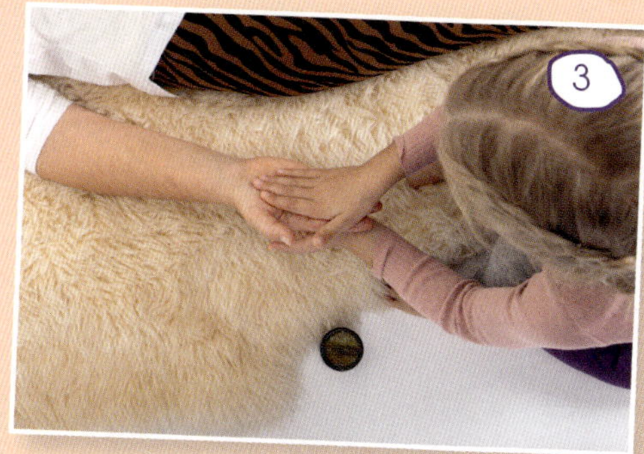

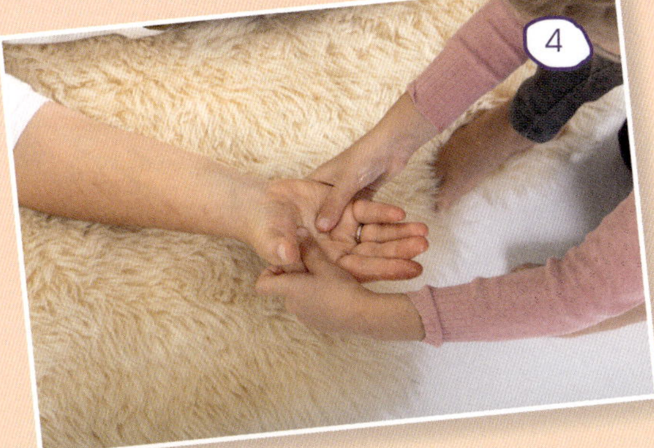

- Beide Hände unter die Hand legen, sodass die Daumen frei sind, dann mit den Daumen abwechselnd sternförmig – von innen nach außen und von außen nach innen – massieren

- Mit der rechten Hand die Hand des Partners wieder von unten festhalten, mit der linken Hand den Muskel zwischen Daumen und Zeigefinger „auswringen" bzw. ausstreichen, dabei ruhig ein bisschen Druck ausüben

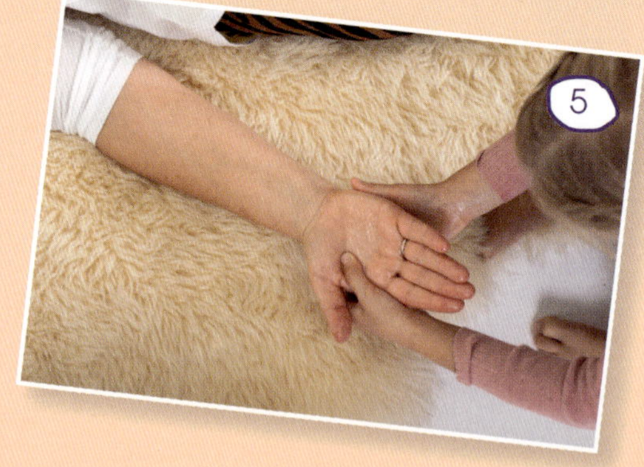

- Jetzt die Hand des Partners mit der Handfläche nach unten drehen und mit den eigenen Händen abwechselnd jeden einzelnen Finger rhythmisch „melken"

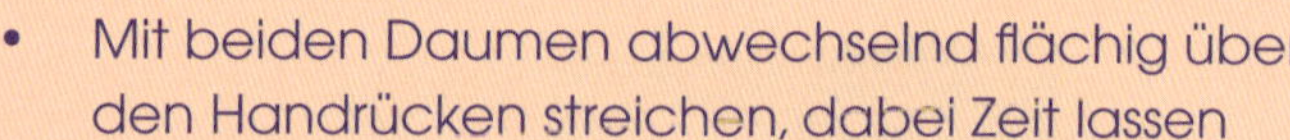

- Mit beiden Daumen abwechselnd flächig über den Handrücken streichen, dabei Zeit lassen

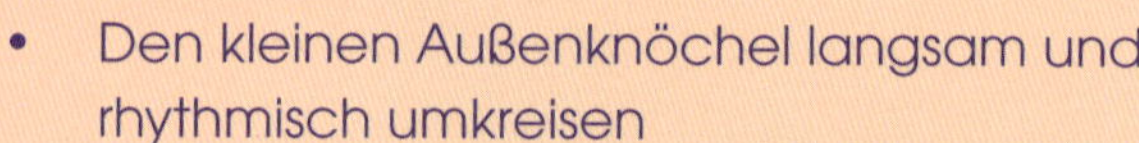

- Den kleinen Außenknöchel langsam und rhythmisch umkreisen

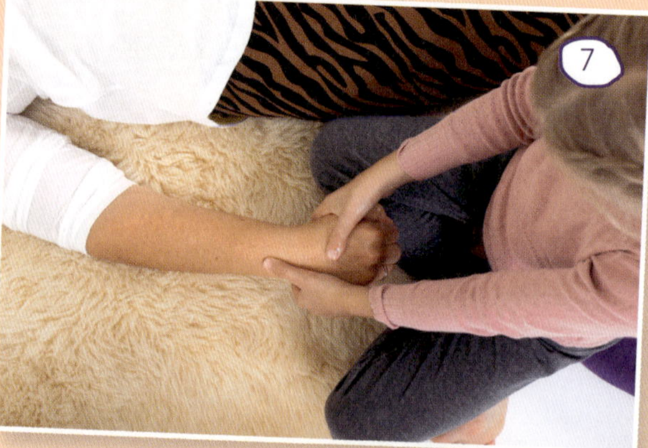

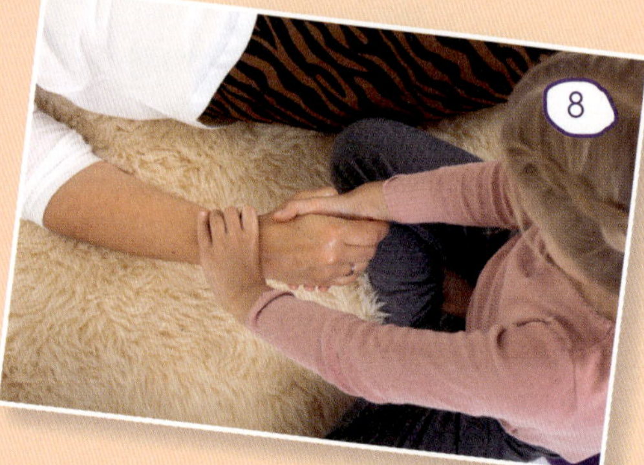

- Mit einer Hand die Hand des Partners greifen, so als würde man „Guten Tag" sagen, mit der anderen Hand das Handgelenk an der Handwurzel rhythmisch umkreisen

- Handfläche des Partners wieder nach oben drehen und die Hand mit einer Hand festhalten, mit der anderen Handfläche auf der Unterarminnenseite zur Ellenbeuge streichen, dann umgreifen, ohne den Arm loszulassen, und die Handfläche auf der Unterarmrückseite zurückziehen

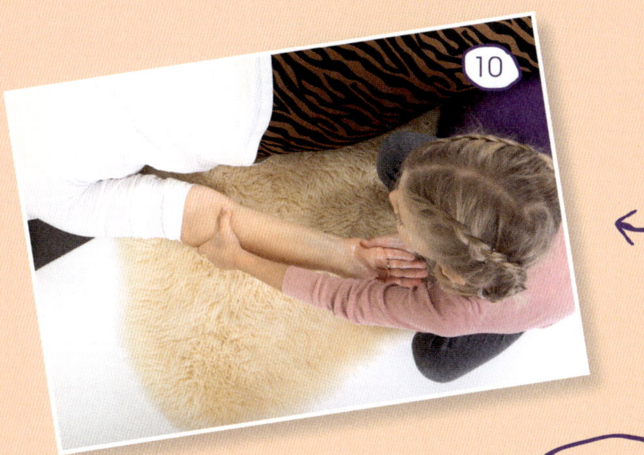

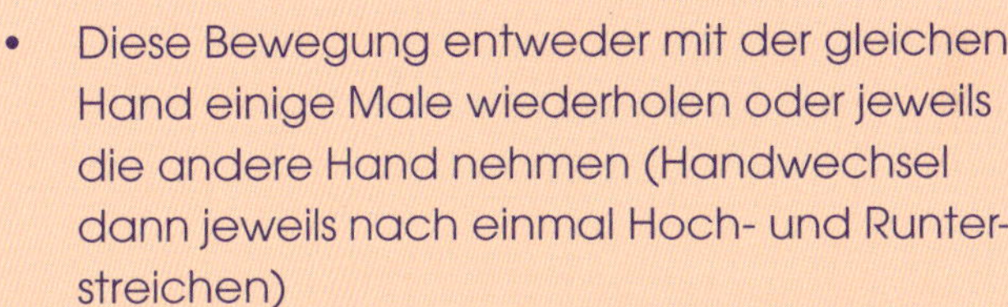

- Diese Bewegung entweder mit der gleichen Hand einige Male wiederholen oder jeweils die andere Hand nehmen (Handwechsel dann jeweils nach einmal Hoch- und Runterstreichen)

- Diese Streichbewegungen ruhig länger ausführen

- Danach mit beiden Händen im Wechsel nur noch in eine Richtung streichen, von der Ellenbeuge zur Hand hin, dies einige Male wiederholen

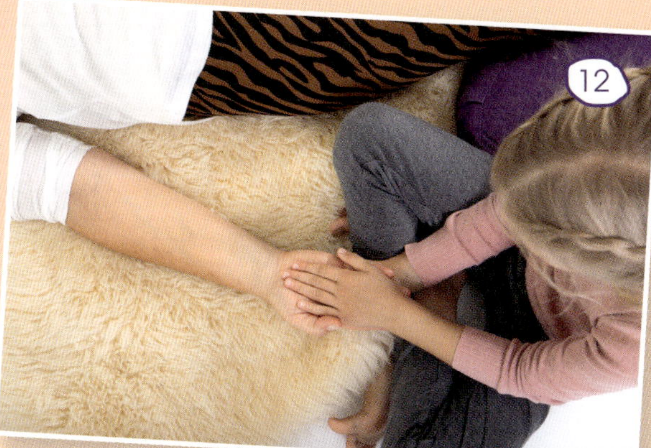

- Hand des Partners einen Moment in beiden Händen halten, dann die Seite wechseln

Über Sonja

Seit 2005 ist Sonja Zernick-Förster Inhaberin der von ihr gegründeten Yogaschule „Der kleine Yogagarten" in Hannover-Bothfeld. Sie ist staatlich anerkannte Erzieherin, Marma-Yoga®-Lehrerin nach Prof. Dr. Rocque Lobo (IPSG) und hat eine spezielle Ausbildung als Yogalehrerin für Kinder und Jugendliche sowie als Entspannungskursleiterin. Sie verfügt über ein großes Repertoire an Fortbildungen im Bereich Yoga- und Entspannungstechniken. Außerdem ist sie ayurvedische Marma-Ölmasseurin.

Seit 20 Jahren bietet sie bundesweit die ersten Eltern-Kind-Yogaworkshops an, aus denen sich auch die Yogaferien für Familien entwickelt haben.

Neben der Führung ihrer eigenen Yogaschule leitet Sonja Aus- und Fortbildungen zu Yoga- und Entspannungstechniken, Ausbildungen zur Yogalehrerin sowie zum Kinderyoga- und Entspannungstrainer. Außerdem hält sie für Firmen und regionale Krankenkassen Vorträge und Kurzseminare zum Thema Stressmanagement.

Im Herbst 2011 gründete Sonja in Zusammenarbeit mit der AWO Hannover den ersten Kindergarten mit Schwerpunkt Yoga in Deutschland. Dafür wurden zwölf Erzieherinnen dieser Einrichtung ausgebildet, die nun täglich mit 95 Kindergarten- und Hortkindern Yoga, Massagen und Fantasiereisen machen. Dieses Pilotprojekt wurde wissenschaftlich begleitet.

Danke

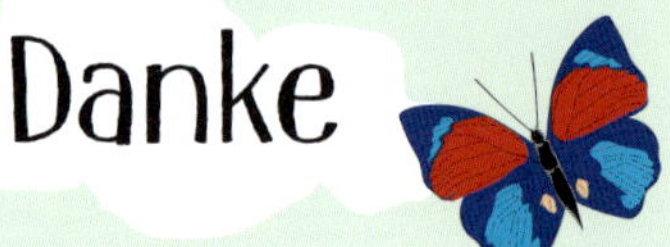

An erster Stelle möchte ich natürlich meiner Familie danken. Meinem Mann Stephan, der meine Launen in diesen unglaublichen Jahren 2020 bis 2022 (und vorher und nachfolgend) ausgehalten und überstanden hat. Und auch Robin, der eigentlich der Auslöser für das erste Buch und nun auch für die Fortsetzung war und der für immer mein Erstgeborener bleibt. Leo und Johanna, die mir treue Begleiter, Helfer und Ideengeber (und -nehmer) sind. Wie gut, dass ich euch alle habe! Das Ausprobieren war so fruchtbar und hat uns so viel Freude bereitet, dass ich immer wieder daran erinnert wurde, wie wertvoll dieses Buch auch für andere sein wird!

Danke an meine liebsten Freunde und Freundinnen, die mir stets zur Seite stehen, vor allem in schlechten Zeiten. Die immer dafür sorgen, dass ich meinen Mut und meine Kraft wiederfinde. Danke an Aline, Aileen, Ana, Anna, Berna, Christine, Claudi, Doro, Eva, Franziska, Julia, Kai, Lea, Lisa, Rebecca, Rilana. Wie gut, dass wir uns haben – das weiß keiner besser als wir!

Danke an Sarah Gast, die nicht nur an mein erstes Buch geglaubt hat, sondern auch voller Rat und Tat und liebevoller Wertschätzung am dritten Buch mit mir gearbeitet hat! Ich denke auch an die unglaublich tollen Fotostunden mit Sabine. Das ist unser drittes Buch und irgendwie wird jedes Buch schöner. Aber mit so großartigen Models konnte es einfach nur fantastisch werden!!! Ihr habt das toll gemacht! Ein großer Dank geht auch an meine spontan beim Fotoshooting eingesprungene Assistentin Jolina. Das hat so viel Spaß gemacht und ohne deine Hilfe hätten wir es sicherlich nicht geschafft. Du bist ein großartiges Mädchen! Liebe Doortje Cramer-Scharnagl, durch dich und dein außergewöhnliches Lektorat mit „praktischer Umsetzung" hast du das Buch zu etwas noch Besondererem gemacht! Du hattest so tolle Einwände und Ideen! Und du warst immer in Sekundenschnelle da und hast geholfen!

Ohne meine Interviewpartner wäre dieses Buch nur eines von vielen. Danke an Sule, Viktor (bzw. Michaela), Hannele, Kylan, Nina, Kai, Simone, Satish und nicht zuletzt an Unmada, der mir eine Steilvorlage für meine Ideen gegeben hat. Danke an den Kinderwald, der von Unmada geschaffen wurde und der uns bei unserem ersten Shooting mit Sonne, Adler und viel Natur einen so wunderbaren Tag geschenkt hat.

Ein dickes Danke geht auch an alle anderen, die an diesem Buch mitgewirkt haben, insbesondere an Josefine, die mit ihren zauberhaften Illustrationen den Text so sehr bereichert. Schöner hätte ich es mir nicht vorstellen können!

Danke an Marie, die mit ihren 13 Jahren eine ganz zauberhafte Geschichte für das Türkeikapitel geschrieben hat. Es ist mir eine große Ehre, dass du das für mich gemacht hast.

Ich bedanke mich auch bei Anja, die als Erste die Kapitel lesen durfte und mir ein so wunderbares Feedback, aber auch wichtige Hilfestellungen gegeben hat. Danke an Janin, die uns das „Lokah Samastah" als Download zur Verfügung gestellt hat. Mögen alle Wesen auf allen Planeten Glückseligkeit erfahren …

Ich hatte einmal eine romantische Vorstellung davon, wie man ein Buch schreibt: an einem ruhigen See, in einem alten Haus – schreiben, schwimmen und ausruhen. Und gut essen. Bei meinem dritten Buch hat es dann geklappt: Das Seehotel Neuklostersee zählt zu den schönsten Hotels der Welt, dort habe ich mir eine Schreibwoche geschenkt. Es war sehr entspannend und effektiv zugleich. Großartig!

Danke an kamah yoga, die tolle Yogaklamotten herstellen und einige unserer Models für das Fotoshooting ausgestattet haben.

Und schließlich gilt mein Dank auch allen meinen Kursteilnehmern, die schon jahrelang und immer wieder meine Kurse, Ferien und Workshops buchen. Euer Vertrauen, die gemeinsame Freude, eure und meine Entwicklung inspirieren und motivieren mich so sehr, dass ich mich bei meiner Arbeit stets zu Hause und aufgehoben fühle. Ohne euch wäre dieses Buch nie entstanden.

Danke an meine großartigen Mitarbeiter, die mir nicht nur in Buchausnahmesituationen den Rücken stärken: Danke an Alena, Anne, Christine, Dana, Kathrin, Lars, Maja und Petra. Ich freue mich, dass ich euch habe!

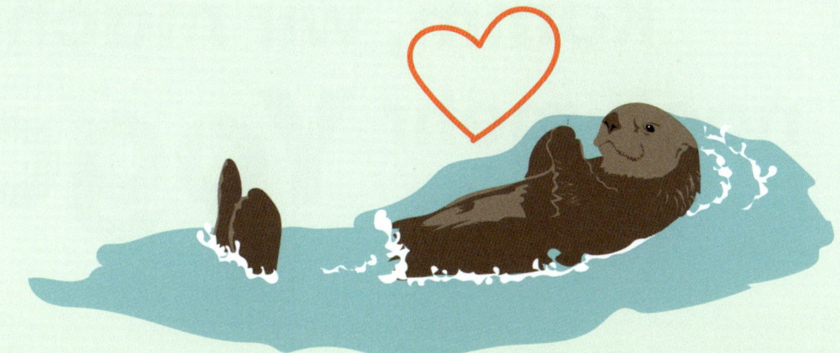

IMPRESSUM

1. Auflage 2023

Hinweis
Die Ratschläge/Informationen in diesem Buch sind von Autorin und Verlag sorgfältig erwogen und geprüft, dennoch kann eine Garantie nicht übernommen werden. Eine Haftung der Autorin bzw. des Verlags und seiner Beauftragten für Personen-, Sach- und Vermögensschäden ist ausgeschlossen.

Projektleitung: Sarah Gast
Lektorat: Dr. Doortje Cramer-Scharnagl, Edewecht
Korrektorat: Susanne Schneider, München
Bildredaktion: Sabine Kestler

Bildnachweis
Fotografie: Sabine Braun, Hamburg
Assistenz: Anja Mönnich und Martina Sandkühler
Haare/Make-up Übungsbilder: Jolina Bochnig
Für die freundliche Unterstützung der Fotoproduktion danken wir kamah yoga, www.kamahyoga.com.
Umschlaggestaltung: Veruschkamia, Vera Schlachter, München, www.veruschkamia.de
Innenlayout, Satz und Illustrationen: Josefine Britz, Hamburg
Herstellung: Timo Wenda
Audioproduktion: •stück•werke•, Wolfgang Stockmann, Hamburg
Musik: Highland Musikarchiv, Fuldatal; mit Ausnahme der Mantra-Meditation. Hier hört ihr den Titel „Samastah" von der gleichnamigen Mantra-CD. Komponist: Janin Devi, Interpreten: Janin Devi und André Maris, www.janin-andre.com
Reproduktion: Mohn Media Mohndruck GmbH, Gütersloh
Druck und Bindung: Livonia Print, Riga
Printed in Latvia

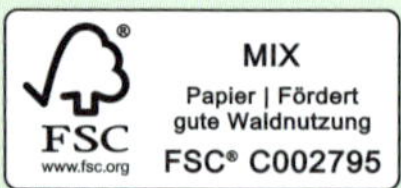

Penguin Random House Verlagsgruppe FSC® N001967
ISBN 978-3-517-09985-9
www.suedwest-verlag.de